Making
Us
Crazy

精神疾患はつくられる

DSM診断の罠

Herb Kutchins　Stuart A. Kirk
ハーブ・カチンス
スチュワート・A・カーク［著］

Takagi Shunsuke　Tsukamoto Chiaki
高木俊介
塚本千秋［監訳］

日本評論社

MAKING US CRAZY

DSM - The Psychiatric Bible and the Creation of Mental Disorders

by

Herb Kutchins & Stuart A. Kirk

Japanese translation rights arranged with Witherspoon Associates, Inc.
through Japan UNI Agency, Inc., Tokyo

まえがき

ここ数日の朝刊にざっと目を通してみよう。

▽「新時代慈善財団」（赤十字や救世軍、ハーバード大学などから大金を巻きあげていたねずみ講）の創立者、ジョン・G・ベネット・Jr.が、抗弁却下という連邦裁判所の決定を無効であると訴えた。目下のところ彼は、詐欺とマネー・ロンダリングと脱税の容疑で、実刑は免れないと見られている。（『ニューヨーク・タイムズ』一九九七年三月二七日付）

▽昨年通過した新連邦福祉法によって、たとえ合法的な移民であっても、高齢あるいは障害を持つ移民は、米国の市民権なしには福祉の恩恵を受けられなくなった。新しい市民権規定のもとでは言葉の通じない彼らが、宣誓して市民権を得ることはできないかもしれない。（『ニューヨーク・タイムズ』『ロサンジェルス・タイムズ』一九九七年三月一九日付）

▽ヨルダンの兵士が、イスラエル人の女子学生の集団に向けて発砲し、七人が死亡した。この突然の暴挙と兵士の動機に関して、様々な推測が流されている。（『ニューヨーク・タイムズ』一九九七

年三月一六日付）

▽ジェフリー・ラッシュは、映画『シャイン』においてデビッド・ヘルフゴット[訳注1]を演じ、アカデミー賞主演男優賞を受賞した。ヘルフゴットに実際に音楽的才能があったかを含め、彼の人生やその困難がこの映画で適切に描かれているかどうか、議論のある中での受賞である。（『ニューヨーク・タイムズ』一九九七年三月一五日付）

▽権威ある医学事典『卓上内科事典』（*Physicians' Desk Reference*）の中に、患者に害を及ぼしかねない時代遅れの不適切な記載があることが発覚した。（『ニューヨーク・タイムズ』一九九七年三月五日付）

▽集団自殺のカルト教団の指導者と信者たちに関して、様々な憶測が乱れ飛んでいる。（『ニューヨーク・タイムズ』一九九七年三月二九日付）

▽ボストン大学の学長ジョン・ウェストリングは、学業成績評価基準の設定についての権限をめぐって、訴訟事件に巻き込まれている。（『ニューヨーク・タイムズ』一九九七年四月八日付）

みなさんは、これらの記事に何ら共通点はないと思うだろう。ところが実際には、これらの全てに、精神障害の論争、そして医学的権威の論争が絡んでいるのである。詐欺師は精神障害を盾に抗弁をしたし、合法的移民にも精神状態の検査が必要になっている。政治が絡んだ暴力に精神科医がコメントをしているし、オスカー受賞俳優の演じたヘルフゴット像に精神科医が疑問を呈している。広く使われている医学マニュアルにはいくつもの誤りが発見されているし、国民は聡明な人たちがなぜカルト教団に身を投じるのかを精神医学の知識をかりて知ろうとしている。そして大学は、専門家による学習障害の診断に疑いを挟むようになっている。

精神医学的な診断と、そこから派生してくるもろもろのこと。社会的な議論に首を突っ込んでくる精神科医のコメント。しばしば用いられる医学的権威。人々の生活のありとあらゆる局面に、こうしたことが深く入りこんでいる。私たちが本書を書いた理由は、私たち大衆が、精神医学的診断やその権威の誤りに、あまりに無防備であると思ったからである。

この社会では、医学的な問題でないものまで医学的な問題としてしまうようになってきた。そこにパトス（苦しみや悲しみ）しか存在しないところに、無理やり精神の病気を見つけだす。目の前の現象にラベルを貼り、コードナンバーを付けることで、その現象を理解したつもりになっている。実際、そうすることによって手に入る慰め——あるいはお金——もあるかもしれない。しかし私たちは、本書でこの傾向に異議を唱え、その危険性に警鐘をならすつもりだ。

そのために、これから私たちはみなさんを、精神医学のバイブル『精神障害の診断・統計マニュアル』（*Diagnostic and Statistical Manual of Mental Disorders*：ＤＳＭ）の世界にご案内したい。多くの読者には馴じみのない世界かもしれないが、私たちはすでにみな、この世界から少なからぬ影響を受けているのだ。

アメリカ精神医学会（ＡＰＡ）の権威あるマニュアルとして、ＤＳＭは精神科の病気を定義し、分類し、記述してきた。それは、ありふれた精神医学書などとは比較にならない存在なのである。ＤＳＭは、社会的価値観と、政治的妥協と、科学的証拠と、そして保険請求用の病名のごった煮が入った大鍋である。本書では、この影響力の強いマニュアルがどのように開発され発展してきたか、診断というものがどのように創られ、また捨てられてきたか、そしてそれがどのように利用され、あるいは誤用されてきたか、を述べてゆくつもりである。

私たちは最近ある雑誌に、「狂気の百科事典——万人のための狂気を羅列した精神医学ハンドブック」というエッセイを書いた。そこで私たちはDSMを「『人生とはすなわち精神の病の一形態にすぎない』と説く『教義の書』である」と揶揄した。このようにDSMをからかってみたくなるのも確かである。だが本書は、DSMという存在について、まじめに正面から取りくんだものだ。まずDSMの構造を解説する。そしてDSMの発展過程で、何が起き、最終的にどうなってしまったのかを報告する。実はその過程で、精神科の診断学は、曲解され誤用されるという、隙だらけのものになってしまったのだ。

たしかに私たちはDSMに対して批判的である。だが建設的でもあるつもりだ。本書をDSM開発チームに宛てた学術論文にするつもりはないし、その改訂のアドバイスをするつもりもない。ましてや、最新式の分類システムを彼らに売りつけようなどとは微塵も思っていない。むしろ本書は、精神障害というラベルにとまどい、精神科医が診断をつくることの意味を理解したいと思っている一般読者に向けて書かれたものである。

本書には、DSM開発チームの一員であり、高名な精神医学の研究者であるロバート・L・スピッツアーが再々登場する。みなさんの中には、私たちが彼に敵意を抱いていると勘違いする人がいるかもしれない。しかしそれは全く逆である。私たちは彼とその仕事に敬意を表するにやぶさかでない。スピッツアーはＤＳＭ開発に携わってきた人たちの中で、最も思慮深く、献身的で、知的に優れた人間である。私たちが彼の考え方や管理方法に注目するのは、彼が二〇年間にわたってＤＳＭに幅広い影響を与えてきたからである。今日のＤＳＭは、彼の見事な政治的手腕によって生まれているといっても過言ではない。私たちが一五年間にもわたってＤＳＭにエネルギーを注ぎこめたのも、彼の才能と長年の関与があってこそなのだ。こう言ってもスピッツァー氏の立腹はおさまらないかもしれないが……。

私たちは当初、ここまで長くＤＳＭにかかわることになるとは思っていなかった。ＤＳＭに埋もれていた多くのパズルを解読しようした結果、私たちは二冊の本と二〇編の論文を残すことになった。それは楽しい謎ときでもあったが、反面、多くの犠牲も支払った。まず読書傾向がすっかり歪んでしまった。ファイルは精神医学に関係する文書であふれてしまった。正統的にメンタルヘルスを研究する同僚からは「危険人物」と見なされるようになってしまった。ついには家族や友人が、私たちにあてはまるＤＳＭカテゴリーを探しはじめる始末だ。

私たちは、多くの適切で時宜に叶った協力を得ることができた。その協力に謝辞を述べたい。そうした助力と慰めがあったからこそ、私たちは「精神科診断の罠」にはまることなく仕事を全うできたのだと信じている。

［訳注1］ 映画『シャイン』のあらすじ。
「幼い頃からピアノの英才教育を受けてきた主人公（デビッド・ヘルフゴット）が、父親と対立しながら

もイギリスに留学し、猛練習の末ついに小さいころからの夢だったラフマニノフの三番協奏曲をステージで弾く。しかしこの段階で主人公はこの曲の持つ魔力からか精神病に冒されてしまい、楽壇からは十数年ものあいだ遠ざかってしまう。しかし周囲の人間の献身的な助力により、ついに復帰し、演奏会にてその姿をアピールする」

映画が封切られてから、ヘルフゴッドが弾いたラフマニノフの三番協奏曲のCDがビルボードのクラシック・チャートを独走した。ヘルフゴットが精神病になった理由は、原作である小説では、父親との人間関係によるということになっている。

精神疾患はつくられる――ＤＳＭ診断の罠

目次

第1章

精神医学診断とセクシャル・ハラスメント論争

◎

一九九一年、アニータ・ヒルはクラレンス・トーマスをセクシャル・ハラスメントで訴えた。訴えた女性、ヒルはオクラホマ大学の教授、トーマスは共和党が推す最高裁判事の候補者だったから、事件は一大スキャンダルへと発展した。上院の査問委員会で行われた公聴会の様子はテレビで逐一放映され、アメリカの大衆はウォーターゲート事件以来久々に、このスキャンダルに熱狂した。[訳注1]

ヒルの告発の衝撃は、今なお冷めやらない。この彼女の受難の物語に、アメリカの精神医学界は重要な役割を演じた。『ニューヨーク・タイムズ』は「公聴会がテレビで表沙汰になる一方、裏ではトーマスを守ろうとする共和党とそれに対抗する民主党が、それぞれ相手を攻撃する目的で、精神医学を用いていた」と報じた。

共和党側は、最初、ヒルを嘘つき呼ばわりし、嘘発見器で嘘でないことが分かると今度は「妄想にとりつかれている」と非難した。証言では「統合失調症[訳注2]のような」「現実感を喪失した」「妄想」「空想」といった言葉が、医学的な裏づけもなく飛び交った。

共和党陣営は、パーク・ディーツという精神科医の協力を得た。ニューヨーカー誌に「あらゆる訴訟の目撃者」と紹介された人物である。有名な犯罪の裁判に彼は必ず名を連ね、被告の責任能力の立証を試みてきた。例えば、レーガン暗殺を企てたジョン・ヒンクリーが正気であることを、政府側証人として立証しようとした（これは不首尾に終わった）。トーマスの公聴会では、ディーツは、ヒルに精神的な障害があるという主張を支援するよう依頼されていた。

多くのアメリカ人がテレビの前に釘づけになっていた公聴会の間、ディーツはダンフォース上院議員の事務所に出入りしていた。ダンフォースはトーマスの後ろ盾になっていた人物である。その精神科医が、ヒルに精神的な障害があるかもしれないという意見を述べたのだ。「私は『エロトマニア』についてダンフォースに説明した。それは、自分より高い地位にある人が、自分に恋愛感情を抱いているという妄想を持つ精神障害である」と彼は記者に語っている。ダンフォースは「精神科医の発言は、聴聞に何ら影響を与えていない」と主張したが、『ニューヨーク・タイムズ』は「共和党は、『ヒル教授が自分に恋愛感情を抱いている』と言ったジョン・ドジェット三世の証言を、彼女がエロトマニアであるとする結論を引き出すために利用した」と報じた。

ホワイトハウスも、精神科医ジェフリー・サティノバーに飛びついて、この精神科疾患論争に加わった。サティノバーは前大統領の甥ジェイミー・ブッシュとたまたま夕食時に会話を交わし、論争に参加することになったのだった。食事中にサティノバーはこう話した。「僕はエロトマニアの患者も何人か診てきた……ヒルもトーマスも嘘をついているようには見えないから、この病気が一つの説明になるかもしれない。ドジェットの証言もあるし」。

その後、サティノバーはドジェットの証言を直接調べ、気が変わった。ドジェットの証言には誇張が多く、彼が提出した証拠も現実味の乏しいものだった。サティノバーは、エロトマニアという診断を撤回したが、すでに最初の発言がヒルを中傷する政治家たちに利用されていた。最終的には、ディーツも、ヒルの精神障害について証言することを断ったが、ヒルには烙印が押され、議員たちは告発を強行した。

ディーツとサティノバーの説に対抗するため、民主党側も独自に専門家を引き入れた。『ニューヨーク・タイムズ』は「なぜ、ヒル教授はセクシャル・ハラスメントが起きてから一〇年もの間、公の場でトーマス判事を訴えなかったのか。それを説明するために、これはセクシャル・ハラスメントに典型的な行動であると証明するべく精神科医が呼び集められた」と報じた。民主党は、コロンビア大学の精神科医ロバート・スピッツァーを証人に立てた。「ヒルの行動は精神障害とは言いがたい。少なくとも病気が告発させているのではない。彼女の行動はセクシャル・ハラスメントの被害者ならありうるものであり、妄想によるものではない」と彼は『ニューヨーク・タイムズ』に語った。

スピッツァー、ディーツ、サティノバー以外の精神科医も活発に発言した。「両党の上院議員のもとには、国中の精神科医からヒル教授についての即席解釈の手紙とファックスが殺到している」と『ニューヨーク・タイムズ』は報じ、「だが、これは明らかにアメリカ精神医学会（ＡＰＡ）の倫理規定に抵触しているはずだ」と断じた。セクシャル・ハラスメントを訴えた女性は誰でも心理的問題を取り沙汰されるが、そこには必ず、倫理規定におかまいなく精神科医が熱心に登場してくるのだ。

もちろん精神科医は医師であり、その使命は、病気を治療することである。ところが、こうした事件にかかわった精神科医は、その専門的な役割を踏みこえてしまう。ディーツ、サティノバー、スピッツァーらの活動は、治療とは何ら関係なかった。精神科医が、医療からかけ離れたところで政治や法律の問題に深く関与することを、アメリカの大衆は知った。

『ニューヨーク・タイムズ』は、一度も会ったことのない人物を診断してしまう精神科医の倫理観に対し、疑問を投げかけた。ＡＰＡがそのような行動を許しているはずがない。実際、こうしたことについての倫理規定は、「ゴールドウォーター・ルール」として、一九六四年の大統領選挙後に採択されていた。選挙運動中に、多くの精神科医がある雑誌のアンケートに答えていて、その結果が「一一八九人の精神科医が診断！　ゴールドウォーターは心理学的に大統領失格！」という巻頭記事になったのである。リンドン・ジョンソンはこの記事を選挙運動に利用した。それ以降、ＡＰＡは精神医学の政治的な利用に対して、個人的に診察していない人物について専門的意見を述べることを禁じた。この禁止規定が、アニータ・ヒルの件ではディーツ、サティノバー、スピッツァーに適用されるはずだった。

ディーツは、「ヒルを『診断』したわけじゃない。エロトマニアという病気について、上院議員にちょっと教えただけのことだ。それも、『うちの精神科医』と呼んでくれるような気安い共和党員に限ってのことだ」と言い逃れた。だが、ディーツは、ヒルが病気だと断言したわけではないものの、「その可能性が探られないままだとしたら痛ましいことだ」とも言っている。その上さらに、「有名人が自分と関係があると信じこんでいる人など、ごまんといるものさ」と付け加えた。

新聞記者は、ＡＰＡの倫理委員会のメンバー、ポール・アッペルバウムにディーツの言動についての意見を求めた。記事が配信される可能性もあったのに、軽率にも彼は、ろくに調査もせずに取材に応じてしまった。「ディーツ博士は、複雑な医学的問題について議員たちを教育したにすぎない。彼は、診察したことのない人の精神状態を診断したのではないから、倫理規定違反とは呼びがたい。たしかに彼の発言にはまずいところがあるが、非難するほどではない」。

『ニューヨーク・タイムズ』は、スピッツァーにも倫理問題についてただした。スピッツァーは「専門家として倫理規定はよく理解している。正式な診断をつけたわけではないので、それを破ったとは考えていない」と答える一方で、「ヒルの訴えは妄想ではない。彼女の行動はセクシャル・ハラスメントの被害者にはよくあることだ」と「診断」した。「ディーツ博士もスピッツァー博士も骨折り損をしているだけで、倫理規定を破ったなどと言う精神科医はいなかった」と『ニューヨーク・タイムズ』は報じた。

新聞は精神医学の役割について意義深い考察を展開したが、ここには報じられなかった重要な側面がある。それは、精神科医が私たちの日常のプライベートな世界にまで精神科診断を持ちこみ、私たちをラベリングしているということである。ディーツ、そして特にスピッツァーは、精神科診断を創り広めることについて重要な役割を果たしてきたのだ。

診断メーカー

スピッツァーは精神科の一教授であるだけでなく、精神科診断学の大御所である。彼は「精神科のバイブル」と称され、アメリカの精神医学に大変革をひきおこした『精神疾患の診断・統計マニュアル第三版』（DSM－III）の監修者なのだ。彼の監修のもと、APAは初めて診断の詳細な手順を公式に導入し、この新しいマニュアルには科学的正当性があると主張した。

私たちは、DSMの正当性と科学的価値の疑わしさをこれから明らかにするつもりだ。だが、DSMが広く普及して多大な影響力を持っていることについては疑う余地はない。

二五年以上もの長きにわたり、スピッツァーはDSMの信頼性確立のために奮闘し、DSMの成功を支えてきた。彼は診断基準を確立することにきわめて長けている。彼は単に各患者の精神疾患を同定しただけでなく、新たな疾患の診断カテゴリーを「創り出した」のだ。ことに性やジェンダーに関する診断名の創出には深くかかわっており、それは本書の第3章と第5章でも述べられることになる。

ヒルは病気か？

一九八九年にスピッツァーは「被害者性障害」（victimization disorder）という新たな診断概念を提唱した。それは、「一回または複数回の、身体的または心理的虐待・性行為の強要を体験あるいは目撃したこと、あるいは犯罪事件の被害者になったことを原因として、自己の価値観、被害体験、加害者、状況に対して歪んだ認知を持つようになる障害」とされていた。

この診断の基準（クライテリア）には、一三項目の念入りな記述があがっている。そのうちのいくつかをみると、ヒルの行動がセクシャル・ハラスメントの被害者の行動だとすれば全く矛盾がないという、スピッツァーの発言が理解しやすくなるかもしれない。

- 烙印を押されたということ、すなわち被害体験によって永久に癒えることのない傷を負ったという感情
- 孤立感あるいは他者への信頼感や親密感の喪失
- 怒りを過度に抑制すること、または怒りを過度に表出すること
- 加害者の力の過大視
- 明らかに援助が得られる場合でも、制裁力のある人物が助けてくれるという確信がもてないこと
- 明らかな危険がないにもかかわらず再び被害に遭うのではないかという恐怖感
- 過度の警戒心、すなわち危険性がないか状況を調べることが増えること

一九八九年と言えば、ヒル・トーマス論争の二年前である。この診断基準をアニータ・ヒルに適用すれば、彼女を尋問した上院議員が知りたがった多くの疑問に答えることができるだろう。

問：なぜ、彼女はこれほど長期（訳注：セクシャル・ハラスメントは一九八一年。告発は一九九一年）にわたって沈黙していたのか？

答：明らかに彼女は、トーマスのセクハラによって絶望し、永久に癒えることのない傷を負ったと感じていた。

問：なぜ、特別な内緒話や友人への内密の電話以外では、事実を明かさなかったのか？

答：彼女は孤立感を抱き、他人を信用できないと感じていた。

問：なぜ委員会で証言したとき、超然的といってよいほど彼女が落ち着いていたように見えたのか？

答：彼女が怒りを過度に抑えていたことは明白だ。

問：ならばなぜ、彼女は一〇年前の「ちょっとした」性的なやりとりを証言しようという気になったのか？

答：これこそ怒りの過剰な表現という以外ないだろう。

問：なぜ襲われた時点で訴えなかったのか？

答：彼女が加害者であるトーマスを過大評価していたということだ。その上、彼女は制裁力を持つ誰かが自分を助けてくれることなど信じられなかったのだろう。

問：再被害の恐れについていえば、二度目の接近の直後に、なぜヒルはトーマスの元から退職しなかったのだろう？

答：たとえ彼がもう手をださなくなったところで、過度に警戒的になっていた彼女は、身辺に危険が及ぶことを怖れて、約束されていたキャリアを諦めていたのだ。

ヒルを精神障害ではないとするスピッツァーの意見には留保がつけられていた。すなわち、「訴訟を起こすような精神障害」には、罹っていないというものである。何か別の精神障害があるのだろうか？　彼女はセクシャル・ハラスメントの被害者の典型例だと、スピッツァーは断定した。ならば「被害者性障害」に適合する。

しかし、残念なことに、この診断を下すにも問題がある。ヒルの行動は、予測される事態に対する正確な読みを反映したものであり、「歪んだ現実認知の結果」だったのではない。

・彼女には烙印が押された。すなわち、彼女はその体験により終生にわたる被害を被った。

・彼女は孤立し同僚を信頼できなくなった。このことは雇用機会均等委員会（EEOC）でトーマスの下で働いていた女性の発言で十分に示された。彼女たちはヒルを蔑視した。
・もし彼女が怒りを表現していれば、嘱望されていた彼女のキャリアは危うくなっただろう。彼女がEEOC退職後に勤務したオーラル・ロバーツ法律学校の学長の証言が証明している。学長は、「在職中に彼女がトーマスを訴えていたら、躊躇なくクビにしただろう」と語った。
・彼女には、トーマスの力や彼の再度の嫌がらせを恐れる理由があった。過度の警戒心は適切なものであり、危険な状況下で生き抜くために必要だった。
・制裁力を持つ人物が利用できたとしても、彼女の助けにはならないことが公聴会では痛ましいほど明らかになった。共和党陣営よりも少しだけ共感的だった民主党議員の前で証言したときでさえ、最終的に彼女の訴えは却下された。

ヒルは被害者性障害の診断基準を満たすような行動をとったが、彼女の現実感が損なわれていたわけではない。彼女の行動は慎重で、それは危険な状況における現実的な反応と言えた。聴聞中の彼女に、まわりがどう反応したかを見れば、彼女の恐怖がいかに現実的なものであったかがわかる。ヒルの問題が被害者性障害の症状であると結論するには、また別の問題があった。多くの人、とりわけ性的虐待を受けた女性に密接にかかわってきた心理療法家が、スピッツァーの提唱する疾患の妥当性に疑問を投げかけた。たとえばフェミニスト治療者、ローラ・ブラウンの発言をみてみよう。ブラウンによれば、虐待やセクシャル・ハラスメント被害者の反応は死別反応に類似しており、痛ましいとはいえ、非日常的な出来事に対するどちらかといえば正常な反応であるという。ブラウンは「性的虐待を受けた人の反応を病気として分類するべきではないし、かりに病気だとしても、外傷後ストレス障害[訳注3]と区別する必要はない」と述べ、彼女たちの反応を、被害者性障害の特徴とされる「歪んだ認知」によるものとみなすことに反対した。そして「彼女たちの恐怖は妥当であり、その現実感を正当なものとみなすことが回復の過程に重要である」と主張した。

ブラウンらが被害者性障害の採用に強い異議をとなえた結果、APAの実行委員会は、DSM－Ⅳにそれを採用しないことに決定した。もっとも彼らは、フェミニストの反対に屈したのだとは言わず、過去に経験したやっかいな対立を避けるためだと説明したのだが。

エロトマニア

被害者性障害の採用は見送られたものの、APAが監修したDSMには、アニータ・ヒルの行動を解釈するために使われそうな公式診断名が、数多く存在していた。すでに述べたように、彼女を中傷した共和党員たちのお気に入りは、エロトマニアだった。妄想性障害―エロトマニア型[訳注4]はスピッツァーによって監修された一九八七年版のDSMに初めて登場した。パーク・ディーツは、その記述の起稿に重要な役割を果たしている。

エロトマニアは一世紀以上前から文献に登場してくるが、どの報告者もきわめてまれな疾患だと記載しており、その存在を疑うものも多かった。この診断名は、クレランボーというフランスの精神科医の業績に部分的に基づいている。彼は熱情妄想と呼ばれる妄想性障害の一群を提唱し、恋愛妄想と呼ばれるものをその中に含めた。

他のタイプの妄想性障害にも認められるように、エロトマニアの主要な特徴は、生活上の他の面では全く問題のない人が、精緻に構築された一つの妄想的世界を持っていることである。エロトマニアなどの妄想性障害は、その妄想が特定の対象に限定した自己充足的なものであるという点で、統合失調症と区別できる。妄想性障害を有する人の生活にはまとまりが見られるのに対して、統合失調症では混乱や整合性のなさが示されることが多い。

妄想性障害―エロトマニア型は、DSM-Ⅳの公式的記述では、「多くは自分より地位の高い人物が自分に恋愛感情を抱いているという顕著な妄想が主体となる」となっている。ヒルは「トーマスが自分に恋愛感情を抱いていた」などとは一言も言っておらず、「彼が性的に言いよってきた」と証言しただけだ。ジョン・ドジェットは「オレが彼女に気があるという妄想をヒルは持っている」と証言したが、これはエロトマニアの根拠にはならない。どうやら彼が言おうとしたことは、ヒルには色情狂っぽいところがあって、彼やトーマスに一目惚れをしたということらしい。この行動は、エロトマニアに特徴的な、特定の人物に対する限定的で、強迫的で、妄想的な被愛感情とは異なっている。

エロトマニアというDSMの診断そのものに疑問を投げかける人もいる。エロトマニアは女性が展開する妄想ではなく、男性がつくり出した幻想だというのだ。フェミニストで精神分析史研究家であるフィリス・グロスクースは次のように言っている。「これは女性蔑視の別の形にすぎない。……それは色情狂のようなものだ。男性は『どこかにそのような女性がいればよい』という願望を持っているのだ」。

エロトマニアが男性の幻想だとする点を説明するために、『ニューヨーク・タイムズ』はジュード・ワニンスキーという経済評論家のコメントを引用している。「私はどちらにも会ったことはないけれど、ヒルはトーマスに本当に心惹かれていたかもしれない」とワニンスキーは言う。そして彼は、物語をハーレクイン・ロマンス風のお伽噺に仕立て上げる。彼はトーマスを「ハンサムで聡明な、男の中の男」に、ヒルを「知的で麗しいが、尽くすタイプでものにしやすい女」にしてしまった。そして「トーマスは誘惑の網にひっかかったことは分かっていたけれど、引き返せなくなるとは思わなかったんだな。最後の一歩が命取りになったわけだ」と言う。『ニューヨーク・タイムズ』は「ワニンスキー氏はトーマスのようなハンサムで出世が約束されている男性を、女性が拒めるとは到底思えなかったのだろう」と結んでいる。「どうして彼女が『ノー』って言うんだい？」というのがワニンスキー流の結論である。

トーマスだって病気では？

精神障害に関する話題ではいつでも、ある一面が他の側面よりも際立ってしまう。大衆はヒルの精神状態のことにばかり関心を示し、トーマスの精神状態を疑問視する人はほとんどいなかった。ヒルに診断を下すことも、公にされた発言やまわりの意見からトーマスに診断を下すことも、いずれも臨床家の行為としてふさわしくない。しかし、訴えた女性の診断をあげつらった人たちは、不公平にも、訴えられた男性の側の評価はしなかった。

トーマスに対する申し立てを読むと、彼が性的感情や性的幻想についての心理的問題を持っている可能性が見てとれる。さらに、彼はＤＳＭに精神症状として載っているような行動もとっていた。例えば、目的を達成するために真実をねじ曲げるという操作性と計画性。気分の変わりやすさと怒りのあからさまな表出。共感性や自責感の欠如。いらつきやすさ。一つの信条に入れこんだかと思えば、簡単に変えるという行動パターンなどなど。だが、トーマスのこうした行動については論じられていない。それが、数百万の視聴者の前にさらされていたのにもかかわらずである。陳述の中にはセクシャル・ハラスメントのこと以外にも、友人にも周知の事実であったポルノグラフィーへの異常な関心などもあった。これらは心理療法家なら、その情報の収集に一日を割くような行動である。彼らにしても、いつもはこれよりはるかに少ない情報から、人格や行動についての複雑な解釈をつくり上げてしまうのに、トーマスについての推測はなされずじまいとなった[原注1]。

女性被害者の症状や心理には異常なほど関心が払われるのに比べ、男性側の精神の病理に対する無関心さは、ヒルとトーマスの事件に限ったことではない。フェミニストたちは、この偏りをさかんに訴えてきた。臨床家が事例に対処するやり方においても、女性にのみ適用される一面的な解釈においても、その不均衡は明らかである。病気の定義を操作して歪めてしまうこの傾向は、精神科診断の構造の中に、すなわち精神科のバイブルであるＤＳＭそのものと、ＤＳＭが創り出された過程の中に存在する。女性やマイノリティーや同性愛者などといった相対的な弱者は、しばしば当然のように、こうした歪みの標的にされてきた。

「精神科のバイブル」の重要性

精神保健の専門家の書棚には、かならずDSMがある。三〇〇以上の精神障害が九〇〇ページにわたって記述され、分類されている本なのだが、その中身たるや味も素っ気もない文章が続き、編集は不十分で治療についての指針もない。それなのに値段は五五ドルもする。[訳注5] が、各版とも一〇〇万部以上売れている。この手のものは他に類はなく、またこれほど多くの人に読まれることもない。そしてこの本ほど、人々の生活に強く広い影響を与えるものはない。

DSMの本領の一つは、精神障害とそうでない問題とを区別しようとしたことにある。それを区別することがいかに重大であるか、普通の人にはピンとこないだろうが、実に甚だしい影響がある。すなわちDSMとは、精神科医療の専門家がその領域の支配を実現する根拠になっているのだ。DSMは、精神医学の専門的視点を正当化し、行政や企業から支援を要求する根拠ともなっている。だがもっと重要なことは、私たちの社会が自分たちの問題をどのように考えるべきかという考え方の枠組みを、DSMが提供していることだ。

DSMは、ある種の行動をカテゴリー化することによって、どの行動が病気や障害に基づくものであり、精神科医などの専門家に取り扱われるべきかを決定する。精神障害というラベルが貼られた場合、その人の行動は、その人の内部の働きに不具合が生じた結果であるとみなされてしまう。DSMは、悲しみや不安の表出、性行動、アルコール等の乱用など多くの行動について、それをどう考えるべきかを教えてくれるガイドブックでもある。その結果、ＤＳＭで創られたカテゴリーは、重要な社会的問題について考える指針となり、社会制度に影響を与えた。例えばこのマニュアルは、犯罪被告人の精神的能力や計画性や認知能力について疑問が生じた際に、司法機関で頻繁に使用されている。後見人制度、子どもの養育権、法的可罰性、訴訟能力、刑事責任能力などの法的な判断には、診断カテゴリーについての証言が求められるために、ＤＳＭに示された指針が用いられることになる。

法廷だけではない。学校では、成績、友人関係、教師との関係などに問題をかかえる子どもに対して、反抗挑戦性障害、行為障害、注意欠陥／多動性障害など、ＤＳＭによる障害のラベルが貼られる。このような子どもは、特別なクラスに入れられたり、退学させられたり、投薬を受けたりする。少年院から児童養護施設にいたるまで、ＤＳＭは問題行動をとらえる枠組みを提供し、精神障害のラベルを誰に貼るかを決定している。

法廷や学校などの社会的機関だけではない。もっと広い範囲に影響は及んでいる。精神医学的概念やそれによって「医学化」された行動は、ドラマ、演劇、映画、言語、気分、そして私たちが自身や隣人を見るその見方にまで、深く浸透してしまっている。精神医学的な問題と気分との区別はしばしば困難である。例えば、有名なアメリカ精神医学会誌に載ったある論文は、「買い物がやめられない」あるいは「払えなくなっても買い続けてしまう」精神障害をＤＳＭに追加することを提案していた。また一九九七年一月の『ニューヨーカー』誌は「『いいえ』をクリックするだけ」という見出しの記事を載せた。記事では、多くの人が自分をインターネット中毒だと考えて、自助グループをつくっていることを紹介し、一人の精神科医がつくった「インターネット依存性障害」というDSM風の診断基準を掲載している。ところが実際、キンベリー・ヤングという心理療法家が、すでにAPAにこの障害を認定するように求めていて、保険会社の支払いに道をつけようと行動していたのだ。

実際、DSMがここまで大きな影響力を持つのは、それが保険医療に直結しているからなのだ。保険会社の支払いに関して、DSMは心理療法家の合い言葉になっている。うつ病なのか、ブルーなだけか。躁うつ病なのか、むらっ気なだけか。不安障害なのか、舞い上がっているだけか。これは単に言葉の問題ではない。心理療法、投薬、入院にかかる何万ドルという費用に、保険が使えるかどうかの鍵となるのだ。精神保健領域の専門職は、保険の請求のために、適切な診断とコード番号を挙げなければならないので、ことは重大である。私立の健康保険会社だけでなく、メディケイド、生活保護、障害年金、退役軍人保障、メディケアといった多くの行政制度からの支払いについても、DSMが鍵となっている。DSMの開発と使用が財政的な問題とリンクしてしまったために、どのような問題が精神障害とされるのか、誰が支払い可能な診断名を保証するのかという決定が、権利擁護団体や専門家団体や企業からの圧力に左右されるようになってしまった。

例えば、製薬会社は精神医学的診断に大きな投資をしている。こうした企業が学会や学術誌に相当な資金を提供しており、その一方で精神科医療の現場での市場拡大によって莫大な利益をあげていることはよく知られている。精神医学の研究者にも相当な資金援助をしている。あまり知られてはいないが、DSM開発に直接寄与している企業もある。精神障害と診断され、自社製品が投薬される患者が増えれば、企業は直接収益を得る。DSMを使えば精神障害であるとラベルできるはずの人の多くが、自分たちは精神障害でもなければ治療も必要ないと思っているという調査結果には、製薬会社はいい顔をしない。製薬会社にとって、これらのまだ診断を下されていない大衆は、未開拓の市場、アラスカ油田なのだ。

新たな消費者を見つけ販路を拡大する点で、DSMは製薬会社を援助したとも言える。たとえばプライマリー・ケア医のための二六項目のチェックリストがある。これを使えば、風邪や腰痛の治療を求めてやってきた人の中から、不安障害、うつ病、薬物・アルコール依存、身体化障害（つまり医学的説明のつかない身体症状）をすぐに見つけることができる。プライマリー・ケア医は、DSMに似た手順を用いることで、平均八分で精神医学的診断を下し、処方箋を書き、精神科医への紹介状をつくることができる。チェックリストの開発者は「この四つの病気を診断して治療するのに、精神科の研修なんて必要ない」と豪語している（『タイムス』誌）。「プライムMD」（Prime-MD）と呼ばれるこの新しいチェックリストは、製薬会社にとってのアラスカ・パイプラインとなり、計りしれないほど豊かな資源を直接獲得する手段となっている。

スピッツァーを含むDSMの開発者たちが、プライムMDを広めた主要メンバーである。米国の最大級の製薬会社、ファイザー社はプライムMD作成の費用を提供し、その版権を持っている。ファイザー社はたびたびシンポジウムを開催して、延べ六〇〇〇人以上のプライマリー・ケア医に対して、プライムMDの使用法についての研修を行い、その費用を払ってきた。医師が研修の一番大事な目的を忘れないように、課目の中には精神薬理学の講義もちゃんと入っている。『ニューヨーク・タイムズ』は論調を控えながらも「ファイザー社はおそらく、自社製品が処方されれば利益を生むと見込んでいたのだろう」と結論している。さらにプライムMDの開発者たちは、多忙なプライマリー・ケア医が数分を割くのを嫌がらないように、プライムMD使用時の保険請求のやり方をパンフレットで手取り足取り説明し、その支払いの確実性についても太鼓判を押している。つまりパイプラインの汲み出しポンプに呼び水を注入したわけである。

DSMは学術研究の分野にも多大な衝撃を与えている。その障害のカテゴリー、障害の定義、精神的問題を記述する際の統一的な方法は、いずれも研究や高等教育に計りしれない影響を及ぼしてきた。国立精神保健研究所（NIMH）から資金を調達する精神医学の研究者たちは、DSMの診断分類と定義を使わなければならない。こうしてDSMは、検討に値する科学的問題とそれに値しない問題を明確化するための、新しい研究のいわば「鋳型」を提供したのである。

DSMに基づいた研究の国家政策への影響はさらに速やかだった。国会と州議会は、精神障害者数の統計を、種々の保健施策への予算配分の根拠の一つとして用いた。統計処理を任された疫学研究者は、その数の把握にDSMに基づいた分類と定義を使った。DSMには不備があるので、当然この精神障害者数にも問題があり、その結果、この全国統計は政策立案者たちを惑わせている。

DSM診断の根本にあるものに対して、市民も関心を持つべきだろう。これらの公認された精神医学的診断を受けるのは最終的には個々の市民である。その診断は個々人では変えようのない結果や拭いがたいスティグマを生むかもしれない。例えば、ここにモリーという若い弁護士がいる。彼女はパートナーからの暴力に悩んで心理治療を受けた。治療者は保険会社から支払いを受けるために、彼女の苦悩をひどく誇張し、「パートナーの暴力よりもモリー自身の心理的問題に起因する部分が大きい」と事実を改変してしまった。ＤＳＭによる精神障害の診断が、個人精神療法の計画書を添えて、保険会社に提出された。保険会社からは向精神薬の投与が推奨され、その処方が実行された。モリーは暴力的なパートナーから逃れ、六週後には気分が回復し、治療は終結した。以後一度も服薬はしなかった。二年後、彼女は、自分に精神障害の既往があることになっており、医療記録が現在の（そして将来の）雇用者や他の保険会社、政府、そして希望さえすれば誰にでも閲覧可能になっていることを知り、ショックを受けた。

このケースではＤＳＭを使用したために問題の本質が歪められた（そしておそらく治療を変更させられた）だけでなく、多くの機関に通じたコンピューター情報システムの中で、診断そのものが（おそらく治療の報告書も）一個人に貼りつけられてしまっている。もちろんプライバシーや機密性の欠如は、ＤＳＭそのものの欠陥とは言えないが、大衆はもっとＤＳＭの妥当性とその使用の適正さに関心を持つべきであろう。

従来の見解と批判的な見解

精神医学における従来の見解では、診断とは科学的な方法で「発見された」病理的な状態に対する呼称である。この見解によるならば、ＤＳＭは自然界をその継ぎ目にそって刻んだ科学的分類システムである。個人に診断を下すことも、統合失調症などといった疾病のカテゴリーを同定することも、ともに注意深く体系的に行う科学的探求の結果である。ＡＰＡは、これまでずっと、診断についての従来の見解を推進しようと努力してきた。病気に名前をつけ、分類システムの中におくことによって、精神医学は、何が正常で、何が自分たちの分野（精神障害の領域）であるかを主張してきた。

精神の病気のために、困り果てて不幸になった多くの人たちがいることはまちがいない。ＤＳＭは、これらの病気を記述し、それを持つ人を同定することを目指している。しかし、ＤＳＭは、自分自身をどう考えればよいか、ストレスにどう対処するべきか、どのくらいの不安や悲哀を感じるべきかを決めてしまった。さらに眠り方や食べ方、その性にふさわしいふるまい方まで決めてしまったのだ。これは明らかに行き過ぎであろう。こうした判断は、本来個人的・社会的価値観に基づいて行われるはずのものだが、ＡＰＡは、ＤＳＭの病気の記述こそが科学的なものだと主張して、日常生活にまで専門的判断を持ちこもうとしている。ＡＰＡはこの一七年間に三回も分類システムを改訂してきたが、その都度、本文も膨大な障害のリストも、科学的調査研究に基づくものだと主張してきた。

本書の中で、私たちはＡＰＡがいかに精神障害の分類をつくってきたかを批判的に検討する。一七年間の追求の結果、私たちはＡＰＡがマニュアルについて主張してきたことと、実際に作成過程で起きたことは合致しがたいという結論に達した。これから語られる物語は、巷にあふれている科学の勝利の物語ではなく、精神医学の専門家たちが、公式に認められる精神障害の診断基準を創作するために、あらゆる政敵たちといかに戦ってきたか、という物語である。

問題の探求にあたって、いくつかのテーマを採りあげる。まず最初は、ありふれた行動を「病気化」することについてである。ＤＳＭが使用されることによって、精神科医療や医学の対象とされる精神的な問題は、増加の一途をたどっている。この土俵の上で、精神医学の主導者たちは保険の適用が可能な症状を増やそうとし、保険会社の出資削減と科学的根拠の欠乏がそれを阻む、という闘争が行われている。

第二のテーマは、政治的闘争に直面した時の学問の脆弱さである。従来、ＤＳＭには強固な科学的根拠があると主張されてきたが、私たちは政治的交渉と主張が、そして時には個人的な利害が、精神障害の存否決定にはもっとも重要であることを明らかにした。

第三のテーマは、ＤＳＭが、社会的に無力で望ましくないとされる人々を病気に仕立てる道具になっているということである。何が正常で何が病気かを決めているのは、悪意ではなく、私たちの文化に潜む暗黙の偏りなのだ。ＤＳＭは、これをあからさまに行うのである。

本書の概略

本書では全編にわたって、どのように科学的主張がつくられ広められたのか、どのように障害が創案されたのか、ＤＳＭ診断が普及したことでどのように科学が社会的・政治的影響に曝されるようになったのかなどを分析して、これらのテーマに迫る。表面的には、ＤＳＭをめぐる交渉ごとは、科学的論拠を取捨選択する過程にみえる。しかし一皮めくれば、大時代的な駆けひき、複雑な経済状況、見解を統一させるための手の込んだ仕組み、権力を動かし対立をまるめこむ機構など、おどろおどろしいものが露わになる。その過程には、DSMの発展に努めた人、精神保健の専門家、ラベリングされる人々の支援者たちが登場する。また、ある精神障害の採否に一般大衆がどう反応するかにも目を向けておかなくてはならない。

前著で、私たちは、七〇年代に最も目立った科学的問題、すなわち診断の信頼性の問題に焦点をあわせて、DSM-Ⅳの成り立ちについて検討した。[訳注5] そしてマニュアル改訂の過程で、こうした科学的問題がどのように扱われたかにも焦点をあてた。本書ではさらに突っ込んで、論争の種になった診断カテゴリーに見え隠れする政治的戦略と科学的根拠について検討する。この話題を扱いながら、正常な行動を精神の病気にしてしまう専門家の偏見や、性や人種にまつわる差別を見えにくくする精神障害の定義、専門家が自分の目的にかなうようにデータを歪曲する経緯などを明らかにするつもりである。

この第1章ではまず、劇的な政治闘争の場で精神医学の役割が注目された例として、トーマスとヒルの対決を引用した。精神医学的診断にどれほど破壊的な力が隠されているか、そしてそうした診断が政治の中枢でどう使われて、トーマス判事を告発から守ったかが、読者にもわかったと思う。ヒルの人格と彼女の発言の信憑性を守るために、また攻撃するために、DSMという銃が使える殺し屋として精神科医が使われたこと、そして彼らが勇敢な女性に診断をつけて悩ませる一方で、彼女を苦しめた男の精神状態には目を向けなかったことを私たちは明らかにした。

第2章では、DSM自体の歴史と背景史を解説し、科学における分類の意味についてふりかえる。

さらに、DSMに関して起きた論議の重要性と、マニュアル改訂のためにAPAが用いている組織構造について説明する。診断の創出における科学的妥当性の問題には、とくに注意を払って解説する予定である。

第3章では、DSMでの扱いがめまぐるしく変化した同性愛についての論争を検討する。ゲイの活動家たちが公の場で抗議を続けた結果、一九七四年、DSMから同性愛という診断名は消えた。これは流れを変える大きな出来事だった。というのも、APAが論争を解決しようとして用いたその場しのぎの手段が、DSM-Ⅲとその後の改訂版の「革命的な」発展のモデルとなったからである。この逸話から、診断名を創ったり壊したりすることが、普通に市民生活を送る何万というたぶん正常な人々に影響があることが明らかとなる。精神障害の定義は、外的な圧力やその時代の文化からとりわけ影響を受けやすいこともわかるだろう。

第4章では、外部の権利擁護団体による政治的な圧力で、診断が改訂された経緯について述べる。ベトナム戦争の退役軍人たちがAPAに圧力をかけるまで、戦争神経症という診断名はDSMから消失していた。外傷後ストレス障害（PTSD）は、多くの専門家の反対にもかかわらず、一九八〇年にDSMに初めて登場した。マニュアルに採択されて以降、PTSDは最も有名な診断名の一つになった。皮肉なことに、PTSDが診断名として拡がりを見せるにつれ、本来の目的が逆転した。暴力の加害者である兵士の心理的障害をさして考案されたはずのものが、今では夫からの暴力やレイプの被害者となった女性や子どもに用いられている。

第5章では、DSMのジェンダー観の変遷という話題を扱う。なんの予告もなくDSMの考案者らは、マゾヒスティック・パーソナリティ障害［訳注6］（MPD）という新しい診断名を考案した。たいした科学的根拠もなく、彼らは内輪だけで採用を決め、さっさと公表した。彼らの提案は、フェミニストの心理療法家などから集中砲火を浴びた。この章ではこの戦いをたどりながら、その診断名の科学的根拠を検討する。

第6章では、精神医学的診断が、誤った精神科医療を正当化するために使われているケースを検討する。患者が治療者を誘惑して、専門家にあるまじき行動を取らせると主張する精神科医の論文を検討し、この点を明らかにする。こうした患者は治療者が過ちを犯したと責めるが、そのような告発を行うこともまた、「患者が境界性パーソナリティ障害（BPD）とよばれる疾患を持っているからだ」と精神科医は言うのだ。

第7章では、アフリカ系アメリカ人が、奴隷であった時代から今日にいたるまで誤った精神医学的診断を受けてきた経緯をたどる。DSMの表紙にはAPAの紋章が載っているが、その紋章には「アメリカ精神医学の父」としてのベンジャミン・ラッシュの胸像が入っている。彼は、黒人の肌の色はハンセン氏病のためだと説明した人物である。

精神障害者の数は一八四〇年に初めて調査されたが、その数字は偽りに満ちていた。データは、奴隷制を擁護する南部の政治家たちによって使用された。奴隷制が黒人の精神を正気に保つというのである。精神医学とアフリカ系アメリカ人の対立の歴史は今日まで続いており、当然診断に影響している。

最終章では、それまでの章で扱った種々の診断をめぐる物語から、何を学ぶべきかを考える。なぜDSMには、これほど誤った適用が多いのか？　どうして科学的な探求心がやすやすと挫折するのか？　どうして心理療法家が意図的に誤った診断をつけなければならないような奇妙な社会になってしまったのだろうか？　何ができるのか？

私たちは、最後にささやかな提案をしようと考えている。

［原注1］　公聴会から数年が経って、彼の主要な擁護者であったダンフォースはその詳細を語っている。証言を数ヵ月後に控え、トーマスは「誰かが殺しにやってくるにちがいない」とおびえ、窓際には決して近づかず、カーテンを閉めきっていた。ヒルの告発のことを考えると、ベッドの上では眠ることができず、床の上に胎児の姿勢で丸まっていたという。公判が進むにつれ彼はやせ衰えていった。しかし最終聴聞が終わるやいなや、彼は上院の司法委員会で一転して猛攻撃に出たのである。

ダンフォースは、アニータ・ヒルが精神的に病んでいると執拗にふれてまわった人物だが、トーマスの病理についてはなんら語っていない。彼は神学への造詣が深く、上院では「ジャック卿」と呼ばれ、尊敬されていた。彼はトーマスの行動の解釈にフロイトもクレペリンもクレランボーも使っていない。彼の教科書は聖書だったから、トーマスをキリストに喩えるという結論を述べている。いったん死んで、そして復活したかららしい。

［訳注1］　この三日間の公聴会の記録は、*The Complete Transcripts of the Clarence Thomas-Anita Hill Hearings October 11, 12, 13, 1991*. Academy Chicago Publichers, 1994. で読むことができる。共和党側からは、ハッチ、シンプソン、スペクター上院議員らが、民主党側からはレーイ、ヘフリン上院議員らが出席し、ヒルやトーマスそして証人たちの尋問に当たった。当時、トーマスは四三歳、ヒルは三五歳であ

った。

ヒルの陳述によれば、セクシャル・ハラスメントは一九八一年、ヒルが法律学校から友人の紹介でトーマスの事務所に引き抜かれ、一緒に働きはじめてから三ヵ月後から起きている。トーマスはヒルをデートに誘ったがヒルが断ったため、それ以後、猥談を繰り返すようになったというものである。その後（一九八三年）、トーマスはEEOCに転勤し、ヒルもそれに従ったが（これも論議の種になった）、ここでもデートの拒絶に伴うセクシャル・ハラスメントがあり、トーマスは「自分のキャリアに傷がつくから、お前を誘ったことは他人に言うな」とヒルに強要している。

一方、トーマスは陳述で、セクシャル・ハラスメントの事実を頑強に否定し続け、このような事件に巻き込まれた自分の運命を呪っている。

ヒルもトーマスもアフリカ系アメリカ人であったことから、論争はさらに複雑なものとなった。

［訳注2］ schizophrenia（スキゾフレニア）はこれまで「精神分裂病」ないし「分裂病」と訳されてきたが、この語の持つ悲惨な響きに、患者会や家族会、そして専門家の間から用語の変更が要望されていた。日本精神神経学会では、専門の委員会で検討し、二〇〇二年、「精神分裂病」を「統合失調症」に変えるという提案を承認した。その後、厚生労働省もこの訳語を公式病名として認めており、本訳書では「統合失調症」に統一した。

［訳注3］ 外傷後ストレス障害。第4章参照。

［訳注4］ DSM-IVの邦訳版では、妄想性障害、色情型と訳されている。

［訳注5］ DSM-IVの邦訳版は、付録D、E、Fが省略されており、全八三四ページ。値段は一八五〇〇円。

［訳注6］ Kirk, S. A. and Kutchins, H.: *The Selling of DSM - The Rhetoric of Science in Psychiatry*. Aldine de Gruyter, New York, 1992. 邦訳すれば「DSMの売り込み―精神医学における科学という名

のごまかし」ということになるだろうか。

［訳注7］ personality disorder は通常、人格障害と訳されているが、人格という言葉にはある種の価値判断がつきまとう。それを避けるため、本訳書では「パーソナリティ障害」に統一した。

第2章

これも病気？　あれも病気？

——日常の病気化

◎

最近の会話をちょっと思い出してみてほしい。

「やり手の若手投資家のいとこが、眠れないって言っていた」
「友達の小説家が、タバコが止められないって嘆いていた」
「高校時代のライバルが、今でもオレを憎んでいると白状した」
「独り身の仕事仲間は、アフター・ファイブも週末も一人がいいらしい」
「仲良しの女友達が、ベッドで夫にかまわれるのが煩わしいって打ち明けた」
「上司の一〇歳になる坊やが学校で困りものになっているらしい」
「近所に住んでいるティーンエイジャーが万引きで捕まった」
「大学時代のルームメイトは、飲み過ぎて肝臓を壊して入院した」
「嫁さんはなんだか元気がない」
「オレも来週、社長の前でプレゼンがあるから今から心配だ」

どれ一つとっても、特別なことじゃない。不快な悩みにはちがいはないが、ありがちなことで、たいてい何とかなってしまう。こうした問題が起きるのが、人生ってやつだろう。

でも、DSM–Ⅳ（一九九四年に出版されたDSM。原著出版時点では最新版）によれば、これらは全て精神科の病気ということになるらしい。実際、今あなたが話したふるまいはどれも、精神的障害の診断基準（クライテリア）として列挙されている。

- よく眠れない——大うつ病性障害
- 喫煙——ニコチン依存
- 憎んでいる——妄想性パーソナリティ障害
- 一人を好む——スキゾイド・パーソナリティ障害
- 性的興味の欠如——性的欲求低下障害
- 学校でトラブル——反抗挑戦性障害
- 万引き——行為障害
- 飲み過ぎ——アルコール乱用
- 元気がない——気分変調性障害
- 心配——全般性不安障害

ありふれた困りごとに見舞われているだけだとあなたは思うのに、アメリカ精神医学会（APA）の診断バイブルを創った人たちは、「君のまわりは精神科の患者だらけだ」などと言う。自分もその一人ということで、あなたは茫然とするだろう。どこにでもある、少しだけ普通じゃない体験や感覚についての、この判で押したような結論は、私たちが「日常のふるまいの病気化」と呼んで批判しているものである。

精神の障害の症状として、DSMで定義されている行動としては、他には次のようなものがある。欲求不満、怒り、集中困難、落ち着きのなさ、食欲増進、体重増加、平静さの喪失、疲れやすさ、筋緊張、性的接触の回避、頻回なインポテンツ、オルガズムがこないこと（女性の場合）、悪夢ばかり見ること、ふしだらな性的誘惑ばかりしていること、演技的なこと、横柄なこと、同情を欠くこと、批判を気にしてばかりいること、決断が困難であること、などなど。

いったいどういう理屈で、こうした日常のふるまいを精神の病気の症状に変えてしまえるのだろうか？

この変換の物語こそ、「DSM」の物語であり、APAが医学界で地位を確立し、精神保健の専門家間で優位を保つために、戦ってきた物語なのだ。それは科学の物語であり、政治の物語であり、また事実と幻想が入り混じった物語でもある。その物語の中心部には（たいていはディテールに埋もれて見えにくくなっているが）、DSMが解決をもくろんだ、二つの科学的難題がある。診断の妥当性と信頼性の問題である。私たちは、なぜDSMがこの多くのありふれたふるまいを精神の病気の症状としているのか、そして、それにもかかわらずなぜAPAはDSMの妥当性と信頼性を向上させられなかったのかを、この章の後半で解説する。

さて、DSMがどのように、あなたに精神の病気を当てはめるか——たしか社長の前でプレゼンがうまくいくかどうか心配なのだったね——を語るところから、話を始めよう。

悩みごとは何ですか？

アメリカでは心配や不安がビッグビジネスになっている。ＤＳＭ－Ⅳによれば、人口の五パーセント、約一二〇〇万人が（そのうち三分の二が女性らしい）、生涯に一度は全般性不安障害に罹患する。製薬会社（あがり症の人たちのためにＳＳＲＩやβブロッカー[訳注1]を製造しているところ）は、こうした数字が大好きだ。なぜなら数字が大きくなればなるほど、市場も巨大になるからだ。来週のプレゼンの心配は、あなたをその巨大市場の消費者にする。もちろんプレゼンは心配ごとだ。だけど、どうして正常な心配が、病気のサインになってしまうのか？

第一に、精神科の疾患概念とは、社会科学者たちが「構成概念」と呼ぶものであることを理解してほしい。構成概念というのは、物質として実体のないもの、つまりスプーンや猫のように見たり触ったりできない、抽象概念のことである。それは一般的な合意によって成り立つ「共有される考え」と言ってもよい。民主主義、心神喪失、保守主義などはどれも構成概念である。それらは「集団の中で一定の割合で共有されている」という意味の、純粋な考えにすぎない。精神科の疾患も一つの構成概念であり、共有される考えなのだ。この章の後半で、私たちは精神障害の意味について合意を取りつけるために生じた問題について検討する。だが今は、「全般性不安障害」などと呼ばれる種々の構成概念が、「合意によって成り立っている」こと、そして「その合意はいつでも変わりうる」こと、に注意しておくだけにしよう。診断そのものは発明、つまり創りものなのだ。それは役に立つ発明かもしれないが、場合によってはやっかいな代物にもなる。DSMはそうした構成概念の集大成である。それらの構成概念は、その価値についての意見や信念の変化に従って、株価のように常に変動を続けている。

例えば、不安を基盤に持つ精神障害は、一九七九年からDSM上で三回変わっている。創りもの変動の例として、あなたを悩ますプレゼンの心配が、DSMの各版でどのように分類されていたかを検討してみよう。

一九五二年から六八年まで使われたDSM-Iでは、精神神経症というカテゴリー内に、不安を特徴とする障害があった。その不安は「直接的に感じられて」いても「無意識的」であってもよく、「防衛機制」により自動的にコントロールされていてもよい。DSM-Iの説明によれば、不安とは「その人の意識が感じた危険信号」である。精神病とは違って精神神経症では、外界の認識に大きな歪みは生じない。そのかわり一過性の適応の障害が生じる。だからDSM-Iによれば、あなたの不快感は、次の二つの精神神経症のどちらかから生じていることになる。不安反応か恐怖反応である。不安反応は「拡散していて」「不安の予期を特徴とする」。恐怖反応は「特別な考えが種々の日常から分離され、神経症的な恐れという形で、象徴的な考えに移し替えられた」不安だという。これらの発明品は、DSM-Iがつくられた当時、精神科で主流だった精神分析の理論への信仰によって生まれたものである。

一九六八年から七九年まで使われていたDSM-IIを見ると、DSM-Iと同様、二つの名前が神経症という分類圏に見いだせる。一つは不安神経症で、「不安の過剰がパニックへと拡大し、しばしば身体症状を伴う」と説明されている。「実際の危険状況で生じる正常な恐れではない」とも書いてある。また神経症については、次のような説明がある。「外界の現実についての認知の大きな歪みや、解釈の誤りがともに明示されず、人格の大きな偏りも認めない」。つまりＤＳＭ－IIによればこうなる。あなたが黒塗りの街宣車の前で共産主義についてプレゼンをする予定でないなら、あなたの不安は「過剰」とみなされて、精神障害の症状となるわけだ。

ＤＳＭ－IIを見わたして、他に可能性のある診断としては、恐怖神経症がある。それは「その患者が意識的には危害がないことを知っているものや状況に対する強い恐れ」である。その人自身には「めまい、動悸、発汗、ふるえ、パニック」などとして体験され、さらにそれは、別の対象への恐れが無意識のうちに置き換わったものかもしれないという。ＤＳＭ－IIを使う場合には、私たちはあなたの体験についてもう少し詳しく教えてもらわなければならないようだ。

一九八〇年から八六年まで使われたＤＳＭ－IIIでは、神経症という構築物全体について、以前の合意を廃棄してしまった。どうやら「あまり合意ができなくなった」ということらしい。だが不安そのものは廃棄せず、不安障害という新たな精神障害を創造した。多くの神経症を、不安障害の特殊な型として分け、名前をつけなおした。例えば不安神経症はなくなり、それはパニック障害と全般性不安障害に分けられた。恐怖神経症もなくなり、五つのタイプの恐慌性障害に改められた。広場恐怖（パニック発作を伴うもの、伴わないもの）、社会恐怖、単純恐怖、分離不安障害（子どもの診断）である。というわけで、もし一九八〇年頃なら、あなたは以上七つのカテゴリーのうちの一つに分類されていたかもしれない。もし、これらのカテゴリーに収まらないなら、その他の診断、例えば「不安気分を伴った適応障害」などが用いられるだろう。

一九八七年に出た改訂版（DSM-Ⅲ-R）では、不安障害の下位分類がさらに変更され、診断基準にもマイナーチェンジが行われた。九四年にも新たな変更が加えられた。DSM-Ⅳ、つまり現在のマニュアルが出たわけだ。こうした最近の変化は複雑で、判読することが難しい。構築物はグッピーの虹模様のように変化し続けている。このように改訂が繰りかえされるのは、病気についての知識が向上したためとか、別の診断が妥当で信頼性の高いものになったためとか考えられるかもしれない。だが、それは全くの幻想である。DSM-Ⅳで不安障害を記載している章は、「パニック発作と広場恐怖は、それだけでは障害として確定できない。他の不安障害の特徴ともなりうる」と注釈している。だから今日では、あなたの心配は、次のような診断を念頭において検討しなければならなくなった。

- 広場恐怖を伴うパニック障害
- 広場恐怖を伴わないパニック障害
- パニック障害の既往のない空間恐怖
- 特殊な恐怖症（かつての単純恐怖にかわって）
  動物型（例：犬や蜘蛛などへの恐れ、または回避）
  自然環境型（例：嵐、水、高さへの恐れ）
  血・注射・けが型（例：血を見ること、注射を受けることへの恐れ）
  状況型（例：トンネル、橋、飛行、エレベーターなどへの恐れ）

その他のタイプ

- 社会恐怖（社会的な状況、あるいは何らかの行為をする状況への恐れ）
- 強迫性障害
- 全般性不安障害
- 医学的状況に起因する不安障害
  全般的な不安を伴うもの
  パニック発作を伴うもの
  強迫症状を伴うもの
- 物質による不安障害
  全般的な不安を伴うもの
  パニック発作を伴うもの
  強迫症状を伴うもの
  恐怖症状を伴うもの
- 他に分類できない不安障害

それぞれのこまかい記述を読むだけで、よけいに不安になってしまうだろう。不安障害を規定する基準には、正常な体験、すなわち「発汗」や「身震い」や「過剰な心配」や「落ち着きのなさ」や「いらいら」や「筋肉の緊張」や「不眠」なども含まれている。たしかに、単純で一時的な一つの症候だけで、ＤＳＭ診断がつけられてしまうことはないかもしれない。だが診断基準には、誰もが経験する、珍しくもない常識的なふるまいが目がくらむほど並んでいて、その中には、あなたに当てはまるものもいくつか含まれているのである。

あなたたち誰もが経験する困りごとは、ずっとＤＳＭの研究テーマにされてきた。その研究には、アメリカの精神医学界がその支配権と独自性を確立させようとする営みが見え隠れする。たぶんもうあなたは、自分の困りごとを理解するよりも、精神医学がいかに定住地を見いだしその領土を広げてきたか、という格闘の軌跡にすでに興味をそそられているだろう。

この観点から、プレゼンの問題を考えてみよう。すでにあなたはＤＳＭには二つの科学的問題があることに気がついているはずだ。一つは、どの診断（あればの話だが）が最適であるかを判断するのに、とても複雑な手続きが要ることである。最新版のＤＳＭは、以前のものよりはるかに複雑である。初期の版では、あなたに該当しそうな診断は二つだった。それが最新版では二〇以上もある。皮肉なことに、ＤＳＭの開発者たちは、この診断の山と基準の果てしないリストを、「精神科医が簡便に診断をすることができ、精神科医間での診断合意が得られやすくなった」と宣伝してきた。これは診断の信頼性についての科学的問題である。このことは本章後半で再検討する（最終章で、なぜＤＳＭがこの信頼性の問題を解決できなかったか、その理由について論じることになる）。

ところで、あなたはまだ、自分と友人たちの体験が、精神の病気と呼ばれることに全く納得していないだろう。どんなに不快で心痛を伴うものであっても、また治療や手当が助けになったとしても、直感的にこうしたよくあるトラブルが精神障害の兆候とは思えない。それが二番目の科学的問題の核心である。すなわち診断の妥当性の問題だ。

一つの精神障害の定義とは、そのときの人の体験の特徴を特定し、正常が異常に変化する地点に点を打つことである。だから複数の精神障害を定義することによって必然的に、正常と異常の間に境界線が生まれる。だからこそ、定義の集大成としてのDSMが重要なのである。不安や悲しさなど、ありきたりの体験が障害の根拠と考えられているのなら、その境界は気まぐれで恣意的なものとなる。それは非科学的なものとなり、癌や肺炎の時の境界とは似ても似つかないものとなるだろう。境界が恣意的なものである以上、結局は、特別な委員会に出席している数人の精神科医による妥協の産物となってしまう。境界が設定されれば、一つの障害の罹患者数や罹患率が決定される。もし閾値が低く設定されれば、多くのありきたりな体験が精神障害の根拠となり、その結果、多人数が精神障害に罹患していることとなり、公衆に嘲笑されてしまうだろう。例えば、カフェイン関連性障害が診断として採用されたときのようにである。診断基準を厳格なものにすれば、新しい障害はよりたやすく世間に受け入れられるだろう。極端で珍しいものほど、直感的に異常に見えるからである。だが、そのような厳格性は、その障害をきわめてまれなものにしてしまい、その結果、臨床家や研究者たちはそれに興味を持たなくなってしまう。だから、診断を創ることは科学的かつ政治的な判断を含むのである。

診断の定義——妥当性の問題

もし精神障害が構成概念、つまり合意により成り立つ考えであるなら、その構成概念の妥当性は、その合意が意味を持つ範囲に関連することになる。ＤＳＭは一時的な合意を集めた本である。合意は意味を持つとは限らないし、真実を反映するとも限らない。専門家と妥当性のない合意をすることだってできる。もし「地球は平らだ」、「月はチーズでできている」、「政治家は決して汚職をしない」などに合意する人々を発見しても、このような合意は真実を語らない。ウソに合意をすることだってできるのだ。妥当性に必要なのは、合意ではなく真実なのである。実際、科学者たちは信頼性と妥当性の両方を考慮する。なぜなら彼らは真実を探しているからである。

妥当性の概念は社会科学、行動科学において、特に計測と診断を行う心理学者にとって重要な概念である。[訳注2] 分類とは、洗練されたものではないが、一つの計測法であり、現象が一つの類型として特徴づけられるかどうかを判定する行為を言う。精神の病気という概念に意味があるかという問いには、知性や不安など抽象的な概念の意味について問うことと同様、科学的構築物の妥当性についての問題が含まれてくる。ＤＳＭは診断を症状のチェックリストによって決めるわけだが、現象がある一つの類型にあてはまるかどうかを操作的手順で決めるからといって、その構築物や類型が実体的なものであることにはならない。

ＤＳＭの最新版では、この問題を取り扱おうとしている。なぜなら精神医学の批判者たちが、精神の病とは、人間の他の困難とは異なる、妥当性のある概念なのかと問い続けてきたからである。フランスの哲学者フーコーは、精神の病を「医学の力の正当化」とみなした。アメリカの精神分析家サスは生涯を通じ、「精神の病とはモラルの葛藤を隠蔽する不適切なメタファーである」と主張した。社会学者シェフは、精神の病を「残り物のカテゴリー」、すなわち一人の人の行動が他の人の説明を受けつけないとき、大衆と専門家の両者によって使われるラベルと見なした。こうした著名な人々は、精神障害はある種のふるまいを価値下げする一つの判断に過ぎないと示唆した。彼らが言うには、精神障害は科学的、医学的概念ではなく、俗な概念または価値判断なのである。

DSMの初期の版では完全にこの問題は無視されていた。例えばDSM-IIでは、精神障害の概念を定義する試みは全くなされていない。そのかわりというのも変だが、DSM-IIには、長い年月をかけて専門的コンセンサスを得るようになった特定の障害についての、つかみどころのない記述があった。例えば、「不適切人格」とは「情緒的、社会的、知的、物理的要求に対する効果の乏しい反応で、……不適応性、不器用さ、判断力の乏しさ、社会的不安定さ、身体的情緒的スタミナの欠如」と定義されていた。このような記述がDSM-IIの開発者の間で合意を得ても、構築物の妥当性に疑問を持つ批判者たちを黙らせることはできなかった。不適切人格は、一九八〇年にDSM-IIIが発表されて以来、マニュアルから消えてしまった。不適切人格の概念は、神経症のように、合意できない概念となってしまったのである。

障害の定義

アメリカの精神医学に慣れていない人は驚くかもしれない。一九八〇年まで、つまりAPA設立から約一四〇年、最初のDSMが発行されて二八年、DSMは精神障害について公式の定義をしてこなかった。ではなぜ今さら、DSMは、アメリカの精神医学界は、精神障害の定義が必要になったのだろうか？　彼らはなぜ「精神科医が治療するあらゆる現象が精神障害だ」と単純に主張しなかったのだろう?

ある程度、それは精神の病気の事実上の定義だった。かつて精神科医が治療しようとするものはすべて、大衆や他職種の人に受け入れられていた。だが今日ではそうではない。今日、私たちは、生活上の問題を専門的に支援する、多くの職業やセルフヘルプグループを知っている――ソーシャルワーカー、心理士、精神科看護師、結婚カウンセラー、家族カウンセラー、アルコール症者や薬物依存者や被虐待女性などのセルフヘルプグループなど。一九八〇年まで、医学の専門家集団としての精神医学は、その境界を概念的に一貫した方法で定めることを望んでいた。ただし権威を主張するという方法に頼らずに、である。

長い間、APAはこの問題をうまく避けて通ってきた。しかし一九七〇年代、ゲイの活動家が「なぜ同性愛を精神障害と考えるのか」と説明を求めてきた（第3章参照）。それは妥当性についての疑問であり、その問いが招いた危機が、学会をその問題に直面させることになったのである。

やがてAPAは定義問題以上のことと格闘しなければならなくなった。精神科医と心理士がパイをめぐる戦いをはじめたからである。対立は、スピッツァーがDSMの実行委員長で、精神障害の定義を模索していたときに起きた。彼は「精神障害は、医学的障害の一部分である」と主張した。本来、定義には必要のない主張だったが、いずれにせよ彼は精神障害をすべて医学の範囲内に収めようとしたのである。発言に対し、アメリカ心理学会から嵐のように反論がわき起こった。「不愉快なフレーズを削除せよ」という心理士たちの要求は、学会間に緊張を導いた。早い話、何の妥協にも達せず、職業間の線引きについての合意は全く達成されなかった。しかしDSM-Ⅲが一九八〇年に出版されたとき、このフレーズは削除されていた。精神障害を定義することには、概念的困難があるだけではなく、政治的な困難もあったのである。

こうした紆余曲折もあったが、DSM－Ⅲでは、初めて精神障害の定義が示された。だが、この定義自体は関心を惹かなかった。というのも衆目の関心は、マニュアルの本文が五〇〇ページもあって、そこに三〇〇もの障害が詳述されていたことに集まったからである。定義そのものが適切かどうか議論されなかったのだ。さらに、何を病的としてDSMに入れ、何を除外するか決定するのに、この定義がシステマティックに用いられたのか、についての厳密な討議もなかった。実際、この定義ではそういう決定はできない。ともかく、初期のDSMのやっかいな空白を、満たしてくれるものが出現したということである。

最近のDSMの三つの版（DSM－Ⅲ、DSM－Ⅲ－R、DSM－Ⅳ）では、全般的な定義が提供されている。

DSM－Ⅳにおいては、各精神疾患は、臨床的に意味のある行動または心理的症候群ないしは様式であって、それがある一人の人に起き、現在存在する心痛（例えば、苦痛を伴う症状）または能力低下（つまり機能の一つ以上の重要な領域での損傷）[訳注3]をともなっているか、死や苦痛や能力低下または自由の重大な喪失などの危険が著しく増大しているものと概念化される。それに加え、この症候群や様式は、単にある出来事、例えば愛する人の死などに対して、予測され、文化的に認容される反応であってはならない。元の原因が何であろうと、現在ではその個人に行動的、心理的または生物学的機能不全が現れていることを考慮すべきである。本来、個人と社会の間に存在する偏った行動（例えば、政治的、宗教的、性的）も葛藤も、その偏りや葛藤が上述した個人の機能不全の一症状でなければ精神障害ではない。

こうした文章や、それに先んじる精神医学の論文中の長大な討論は、多くの点でマニュアルの展開に必要な「概念的一貫性」をつくり出すことに失敗している。

妥当性のある定義の約束

精神障害の定義についての文章の中で、ＤＳＭは議論の種になった多くの複雑な問題を明確にしようとしている。

第一に、それは精神障害を「個人に」起きる現象と位置づけ、それにより、「精神障害は『扱いかたの偏り』や『社会的偏り』にすぎない」との批判に反論している。さらに、精神の病を「内的な機能不全」と定義することで、身体的障害に対する文化的理解と等値させている。近年の生物学的精神医学の潮流に伴って、概念や治療を身体医学のそれに匹敵するものにすれば、精神医学も他の医学領域と同列に並ぶことができる。

二つ目に、定義では、「個人の中の何かがうまくいかなくなった」、つまり機能不全があることをほのめかしている。障害を機能不全と定義することによって、病的な行為をひきおこす内的な病理を想定し、それを明らかにしないまま丸めこんでしまおうと試みている。問題は、機能不全そのものが定義を要するのに、ＤＳＭがそれをしていないことである。

三つ目に、定義では、「個人に有害な結果を引き起こさなければならない」としている。すなわち苦悩であり、能力の低下であり、痛みである。機能不全だけでは充分ではなく、それがよくない結果をもたらさなければならないのだ。こうした有害な結果は、それがしばしば社会的な文脈で起きるために、その個人の外部のことを考えなければならないという結果をもたらす。

四つ目に、定義では、障害の原因の追求、さらにその障害を理論的に理解しようとする要求をすべて退けている。これによって、ＤＳＭの開発者たちは、マニュアルが記述的なものであって論理的ではないと表明し、因果関係というよくわからない話題をめぐって渦巻く多くの論争を避けているのだ。

ＤＳＭの定義の失敗

精神障害についてのＤＳＭの定義が妥当かどうか調べるには、それを使って、障害でないものと障害とをきちんと分けうるかどうか試してみればよい。このことについては、ＤＳＭの定義は不適切である。さらに明白な問題もいくつかある。

予期性 Expectability　この「障害は予期できる反応ではない」とする定義は、障害の予期が不能で、まれなものであること、つまり統計的に通常ではないことをほのめかしている。しかし、なぜ障害が障害とされるのに「予期が不能なことやまれであること」が必要なのか説明がない。ある季節、流感やアレルギーは予期されるし、普通のことである。ということはそれらは病気ではないのだろうか？

まれなもので、しかも不快や機能低下をひきおこす精神の状態とは何だろう？　たとえば、臆病、無茶、だまされやすさ、無感動などはどうだろう？　このような精神状態はあきらかにＤＳＭの精神障害の定義に合致するが、マニュアルには載っていないし、一般的にも障害とは見なされない。この点でも、定義は妥当ではなく広すぎる。

一方、予期不能という規定条項には、狭すぎる部分もある。例えば、環境にまつわる出来事に対して予期できる反応は、障害に入らない。しかし予期ができたり、できなかったりするのは、私たちの知性や能力が反映しているにすぎず、障害の属性ではない。もし予期不能条項を厳密に適用すれば、マニュアルに載っているいくつかの障害は排除されることになるだろう。例えば、心的外傷後ストレス障害（ＰＴＳＤ）は厳しいトラウマ後に予期できる反応だし、うつ病は多大な喪失に対する予期できる反応である。反社会的行為は、犯罪的サブカルチャー内で育てば予期できる反応である。身体医学では、肺ガンはヘビー・スモーカーには予期できる結果であり、エイズはＨＩＶ陽性のパートナーとの不注意なセックスにおいて予期できる結果である。だが肺ガンもエイズも障害である。

科学は障害の原因を理解し広める。それによって、特定の状況ではそれが予期できるようになる。ＤＳＭの定義では、そうした状況での障害は、障害でないことになってしまう。明らかに予期不能条項は無効である。

しかし無効ではあっても、予期不能条項があるおかげで、DSMは多くのふるまいを精神障害の症状として位置づけやすくなった。それは通常ではない、外見からは不可解なふるまい――教育程度の高い裕福な家の子どもが学校で貧しくふるまうなど――を狂気と見なすことを許している。

損傷 Impairment　定義は、その精神状態が、機能の重要な領域において、損傷か能力低下を引き起こすことを求めている。この基準は過包含を招くであろう。その定義では、私たちがふつう「無能力」と呼ぶものから、障害として意味づけられる「損傷」を区別できない。例えば、非識字は「読むことの無能力」である。そして私たちの社会では読めないことは、たしかに機能の損傷とも言える。だが、非識字は精神障害とはみなされない。そのほかにも背の低い男はバスケットボールチームで活躍できない。ぶきっちょな男はウェイターとしては働けない。自分本位な人間は親しい友人ができない。このような能力の低さをすべて、機能が損傷された内的な状態、すなわち身体障害や精神障害と判定してよいだろうか？　直感的に私たちは、肉体的あるいは精神的な能力の単純な不足は、その結果とは関係なく、障害と見なされるべきではないと認識する。つまり損傷の存在は、障害の基準としては不十分である。

個人において In the Individual　最後に、「個人において」という定義ははっきりしない。その定義は、障害を人間の内部に位置づけ、「ストレスの多い有害な環境に対する反応ではない」とすることによって、単なる社会的偏りと障害とを区別しようとしている。しかし内科学では、環界の毒への暴露（放射線など）によって発生した病気も、やはり病気なのである。外傷（交通事故など）によって生じた損傷も、やはり身体的病気（けが）なのである。同様に、親に虐待されて臆病になっている子どもは、不安障害となるかもしれない。無一文で残された未亡人は、うつ病となるかもしれない。夫に暴力をふるわれた婦人は、睡眠障害に陥るかもしれない。ＤＳＭの精神障害についての公式な定義（だがマニュアルでは一貫性をもって使われてはいない）では、明らかにこのような状況は排除される――単にそれらが直接的な環境に対する反応であるかもしれないという理由で。これは明らかに間違いである。ある精神状態が外的な出来事に対する直接的な反応であるかどうかによって、精神的な機能不全の有無は決定できない。精神状態はしばしば、環境のストレスと結果的に生じた損傷との間を調停する。それゆえ問題は、単にその障害が「個人においてかどうか」とか、どのように起きたかではなく、「精神的な機能不全」が起きたかどうかなのである。

ＤＳＭの定義は、広すぎたり狭すぎたりで、とても混乱したものとなっている。そのためマニュアルに何を含め、その状態をいかに記述するかなどの点で、多大な自由裁量権をＤＳＭ開発者たちに与えてしまった。その意味では、定義の脆弱性は便利であった。しかし概念的に妥当な枠組みを提供するという点で、定義は失敗に終わっている。なぜなら機能不全の概念についての、体系的な分析を無視したからである。障害についての議論のほとんどが、それを基盤とする重要な概念であるのに。

機能不全 Dysfunction　機能不全とは、ウェイクフィールドが一九九二年に論じているところでは、働くべきある種のメカニズムが働いていないということを意味する。一つの機能とは、ある仕方で働くようにデザインされたある器官のメカニズムとして説明されるであろう。そのメカニズムがかつてデザインされたように働かないとき、それは元来の機能を失っているのである。この喪失が機能不全と呼ばれる。心臓が血液を拍出するのを止めるとき、目が見えなくなるとき、脳が日常の情報を処理し解釈できなくなるとき、私たちはその喪失を機能不全と呼ぶ。なぜなら心臓は血液を拍出するように、目は見えるように、脳は情報を処理するようにそれぞれデザインされているからである。しかし、この明らかな単純性には、いくつか概念的に重要なことが含まれている。もっとも大きなものは、メカニズムの目的である。つまり、そのメカニズムが何のためにデザインされているかである。

日々の生活で私たちは、人間が創ったしかけの機能について考えることに、ほとんど困難を感じない。トースターはパンを焼くために、メガネは見ることを補助するために、電話は遠距離の会話を可能にするためにある。これらの人工物は、それぞれオリジナルな目的にそってデザインされている。その機能は、一つの特異な効果をもたらすことである。もしトースターが熱くならなかったり、メガネが壊れて見えなくなったり、電話がうんともすんとも言わなくなったら、その装置に機能不全が生じたと私たちは判断するであろう。

同じことを精神の機能について考えてみよう。精神が機能不全に陥ったとき、私たちは精神障害という。だがこの判定法は、「機能不全」の主張がなされるよりも前に、精神のメカニズムの元来の「機能」が知られていなければ成り立たない。なぜなら私たちは、精神のメカニズムの目的について限られた知識しか持っていないので、何が精神の機能不全かという議論がしばしば混乱し、同語反復に陥ってしまうからである。例えば、三五歳の会計士のリリーのことを考えてみよう。彼女はここ二週間悲しみに沈んでいて、ほとんどの活動に興味を失っている。よく眠れないし、気力も失せて集中の困難を感じている。ＤＳＭを使う精神科医は、リリーを精神障害と判定するだろう。例えば「大うつ病のエピソード」などである。なぜならこうした「症状」は彼女の内的な精神の機能不全によって生じていると考えるからである。しかしそれらは一時的な感情によって生じているかもしれず、必ずしも精神のメカニズムの機能不全を示すサインとはかぎらない。実際、もしリリーが恋人との関係に終止符を打ったばかりだったら、火災で財産を残らず焼いてしまっていたら、彼女の反応は正常なサインである。それは、彼女が人を愛する能力があり、喪失を嘆くことができるという目印でもある。だから、ＤＳＭが診断基準として用いている毎日のふるまいは、必ずしも精神的な機能不全を意味しない。ＤＳＭの作成者たちは、私たちの理性や感情や行動のパターンの目的を、理解できる言葉にするという職務を放棄している。たしかにその仕事は、私たちの知識の不足をも明らかにするだろう。だが彼らは、ずっと易しい仕事でそれをごまかしてしまったのだ。つまり日々のふるまいを疑いの目で判断するようにしたのだ。

精神障害の概念を明らかにすることで、私たちは個々の精神障害についての混乱を理解することとなった。さらに、私たちは精神障害について、最近広まっているいくつかの議論を検討するための視点を得た。例えば、「シャドー症候群の発見」は、ＤＳＭの混乱の論理的帰結を示している。

新聞の「奇人、変人は病気らしい」という論説（『ニューヨーク・タイムズ』一九九七年二月四日）を読むと、次のようなことがわかる。精神科医の中には、ある精神障害の診断基準を「いくつかは満たすが、全部は満たさない」人のことを、その障害の軽症型と見なす人がいる。実物のシャドー（影）というわけである。DSMの障害判定法は、漢字が並んだ中華料理のメニューの中から、適当に注文をするようなものである。注文を受けたコックの精神科医は「必要な数に足りなくても、まあ、この障害でいいだろう」と思うわけだ。

もはや私たちは次のような記事を読んでも驚かないだろう。「研究によれば軽症うつ病が蔓延している」（『ロサンジェルス・タイムズ』一九九六年一一月一日）。この記事では、ある有名な精神科医が「九人に一人の成人がうつ病のシャドー症候群に罹患している」と報告している。DSMでは、うつ病の場合、九つの診断基準（深い悲しみ、無感動、疲弊、焦燥、睡眠障害、食欲低下など）のうち五つを満たしていなければならない。必要な数を五つから二つに減らしてしまえば、より多くの人が「潜在性うつ病」とか「シャドーうつ病」となる。何の不思議もない。その記事では、幾人かの精神科医が「こんなやり方では、人生の正常なアップダウンに過ぎないものまで病気にされてしまう」と語り、「精神科の権威は、日々の生活の中に発言権をひろげ、医学的言葉でそれを定義しようとする」と警告している。一人は「製薬産業のマーケットシェアの拡大を考えればこんなことは当然だ」とも言っている。

このように閾値を下げて診断がなされてしまうのは、DSMが実用に耐える精神障害の定義をしていないからである。マニュアルにある定義では、どんな状態が障害と見なされるかわからない。

そして障害の判定に必要な診断基準の中身と数は、大部分随意なのだ。新しい精神障害をＤＳＭの次の版に付け加えるために、闇の中には備蓄がいっぱいある。

精神障害の概念が混乱していること。ＤＳＭの拙劣な定義が種々の状態をマニュアルの中に持ちこむことを容易にしていること。さらに精神のメカニズムの目的に関する科学的知識が欠如していること。この三つのために、ＤＳＭという構築物には、科学的結論や技術的決定以上のものが含まれてしまった。その結果、理論家、研究者、臨床家、病院、クリニック、製薬会社、潜在的な患者、等々の間の交渉が生まれることになる。精神科の疾病分類を変えることで、こうした人々や施設間の戦いが生まれ、対立する利益のバランスを取ることが必要になってくる。そのために、ＤＳＭを変えるプロセスは一層複雑なものとならざるをえない。そのよい例が、ＡＰＡの用語大系第四版の複雑さである。

精神科のバイブルづくり

ＤＳＭの改訂スピードは上がる一方である。一九七九年から四回の改訂が行われた。各改訂のたびに、新たな精神障害が創られ、削られ、革命的に再定義された。その改訂は科学の進歩によってではなく、ＡＰＡ内の派閥間の権力移動によってなされている。

改訂プロセスは念入りになった。改訂に際しては、アドバイザーや作業グループや実行委員会[訳注4]や管理委員会や理事会など山ほどの部署がマニュアル変更の認可を下さなくてはならない。この複雑なプロセスに、多くの専門家が招かれた。彼らの名前は出版されたマニュアルに掲載され、外見上は合法的に見えるようになった。最新版には、一〇〇〇人以上の名が挙がっている。だが、より重要なことは、多数のグループが加わったことによって、疾病分類の改訂作業が政治的に複雑化したことである。有用な科学的データが滅多にないので、生じた問題のほとんどが、ややこしい水面下の交渉で扱われることになってしまった。

それでもなお、それぞれの改訂版で「より高い妥当性や正確性を達成した」という主張がなされた。数ヵ月後に捨てられてしまったものも含め、「すべての変更が科学的に決定」され、「間違いは正され、曖昧なものは明確化され、新しい知見が取り入れられた」と広報された。一〇〇以上もの大小の変化を含んだ最終的な作品では、もはや引用した研究を直接参照できないので、科学に基づいているという主張の証明は難しくなった。

DSMの改訂作業は、現行版の科学性を疑うことから始まる。改訂者たちは自分たちが行おうとしているプロセスが、以前の版のそれよりも科学的に優れていると主張する。改訂が完了すると、彼らは最新版が旧版よりも改善していると褒めたたえ、新しい出版物とそのオプション(ケースブック、テープ、ビデオ、指導マニュアル、ワークシート、コンピュータープログラムなど)を購入せよと宣伝する。そしてあっけなく、新しい実行委員会は、マニュアルの最新版の科学性に異議を唱える。このマッチポンプのサイクルによって旧いシステムは古臭いものとされ、新しいものが必要とされる。これは自動車産業によって開発されたマーケッティング戦略にほかならない。

もちろんある種の分類は必要である。精神の病気を理解し治療する専門家は、その病気が起きたとき、それを把握して記述できるということを、なるほどと思わせるようなやり方で示さねばならない。精神の病気にいろいろな種類が存在するなら、精神科医はそのタイプがどんなもので、どのように他から区別されるかを判定する必要がある。情報を整理して、カテゴリーに入れることで、私たちは自分の体験や自分を取り巻く世界の意味を見いだすことを学ぶ。現代の科学は分類によって成り立っている。病気の医学的分類も、知識の進歩や効果的な治療を導いてきた。

狂気やその亜型の記述は古代ギリシャからあったが、二〇世紀の後半までは、少数の非公式でおおまかな診断があれば足りていた。それなのに、一九九四年までに診断の数は三〇〇以上にまで膨れ上がり、さらに増え続けている。

二〇世紀の初め、米国政府が標準的な疾病分類学に関心を持つようになり、アメリカ医学心理学学会（APAの前身）が、データ収集のための用語大系の作成を依頼された。また、精神科病院の管理を超えてコミュニティの問題に関心を持つ精神科医や、社会的使命という視点を持った精神科医は、正確な統計が精神保健の計画を導くために必要であると考えはじめた。一九一三年、学会は統計委員会を設立した。一九一八年までに学会は、NIMHの協力の下に、最初の標準化された精神科の疾病分類学を制作した。それが、「精神科病院用の統計マニュアル」である。二二の基礎診断があり、基本的に生物学と身体が重視されていた。多くの精神科医が精神科病院において経験を積み、また患者の大多数が、精神の問題とともに重症の身体の病気も持っていたという事実にあわせた見解であった。さらに、身体的な疾病分類学が精神的なケアに反映されていた。このマニュアルは合衆国国勢調査に採用され、精神科の施設調査に毎年用いられた。第二次大戦後まで、NIM

Hによって続けられた慣例である。マニュアルは一九一八年から四二年までの間、一〇版を重ね、その間その身体医学的方向性を保持していた。一九三五年、それはアメリカ医学会の標準分類疾病用語大系に統合された。そのシステムはすべての医学的な状態を分類するものだった。

このような疾病分類学の改訂は、精神科医やその患者たちにはあまり重要ではなかった。カテゴリーは広く、当時の精神科的な治療は非特異的なものだった。組織的な用語大系をつくろうとする動きは、一九世紀の初頭からはじまったが、管理的・行政的な必要性から生じたものであって、臨床家からの要求によるものではない。これがずっと続いたパターンであった。

第二次大戦が、次の改訂のきっかけとなった。戦時下の精神科医たちの体験が、精神科疾病分類学に大きな変化を促し、DSMとして具現化された。これが一九五二年に出版されたAPAの最初の診断マニュアルDSM-Iである。DSM-Iはアメリカの精神医学に起きていた大きな政治的かつ理論的変容を反映していた。身体医学的な伝統はおいやられ、精神力動的なあるいは精神分析的な見解が取ってかわった。精神分析は二〇世紀の中頃から優位になっていた。この新しい視点は環境の役割を強調し、それまでより軽い障害にも専門家の注意を向けさせた。精神科医は、施設に収容されていない人々や重篤ではない人々、つまり精神病ではなく神経症やパーソナリティ障害と呼ばれるような人々を診ることが増えていった。

このような現実の変化を取り入れて、DSM-Iという、より現代的な分類が生まれた。このマニュアルは、一つのワーキンググループによって一年間（一九四九―五〇）でつくられた。専門家内の新しいリーダーシップを反映するものであった。

DSM－Ⅱづくり

一九六八年に出版されたDSM－Ⅱは、一五〇ページにも満たないファイル・ノートで、三ドル五〇セントだった。記載は、「用語と統計委員会」のメンバー一〇人のリストからはじまる。診断名は増えているが、基本的にDSM－Ⅰの精神力動的な伝統を継承している。

DSM－Ⅱの刊行は、世界保健機構（WHO）による国際疾病分類（ICD）との整合性を保つ目的で行われた。ICDとは精神障害を含む各科の疾病リストで、一〇年ごとに各国の保健に携わる省庁との連携によって改訂されている。

近年の改訂と比べ、DSM－Ⅱづくりは非公開かつシンプルな手順で行われた。それは異論を持つ陣営間の交渉というより、組織内でルールを変更するようなやり方だった。APAが、「用語と統計委員会」に新マニュアルの準備を命じたのは一九六五年のことである。専門家の小さな委員会（八人のメンバーと二人のコンサルタント）は迅速に働いて、マニュアルに多数の変更を加えた。スピッツァーはキーマンとして働き、マニュアル発刊後は、その主要な支援者となった。一九六七年二月、マニュアルの草稿は一二〇人の精神科医のもとへ配られ、修正後、APAによってその年の一二月に承認され、一九六八年の七月一日に公表された。

DSM－Ⅱの作成過程については、ごくわずかしか情報がない。関連する論文が、一九六八年の六月にアメリカ精神医学誌に載っているが、改訂にともなって起きたはずの論争についてのコメントはなく、ただ新版と旧版の違いを簡単に報告しているだけである。この改訂版では、新しい診断がつくられ、用語大系も違った方法で組織化され、精神科の診断と関連する身体状況の記録方法がよくわかるようになっている。また各障害の定義に著しい改訂が加えられた。

DSM―IからDSM―IIへの改訂は、十分な検討や決定基準の革新によってなされたのではなく、実態に即した診断の最新化あるいは再組織化に過ぎなかった。変更理由のいくつかは合理的なものであったが、大半は何の合理性もなく、その変更を科学的な証拠に基づいて正当化しようとする試みは、ほとんどなされていない。委員会の委員長は「この委員会は、最新情報をよく知っている精神科医たちによって合意できると判断されたものを記録してきた」と言っている。

DSM―IIの出版は公衆の関心を引かなかった。臨床家の一部は、そのシンプルな管理上の用途を賞賛したが、ほとんどの臨床家はそれを精神医学の考え方や治療についての専門書とは見なさなかった。精神科の研究者にとっても、DSM―IIは科学的なガイドブックとしてほとんど使い道がなかった。

DSM―IIIづくり

APAがDSM―IIの改訂を決めたのには、いくつか理由がある。同性愛をマニュアルから削除するべきだという要求（第3章参照）が、APAに影響を与えたことはまちがいない。また、著名な研究者たちが、診断システムの理論的根拠と臨床診断における信頼性に異論を唱えていた。ほかにも公にならない多くの圧力があった。例えば製薬産業は、州政府から新薬の認可を得るために臨床試験を行って、その薬が特異的に定義された障害に効くことを文書にしなければならなかった。もし精神科の診断に信頼性がなければ、薬の効果を判定することが難しくなる。

さらに一九七〇年代には、精神療法に対する保険支払制度が急成長したために、外来治療の未曾有の拡大が起こった。保険会社などの支払機関は、診断による治療の標準化を要求し、その結果、既存の診断システム（DSM－II）の不備が明らかになった。

大衆からの抗議、研究の停滞、支払機関の不満、臨床的な不満、それらはすべてAPAへの圧力となった。だがその圧力に一貫性はなく、焦点も不明瞭で、診断マニュアルをいじることが解決につながるかどうかは不確かであった。出版後五年以内に改訂するというDSM－IIについての議決があったにもかかわらず、APAの方針は定まっていなかった。はっきりしているのは、DSM－III が学会にとって旧版とは比べものにならないほど重要なものになるということを、当時のAPA指導層が誰もわかっていなかったことである。

ミロンはDSM－III 実行委員会のオリジナルメンバーで、本人の言うところではマニュアルの大改訂をAPAに進言した一人である。彼はDSM－III 作成のきっかけについて、詳細な記録を残している。彼の記述から、実行委員会はアメリカ精神医学の歴史的な機会を政治的に利用しようとしたことがわかる。委員会のメンバーは、最初から精神疾患の分類学の革新を目論んでおり、表面的なお色直しには興味がなかった。彼らは診断分類システムを開発する難しさを知っていた。アメリカの精神医学と精神保健の現場は、一九六〇年頃よりも細分化され多様になっていたからである。ミロンによれば、委員会のメンバーは「臨床的に理想的な分類は不可能である」こと、そして専門家間で「コンセンサスはたぶん得られない」ことを認識していた。分類された中身についてはもちろん、分類するシステムについても、疫学や予後や治療について異なった見解を持つ多様な人を満足させるものをつくることは不可能だと思っていたのだ。DSM－Ⅲ実行委員会が有利だったのは、座長がスピッツァーだったことである。彼はDSM－Ⅱの関係者で、それが出版されたときには支援していたのだが、五年たらずの間に破壊の急先鋒となっていた。

DSM－Ⅲ実行委員会は、初めから多くの新しい診断カテゴリーを入れるつもりであった。ミロンは、彼らが「臨床家たちが普通に見いだす多くの状態をすべて受け入れる」ことを意図していたと認めている。委員会は最初、新カテゴリーには、診断基準（クライテリア）とはっきりとした識別性を求めていた。そのため、最終的な採用決定は、ある部分、政治的で、例えばその診断が適度に使われているか、関心のある専門家や患者の代表がそれに肯定的なコメントをするかどうか、外来患者に対するマニュアルの有用性が高められるものかどうか、などといった観点でなされていた。DSM－Ⅲは、精神的な病気は精神科医によって診断されるものであることを明白にした。DSM－Ⅲは、あらゆる患者に保険支払いのきく診断を求めたのである。

最初の一年、DSM－Ⅲ実行委員会は、新しいカテゴリーの採用に寛容であった。それは第一に、新しいマニュアルを、精神科医が直面している病状、特にますます増大する外来患者の病状を反映したものにするためであった。当然、多くの精神科医が、受け持つ患者の多様性（例えば対人関係や家族の問題を持つ人など）に見合った拡張を望んだ。つまり、病気のとりこぼしがないように、というわけである。第二に、支払機関からのより幅広い保証範囲を獲得して、精神科の縄張りを広げたいという願望があった。

多くの革新が新マニュアルに加えられたが、もっとも重要な革新はそれぞれの診断に固有の診断基準を導入したことである。旧版では、例えば統合失調症の記載は、三ページに満たない。だがDSM－Ⅲでは一三ページも割かれている。延々と続いた一〇ページ目の記述の最後には、二三以上の診断基準が並んだ表があり、その後さらに、亜型の記述と、付加診断基準が続いている。診断をするためには、これらすべてが考慮されねばならないのだ。例えば、統合失調症の緊張型を診断する際には、二三の統合失調症の基本的診断基準を考慮した上で、五つの付加基準が満たされていなければならない。

ＤＳＭ－Ⅲをつくるにあたって多くの論争が繰り広げられたが、最も象徴的な論争は、一つの言葉、神経症（neurosis）の削除をめぐるものであろう。神経症、それは心的葛藤から生じると推定される障害であるが、長い間、精神分析の大黒柱であった。ＤＳＭ－Ⅲの実行委員会は、マニュアルからその言葉を放逐する提案をした。なぜならその語は障害の原因を強く含意するからであり、新しいマニュアルは「無・論理的」かつ「記述的」に指向されていたからである。精神力動的考えを持つ多くの精神科医は、この精神科言語の革命的提案を警戒し、精神分析を専門とする協会は強く反対した。一九七六年からＤＳＭ－Ⅲが出版された一九八〇年まで、実行委員会と精神分析家の間には激しい対立が燃え上がった。競合する学派は、神経症という単語の採否をめぐって、戦闘を繰り広げた。戦闘はカンファレンスで、委員会の会合で、精神科のニュースレターで、私的通信で行われた。提案と反対提案がなされ、合意は潰され、妥協が生まれ、またそれは廃棄された。強硬派は脅しを用い、穏健派は妥協に走った。時間がたつにつれ、戦闘はエスカレートし、やがて制御不能となり、アメリカの精神医学が大混乱に陥る恐れも出てきた。五年間にわたって準備されてきたＤＳＭ－Ⅲの最終的な登場が、妨害される恐れも生じた。結局、ばか騒ぎも収まり、ＤＳＭ－Ⅲは是認された。論争の的になった単語、神経症は、いくつかの場所にカッコ付きで用いられるという象徴的な存在となった。ＡＰＡの理事会はＤＳＭ－Ⅲを是認した。なぜなら新マニュアルの影に、多くの「官僚的なうごめき」が生じていたからである。六年の準備、かなりの財政出費、多くのＡＰＡの機関誌と大衆新聞紙上でのプロモーションを経て、新しい製品を拒否することは困難になっていたのである。

ＤＳＭ－Ⅲは五〇〇ページにも肥大し、値段も旧版の一〇倍以上になった。何もかも巨大で、おまけに作成に参加した人のリストまでついている。序には「警告」という項目があり、次のように書かれている。「非臨床的な目的でこのマニュアルを使用する場合、例えば法的責任や法的無能力の決定、あるいは保険請求や支払いの決定などの場合には、その施設にふさわしいコンテキストで、その折々に批判的に検討されなければならない」。開発者たちは、使用者の関心がここに集まることを知っていたのだ。

本文は、このマニュアルの使用法についての長大な解説と指図「本書の使用法」からはじまる。この部分は特に重要である。なぜならこのマニュアルの特徴が、ほとんどの精神保健の専門家にとって新しいものだからである。まず最大の特徴として「多軸システム」の採用がある。一つの用語や文章を診断名にあてるのではなく、「軸（axes）」と名づけられた五つの次元によって人間の行動を評価するのである。第１軸は「臨床疾患」で、いわゆる精神科の病名を記述する。第２軸には「パーソナリティ障害」と「精神遅滞」が、第３軸には、患者の精神障害に関連する身体医学的状態が記載される。第4軸と第5軸にはどちらも八段階の評価スケールが採用されている。第4軸には精神的なストレスが、第5軸にはこれまで患者が適応的に機能した最高のレベルを記載するように求められている（このような数字による評価は、DSM-IIIがもたらした科学性を高めているかのようにも見えるが、一方で「公式診断には必要がない」とも書かれている）。

本文の大半は、二六五にものぼる専門的な障害の記述に充てられている。初めて出現したもの（例えば心的外傷後ストレス障害。第4章参照）も多いが、削除されたものも多い。例えば、神経衰弱はポピュラーな診断名だったが、DSM-IIIからは削除された。かつて無視される傾向にあった子どもどもの精神障害は、大きく拡張された。各障害を説明する文章は、DSM-IIでは一段落程度だったが、はるかに長いものとなった。変更の目玉は、診断を決定するのに満たさねばならない診断基準のリストである。診断をする場合、臨床家は、診断基準にリストされた症状を、患者に見いださねばならない。もしある数の症状が患者に見いだされたら、そのときだけその診断があてはまるのである。各障害の基本的および付随的特徴のリストに加えて、発症年齢、経過、損傷、合併症、傾向となる要因、頻度、性比、家族発現パターン等の情報が記載されている。これだけ揃えれば、いやでも科学的かつ医学的に響く。

最後の付録には、実地テストによる信頼性の報告がある。この一四ページの報告は、二ページの記述と、三つの図、それに八ページ半にわたる六〇〇名以上のトライアル参加者の名前と身分と所属施設のリストから成り立っている。

DSM−Ⅲ−Rづくり

DSM−Ⅲは一九八〇年の二月に出版され、売れゆきの点でも使用の点でも大成功をおさめた。誰もが最大級の賛辞を惜しまなかった。だが驚くべきことに、膨大な時間と努力、熱狂的歓迎があったにもかかわらず、ほとんど直ちに改訂の作業がはじめられた。一九八三年の五月、DSM−Ⅲがやっと三歳になったばかりの時、一九九〇年のDSM−Ⅳの誕生を期して、APAは公式改訂を始めた。その作業グループは八人の精神科医からなり、座長には再びスピッツァーが就任した。前回と同様、二三〇人以上のコンサルタントを擁した二五の補助委員会が設けられた。二つの改訂草稿がつくられ、一九八五年一〇月と一九八六年八月に公開された。改訂版（つまりDSM−Ⅲ−R）は一九八七年五月に発行された。それは大きさも性格も構造も、DSM−Ⅲの紛れもない弟分だった。

この素早い改訂の理由は、DSM−Ⅱの場合とは全く異なるものであった。迅速な改訂のために、マニュアルは動く標的となり、批判がしにくくなったのである。これは有利な戦略であった。マニュアルが最終的なものではなく、継続中の科学的プロセスの一段階として発表されたことによって、APAは批判をかわし、反対する人たちに将来の変化を期待させたのだった。だがこの戦略は、新しいシステムの構造を維持し守ることを望む人々には不利なものでもあった。勝利の酔いが醒めやらないうちに、実行委員会のメンバーは出陣しなければならなかった。

改訂には外部の人間を招くと言いながら、作業グループは論争をコントロールしようとした。小委員会のメンバーは推挙され、進言できる専門家は彼らにかかわりのある人に限られた。小さな変更の手順すら、厳密にコントロールされていた。作業グループは、興味を持った専門家のために、技術的部分にだけは小窓を開けたが、家全体を厳重な管理下に置いたのである。

実際には、より多くの変更が進行中だったが、これらは報道されなかった。最終的に、DSM－Ⅲの基本となっている多軸システムの五軸のうち四軸に変更が加えられた。二〇〇の診断カテゴリーの半分以上が変更され、新たに三〇以上の診断が加えられた。こうした変更のほとんどが何の論争もなく行われた。唯一、フェミニストの精神療法家たちが、新しく加えられた三つの障害に反対しただけだった（第5章参照）。

古いシステムをいじくることによって、開発者たちは改訂版に対する新たな実地試験や信頼性の試験を回避した。実際、新しい信頼性の試験は行われず、DSM－Ⅲにつけられていた信頼性についての付録は削除された。

DSM－Ⅳづくり

DSM－Ⅲ－Rの出版のわずか四ヵ月後、まだ誰もこの新版に慣れていないうちに、APAの「精神科診断と評価についての委員会」が召集され、DSM－Ⅳ刊行のスケジュールが検討された。一九八八年五月、APAの理事会はDSM－Ⅳの実行委員会の結成をアナウンスした。そして、アレン・フランシスが委員長に就任することになった。臨床家がDSM－Ⅲ－Rを評価するいとまはなく、何の研究も始まらないうちに、新版のデザインがはじまったのである。アメリカの自動車産業が長く培ってきた計画的「陳旧化作戦」が、APAによって採用されたわけである。新版は旧版を使用不能にし、臨床家たちを最新版の購入のために書店に走らせる。

新マニュアルの開発手順は、ほぼDSM−Ⅲのやり方を踏襲していた。監修のために、専門家による実行委員会（ほとんどが精神科医）がAPAによって組織された。一三の専門別の作業グループがつくられた。こうしたアドバイザーの委員会は、一〇〇〇人を越えるメンバー、アドバイザー、特殊な障害についての専門家であるコンサルタントで構成されていた。作業グループは、それぞれの領域で、注意深く診断を吟味するように命じられていた。彼らの答申は実行委員会によって検討され、マニュアルの草稿に収録され、さらにAPAの複雑きわまりない種々の階層の委員会によって検討され、すべてのプロセスに関与する理事会による最終的な承認を経て完結する。

フランシスはDSM−Ⅳを、対立や論争なくつくることを望んでいた。彼の頭には、診断の手続きや概念を変更させる革新的野心は全くなかった。その基本的なルールは、経験的に支持されない変化は何も受け入れないというものであった。つまりDSM−Ⅳは、DSM−Ⅲに最初に採用された根本的変化を、何の根拠もないまま承認したわけである。論争回避という公約にそった保守的路線によって、DSM−Ⅲの持っていたとてつもない拡張性が、それに対する実証的な基礎もないままに固定されて引き継がれてしまうという皮肉な結果が生じた。

しかしDSM−Ⅳ作成のプロセスは、APA会員にどのように提示されたかという点については、初期の改訂とは全く異なっていた。一つの違いは、新しい版の必要性をめぐる論争の最中に、それが開始されたことである。例えばツィンマーマンは、頻回なマニュアル改訂のために、それを改善するための科学的研究が妨害されていると述べた。各改訂版の診断の研究に用いるテストを開発し、実行するには時間がかかったので、結局、注意深い実地テストによる情報なしで改訂されることになってしまったのである。彼は、頻回な改訂によって、信頼性や妥当性が実際に改善するかどうか、研究者の研究能力が改善するかどうか、患者に提供される精神科看護の質が良くなるかどうか、疑問を投げかけた。そして改訂が、APAの台所事情で行われているのではないか、とただした。ケンデルもまた、APAが頻回に改訂を行う理由に、次々につくられる新版が創出する「巨大な利益」をあげた。

こうした批判にもかかわらず、DSM–IV実行委員会は「担当責任者らは専制的でも気まぐれでもない」と断言した。関与する委員会も専門家も膨大な数となり、決定をコントロールする機構の複雑さも巧妙を極めた。DSM–IV構築の方法論を議論するために、二つのカンファレンスが持たれた。利用できる経験的なデータのレビューとその統合のために、複雑なアウトラインが開発された。DSM–IV作成者たちは「なぜDSM–IVが必要であるか」、「旧版よりどれほど改善しているか」ということを、あらん限りの方法で言おうとしたのだ。改訂のプロセスは、きわめて厳格かつオープンだったが、単にアリバイをつくっているだけだという非難もあった。「結局のところこれは予備的出版の氾濫に過ぎないのではないか」という疑問に対する回答はなかった。

一九九四年五月、DSM–IVは出版された。DSM–IIIに一〇〇以上の変更が加えられて生まれた九〇〇ページの大作は、DSM–IIIの子孫らしく、同じ哲学、同じ構造、同じ問題を持っていた。全体は一六章からなり、障害が細かく記述されている上に、一〇篇の付録がつき、一〇〇〇人のコンサルタントのリストもつけられている。旧版と同様、最高水準の科学性を標榜するその書籍の出版は、主要な新聞で報じられた。この大部の分類大系を評価するにあたって、私たちは信頼性という基本的問題に戻ることにする。なぜなら信頼できない分類システムは、研究用であれ実用であれ、役に立たないからである。

ＤＳＭに信頼性はあるのか？

一〇〇編以上の研究論文が、各ＤＳＭの改訂責任者によりつくられた。いくつかは、一つの診断カテゴリーについての論文だったが、大半はマニュアル全体についての論文であり、後者の主なものは、一九八〇年に発表された。当時、ＤＳＭ–Ⅲは、以前の版よりも信頼性の高い分類システムであると宣伝されていた（信頼性とは、複数の臨床家が患者の診断に合意できる範囲を言う）。なぜＤＳＭ–Ⅲの開発者ら（彼らはもともと研究者だった）は、信頼性に強い関心を払ったのだろうか？　なぜ臨床家以上に、信頼性を重要な問題と見なしたのだろう？

もし精神障害が開発者たちだけの合意によってつくられた構築物なら、信頼性とはその合意のテストにすぎない。患者を診たときに、もし、臨床家や研究者が「誰が不安障害を、気分障害を、統合失調症を持っているか」に合意できないなら（あるいは精神障害かどうかについてすら合意できないなら）、このような構築物についての合意は疑わしい。仮に精神科医が、例えば「広場恐怖を伴うパニック障害」の一般的な意味に合意していたところで、その診断をどんな人に適用するか合意していないなら、信頼性に問題があることになる。だが信頼性の問題は、もっと大きな利害を生むのである。

DSMのこみ入った診断基準の目的は、診断についての合意を改善し強化することにあった。つまり開発者らは知っていたのだ。信頼性の乏しい分類システムは、研究者の役に立たないばかりか、科学界での、特に医学界での精神医学の立場を弱体化させてしまう。実際、もし信頼性が欠けていれば、DSMに結実した構築物（すなわち診断名）の実際の妥当性が疑われる。それはつまり、人々が抱える多くのトラブルの中から精神障害を識別するのに、DSMが使えないことを意味する。具体的に言えば、多くの人に誤った診断がつけられ、臨床家は診断のまわりで右往左往するだろう。ある種の困難を抱えてはいても精神の病気ではない人に精神の病のラベルが貼られ、実際に精神に障害のある人がそれを理解されないことになる。診断に基づいた保険システムは誤用され、特定の精神障害に用いられるべき薬物療法や精神療法が、適応のない患者に行われることになるだろう。NIMHが精神障害者の数を発表しても、その数字はあてにならないことになる。こうしたことを防ぐために、「DSMの信頼性が改善した」と発表することが、新しいマニュアルの販売促進キャンペーンに特に重要だったのである。

DSM－IIIの出版が決められた時には、開発者たちには特別な実地試験のデータがあったので、新版は（DSM－IIに比べ）「遥かに大きな」「素晴らしく良い」「かつてないほどの」「以前よりははるかに良い」信頼性が期待されるので、「元気づけられる」と臆面もなく言えた。一九八二年に出た論文では、彼らはさらにボルテージを上げ、DSMの信頼性を「信じられないくらい良い」などと言っている。

そうした主張をするにあたって、開発者たちはやや新しい統計的な指標（「カッパ」という合意を計測するための指標）を使い、データを大きな表にして発表した。この表は、専門家にも判読不能な複雑なもので、ＤＳＭ－Ⅱとの直接比較もなされていなかった。ほとんどの臨床家は、そうした数字の出所となった研究を批判できる立場になかった。というわけで、彼らは「信頼性があり科学的である」という開発者たちの主張を受け入れてしまった。

「信頼性が著しく改善した」という主張は、無批判に幅広く受け入れられた。学者たちにも、である。例えばアメリカ心理学会の前会長は「ＤＳＭ－Ⅲは以前のものとは違い、精神障害の分類において信頼できるシステムである」と述べた。傑出した精神科医のジェラルド・クラーマンはＤＳＭの信頼性を賞賛し、「信頼性の問題は解決した」とまで述べた。ＤＳＭの批判者でさえ、信頼性の著明な向上を素早く受け入れた。例えば、他の点ではＤＳＭに批判的なある心理学者は「ＤＳＭはずっと信頼性の問題を抱えていたが、（中略）診断的合意は前例のないレベルで解決した」と述べた。信頼性の改善が、いかに堅固な信念と化していたかわかる。

一九七〇年代初頭には、診断の信頼性の低さが注目されていたわけだから、信念体系の劇的な変化が起きたわけである。ＤＳＭの開発者らは、信頼性の著明な向上を、繰り返し、幅広く、明確に、さも重大なことのように主張した。私たちは前著で、この主張の根拠を検証した。ＤＳＭ－Ⅲの開発者らが提供したデータと、ＤＳＭ－Ⅲ以前の診断の信頼性について知りうることを比較したのである。[文献1] 各診断に、診断基準（ＤＳＭの新考案）がつけられたことで、実際に患者の診断の合意についての臨床家の能力が改善したのだろうか？

私たちが前著で詳細に明らかにしたように、信頼性の問題はたいして改善していない。事実、Ｄ

SM全体を普通の臨床場面の中で検討した研究で、一律に高い信頼性を示したものはない。ほとんどの報告は、DSMの実地試験そのものも含め、信頼性の向上を示唆していない。少なくとも問題の「解決」にはほど遠い。

最も新しい大規模な研究は、非常に示唆的である。なぜなら、それはDSMの改訂に参加した人々によって行われ、信頼性の向上のために開発された技術を使っていたからである[文献2]。研究はアメリカの六つの地点とドイツの一ヵ所で行われた。七ヵ所で熟練の精神保健の専門家が選ばれて、正確なDSM診断法についての特訓を受けた。彼らには、診断の信頼性向上のために二〇年かけて開発された援助がすべて与えられた。彼らは研究チーム（たぶん診断研究を行うことにおいて世界一熟達したチーム）によって訓練され、助言を受けた。こうして訓練された臨床家のペアが、六〇〇人近い患者（患者になりそうな人）を面接した。目的は、同じ患者を診た二人の精神科医がどのような診断で（もしあるならの話であるが）一致するか判定するためである。彼らはDSMを使って信頼できる診断ができたのだろうか？

この研究設定、つまり多大な援助や助言のある設定で、可能な限りもっとも高い診断の信頼性をつくろうというわけである。ところが、この念入りな研究の結果は、研究者らを落胆させるものとなった。カッパ値は一九五〇年代や六〇年代の統計値とあまり違わず、悪化しているものすらあった。この研究により、特殊な訓練や助言を受けた精神科医でさえ、DSMを用いて診断すると、しばしば不一致が生じることが明らかになった。合意の基準が、かなり甘い設定であったのにもかかわらずである。つまりこの研究では、診断の合意は「クラス」の合意でよいことになっていて、個々の診断名の一致は求められていなかったのである。すなわち、一人の面接者がスキゾイド・パーソナリティ障害の診断をつけ、もう一人が回避性パーソナリティ障害の診断をつけても、（お互いに相手の診断に不満であっても）この二人は完全な合意に達したと判断されたのだ。なぜなら「二人ともパーソナリティ障害を選んでいるから」というわけである。この甘い合意の定義をもってしても、DSMを使う際の信頼性は特によいとは言えなかった。特定の地域で同じ患者に対して複数の精神保健従事者が別々に行った面接でも、精神障害の有無についての一致率は非一致率とたいして違わないし、三〇〇以上あるDSMの障害のどれがあるかについても、一致率と非一致率は変わらない。

DSMの信頼性が問われだしてから二〇年、どの版のDSMも、ふつうの臨床家によって日常的に高い信頼性をもって使われているという大規模研究は一つもない。旧版より信頼性が向上しているという証拠はどこにもないのだ。DSMの信頼性革命は、現実ではなく、レトリックに過ぎない。DSMの擁護者は、すぐに「医学的診断は一般に高い信頼性を持たない」と指摘するだろう。そうした弁護に聞く耳を持たないわけではないが、とても安心できるものではない。

もし、診断の信頼性の低さが知れわたり、DSMに科学としての品質が伴わないことが認識されれば、それが診断の道具として使われていることに公衆は不信を感じるだろう。精神科医の診断は一致するという幻想は、統一的な職業的コンセンサスの存在までも幻想させる。実際には、専門的にも多くの混乱がある。そのような混乱のために、DSMは科学以外の領域からくるプレッシャーに弱いのである。もし、正しく訓練された注意深い治療者たちが診断で一致しないのなら、どうやって無能な診断者やインチキな診断者を見分ければよいのだろう？　どうやって特定の病気に対する投薬や治療を行えばよいのだろう？　もしＤＳＭ診断が不確かだとしたら、マネージド・ケア会社は、正しい治療がその精神障害に使われているか判断のしようがない。ＤＳＭの信頼性の低さは、精神科の権威層がうまく解決できなかった、そして今日では無視している慢性的な問題なのである。

［文献1］　Kirk, S. A., Kutchins, H.: *The Selling of DSM - The Rhetoric of Science in Psychiatry*. Aldinede Gruyter, New York, 1992.

［文献2］　Williams, J. B., et al.: The Structured Clinical Interview for DSM-III-R (SCID): II, Multi-Site Test-Retest reliability. *Archives of General Psychiatry* 49, 630-636, 1992.

［訳注1］　ＳＳＲＩ：アメリカや日本で広く使われている抗うつ剤のグループ。日本ではルボックス、パキシル等の名前で発売されている。うつ病だけではなく、強迫性障害や不安障害にも用いられる。βブロッカー：交感神経遮断剤。交感神経に働いて動悸や頻脈を抑える。日本ではインデラル、カルビスケン等の名で発売されている。

［訳注2］　例えば心理テストについての信頼性と妥当性は次のように定義される。信頼性とは、「ある属性を同一条件下でくりかえし測定した値がどのくらい安定しているか」を示す概念であり、妥当性とは、「測定したいと考えている心的属性を、そのテストがどの程度的確に測定しているか」を示す概念である。

［訳注3］　ここで邦訳版のＤＳＭ－Ⅳは、impairment を「不全」と訳出している。dysfunction を機能不全と訳出した関係上、本書では impairment を損傷と訳した。

［訳注4］　邦訳版のＤＳＭ－Ⅳでは、task force を編集実行委員会と訳しているが、煩雑なため本書では実行委員会と略した。

第3章

「同性愛という診断名」の浮沈

◎

「精神障害のつくり方」を学ぶには、同性愛という診断名がDSMから削除された経緯をたどり、その顚末を理解するのが早道である。マニュアルからこの診断名が削除されたことは、精神医学における性行動の扱い方が、全く変わったことを意味している。さらにその削除は、精神医学そのものに強い影響を与えた。診断システム全体を再構築するための青写真を提供したのである。同性愛をDSMから削除するために工夫された手順が、アメリカ精神医学会（APA）のマニュアル変更のシステムとなり、それがDSM－IIIをもたらした結果、現代精神科診断学に革命が起こったのだ。

　同性愛をめぐる論争は、流派の異なる精神療法家間の論争や、精神分析家と彼らに不満なゲイ・ユーザーのケンカにとどまらなかった。その診断を支持する精神科医も、反抗するゲイたちも、DSMからの同性愛の削除が、広い範囲に影響を及ぼすことを理解していた。それは性的に多様なライフ・スタイルを認める第一歩となった。アメリカ文化では当然とされてきた「異性愛」は、ジェンダーとライフ・スタイルの多元論に道を譲ることになった。もし同性愛を病気と考えるなら、同性間の結婚、家庭にいるパートナーの福利厚生、ゲイやレスビアンの市民権、軍隊における同性愛者の受け入れなどをめぐる論争は成立しない。問題の多くは未解決だが、もし同性愛が治療対象なら、これらの問題が真面目に検討されることもなかっただろう。

ＤＳＭからの同性愛の削除を理解するには、それを導いた状況とともに、その対立の後日談にも注意を払っておく必要がある。この章では、ＤＳＭの「公式診断としての同性愛」の地位の変化を検討し、その診断についての現時点での理解を評価した上で、将来の動向を予測する。

これから述べてゆく同性愛論争の記述は、非常に広範囲に及ぶ。このようなこまかい話になったのには、いくつかの理由がある。まずはじめに、他の論争とは異なり、この問題には公式記録が存在するからである。主だった陣営は、その主張を公表することを選んだ。これはあまり例のないことである。同性愛論争の記録を読めば、ＡＰＡ内にどのような動きがあり、「診断」がどのように生み出されるのかを正確に知ることができる。これは難解な学術的議論ではない。

第二に、論争の各時期に、精神科医が同性愛をどのように概念化していたかを知ることで、彼らが自分の仕事をどのように捉えていたか理解することができる。これらの概念は、精神科医がセックスとジェンダーという問題にどのように接近するかを理解する手がかりとなると同時に、彼らによる精神障害の概念を理解する手がかりともなる。同性愛が精神障害として分類されるかどうかは、精神科医が何を正常であると考え、何を精神障害と見なすかを如実に示すことにもなるのである。

第三に、同性愛をめぐる論争は、本書の主題の一つ、つまり「ある診断のＤＳＭへの採否の決定に、科学はさして重要ではない」ことを物語っている。二〇年に及んだ論争は、研究結果についての論争ではなく、信念や価値観についての論争だった。診断を公式化した専門家たちは、科学的見地から議論をしようとしたが、実験データの影響は取るにたらないものであった。この問題はしばしば、それぞれの側の利益を最大にするための政治的妥協という形で落ち着いた。

ＤＳＭと同性愛の診断

ＤＳＭが一九五二年、初めてＡＰＡから出版されたとき、フロイトの影響があったことは、疾患の分類方法や疾患の名前を見れば明らかだった。機能性（非器質性）精神障害は三つに大別されていた：精神病、神経症、パーソナリティ障害である。同性愛の診断名として使われていた「性的倒錯」は、パーソナリティ障害に含まれていた。

同性愛が独立した診断名となったのは、一九六八年のＤＳＭ－IIからである。ここでは、同性愛を性的倒錯の一つとしていた。全文は以下のとおりである。

３０２　性的倒錯

この診断項目は、性的な興味が主に異性以外の対象に向かうもの、通常性交に関係のない性的行為に向かうもの、すなわち死体愛、小児愛、サディズム、フェティシズムのように奇異な状況の下で行われる性交に向けられるものに用いられる。彼らの多くが、その行為を不快であると思っているが、それをノーマルな性行動で代用することは不可能である。この診断は、ノーマルな性的対象が得られない状況で行われる異常な性行為を指すものではない。

同性愛は、この解説の直後に列挙された一〇種類の性的倒錯の、一番最初にあげられていた。コード番号はついていたが、名前以外の記述はない。それは、窃視症のように穏やかなものから、劇的なサディズムまで、広範囲で雑多な行為を含む一〇種類の「性的倒錯」の一つに過ぎなかった。

ＡＰＡ内部の人間も外部の人間も、あまりＤＳＭ－IIを気に入っていなかった。第2章で述べたように、一九六〇年代、科学者や専門家、そして一般大衆の間には、精神医学の診断に対する不満が広まっていった。一方、ＤＳＭ－IIはほとんど用いられなかったので、さほど注目されなかった。診断は精神療法にはほとんど関係がなく、ただ保険の適応を決定するために（これが精神保健の専門家にとってＤＳＭが重要になった第一の理由であるが）、マニュアルを活用し始めるようになったばかりであった。

同性愛の診断削除の話の流れは、大きく四つに分けられる。①同性愛の概念の歴史的変化、②戦闘的なゲイ・ムーブメントの出現、③精神医学とその専門家集団（ＡＰＡ）の変化、④精神分析の分野での内乱、である。

同性愛の社会的構築

同性愛行為の弾圧の記録は、残忍で恐ろしく果てしない。最近、修正主義の歴史家が、非西洋文化圏では私たちが思っているより同性愛に寛容であったと論じたが、同性愛者に対して、世界中で残虐な行為が行われてきたことは否定できない。

同性愛を抑制するための社会制度は変化してきた。西洋文化、特に英語圏では、中世の終わりには、その制度は教会から切り離され、刑法に移行した。一九世紀には、その責任をめぐって新たな論争がはじまり、多くの「不道徳な」行為は、犯罪ではなく障害として取り扱われるようになった。つまり医学化（このプロセスはしばしばこのように呼ばれる）されたのである。社会の反応は刑罰から治療に移行した。刑罰に比べ、治療の方が賢明で科学的、人道的とされた。実際、医学的正義と法的正義の間の衝突はしばしば誇張されたが、刑罰と治療の区別は、よく言われるほどには明白でなかった。治療は、進歩的アプローチと喧伝されたが、それを受ける側にとっては、以前なされていた制裁よりも人道的で望ましいと思えなくなるのに、それほど時間はかからなかった。

一九世紀に端を発する同性愛の治療は、同性愛者たちにとって困難や痛みの源であった。次に掲げるのは、ゲイやレスビアンを対象とする治療的介入のリストの一部である。

外科的治療：去勢、パイプカット、生殖器の神経切断、ロボトミー、不妊手術、クリトリスの切除、子宮摘出

化学療法　：性刺激薬、性抑制薬、ホルモン注射（エストロゲン・テストステロン・妊娠雌馬の血清・乾燥甲状腺末・脳下垂体ゴナドトロピン）、薬によるショック（マトラゾール・ＬＳＤ）

心理療法　：禁欲、修正治療、精神分析、催眠療法、嫌悪療法（催眠・ショック・嘔吐・脱感作療法・被覆感作療法（患者は同性愛者の写真を想像して、それらの上に吐く））、集団精神療法、脱感作療法（ポルノ素材を使った）

他の治療法：冷水浴、電気ショック、「ホモ・アノニマス」（アルコール症におけるＡＡにならって）

ゲイ解放運動の出現

一九四七年、キンゼイは、人々が思うより同性愛者は多く、多数の「正常」男性たちが同性愛行為を行っていると報告した。この報告は、セックスやジェンダーについての多くの基本的な前提に疑問を投げかけたが、同性愛は逸脱と見なされつづけた。キンゼイ報告の直後に組織化され始めたゲイのグループは、同性愛が逸脱と見なされることに、ほとんど異議を唱えなかった。こうした初期のグループの関心は、主として同性愛行為に対する刑罰の軽減にあった。彼らの戦略は、ゲイとストレートの類似性を強調することであった。そして彼らの基本的な戦術は教育と漸進主義だった。五〇年代から六〇年代初頭の同性愛者の最も重要な組織、マッタージン・ソサエアティーは、同性愛がさらに許容されること、及びその合法化を主張した。[訳注1] 同性愛の原因についての彼らの態度は、「結論を出すには情報が不十分であり、より多くの研究が必要とされる」というものであった。それに対し、四〇年代と五〇年代の同性愛・愛好組織は非常に保守的であった。それらは、一般的な政治的風潮を反映して、しばしば忠実な反共産主義であった。より革新的な組織が、同性愛は逸脱であるという根本的仮定に異議を唱えたのは、六〇年代後半になってからであった。

ゲイの活動家は、抗議する前に、まずムーブメントを起こし、戦闘的にならなければならなかった。転機は一九六九年に訪れた。ストーンウォール暴動が起き、警察とゲイたちは、グリニッジビレッジの路上で何日間も戦った。[訳注2] ゲイ解放運動はこの暴動の余波で生まれたのである。

ゲイ解放戦線が出現してからも、活動家たちはDSMを攻撃しなかった。彼らの関心は、精神医学の他の部分、特に同性愛の精神療法（精神分析と行動療法）にあったのである。最初の抗議は、APAに対してではなくアメリカ医学会（AMA）に対して行われた。ストーンウォール暴動の前年の一九六八年に、反対者たちはAMAの全国大会でデモをし、精神分析家チャールズ・ソキャリデスによる講演に抗議した。彼らはAMAに、同性愛を精神の病気とは見なさない講演者を呼ぶこと、そして当時「同性愛愛好コミュニティ」と呼ばれていた団体の代表者を参加させることを要求した。また彼らは、研究が「価値観に左右されない方法」で行われるよう要求した。

五〇年代から六〇年代初頭の同性愛愛好グループと、ストーンウォール暴動を体験したゲイ解放運動グループの間には多くの相違があった。後者の対決的なポリシーは、自己についての認識の根本的な変化を反映していた。メンバーたちはホモから「ゲイ」になったのである。彼らは罪悪感を持つことをやめ、自分たちを独自のライフスタイルを持つ人間と考えるようになった。あるゲイの活動家がこう述べている。「六〇年代後期までに、われわれは同性愛の原因と性質を論じることに何の意味もないことがわかってきた。われわれは自分たちの権利を主張し……われわれのものであったものを要求し始めたのだ」。

ゲイたちは、幼少期の母親や父親との性にまつわる心理的関係と、彼らの運命には何の関係もないと強く主張した。彼らの新たな政治的・権利志向的アプローチには、因果関係についての議論は必要なかった。そして心理療法や他の治療の価値についての討論も、無意味とみなされた。最も急進的なグループでは、こうしたことを精神療法家と論じることすら不適切とみなされ、実際にそう

した人たちは、利敵行為と糾弾された。コンラッドとシュナイダーはこの転換を次のように要約している。[文献1]

「同性愛者」にまつわる古いスティグマを取り除かなければならなかった。新しい、もっと肯定的な定義が求められた。このような状況下で、同性愛者は次第に「ゲイ」となり、誇りを持って社会に出ていった。だが、「現実に同性愛者は存在し、同性愛と呼ばれる何かが実在する」という主張が、この変化の背後にあったことは、皮肉なことでもあった。なぜなら、それこそが伝統的に道徳的汚名を被ってきたものだからである。だがその汚名は徐々に晴らされていった。運動を組織したリーダーたちは、病因の問題を重視しなかった。彼らは、セクシュアリティ一般についての学問的議論がない以上、原因の探求には意味がないと主張する。原因を問うことは、個人の伝記レベルでは重要かもしれない。だが、同性愛を定義しなおすことによって、同性愛そのものに注意が向くようになった。それは「性的嗜好」、「アイデンティティ」、そして「ライフスタイル」になった。

もはや問題は、誘惑を克服し罪を避ける個人の道徳的な煩悶や、圧倒的な欲望を克服する心理的葛藤ではなくなった。エドムンド・ホワイトは次のように述べている。[文献2]

アメリカ人は、個人主義より、実はある種の共同体主義を信じている。合衆国では、多くの政治党派が出身民族からできているので、同性愛者たちは、人種グループや文化グループと同じように存在を提示してきた。たぶん、われわれの歴史は迫害された宗教集団が安息の地を求めてきた歴史なので、われわれは、普遍的抽象的存在としての個々の市民の権利よりも、グループの権利を守ることを望んでいるのだ。

精神医学と精神分析の内部事情

一九六〇年代後期から七〇年代前期にかけて、たいていの臨床精神科医は精神分析指向を持っていた。同性愛についても精神分析的解釈が精神医学界を支配していたが、論争が起きつつあった。当時、主流だった解釈は、同性愛を「冷たく拒否的な父親と過保護な母親に対する反応」とみるもので、この解釈はソキャリデスやアービング・ビーバーなどの分析家によるものであった。性心理発達理論においては「治ること」が含意されていた。精神分析は小児期の葛藤をあばき、これが同性愛者の願望を解決するとされた。これがオーソドックスな見方ではあったが、フロイトがこのように記述したわけではなく、後の精神科医、特に合衆国の精神科医による見解であった。

一般に受け入れられてきた同性愛の精神分析的解釈は、第二次世界大戦後すぐ、つまり、キンゼイ報告が出版されて新たに同性愛の反精神分析的見解が現れた頃から、攻撃されるようになった。キンゼイは、同性愛者は思ったよりもずっと多く、同性愛と異性愛の境界は明確に分けられるものではないと主張した。戦後は、より社会学的な解釈に関心が移った。例えば、イーブリン・フッカーは、成功した同性愛者を調査して、同性愛は精神の病気ではないと結論づけた。

精神分析の主流派の中にも、批判者がいた。例えば、後にＡＰＡの会長となったジュド・マーマーは、ビーバーとソキャリデスの解釈を排斥した。マーマーは四〇年代に開業したロサンゼルスの精神分析家であった。彼の患者の中には、職業の分野では成功していたが性的嗜好を変えたいと望んでいる映画俳優や作家たちがいた。当時をふりかえってマーマーは「私が診たゲイの男性たちは大部分、ゲイは悪いことで、異性愛者になるよう努力すべきだ、という共通の神話に囚われていた。私は、できればストレートになりたいという彼らの願いはもっともなことだと思った」と述べている。

マーマーは、他の精神分析家たちよりずっと控え目に、自分の治療成果を報告した。「われわれはみな、当時、精神分析が、しもやけから同性愛まで、すべてを治すことができると思っていた。しかし私はあまり成功していなかった。何人かはバイ・セクシャルとしてふるまうことが可能になったが、大部分はゲイのままだった」。彼は次第に、自分の仕事を、ゲイ患者の行動の修正から、彼らが自分の性的嗜好を受け入れ、同性愛者として経験する問題を処理することを援助する方向に変えていった。「私は悟った。私は、彼らがゲイであることを裁ける立場にはない。彼らが望む異性愛者になる手助けが、私にはできなかったからだ。だから私にできることは、『彼らが自分の性的嗜好を受け入れ、現実の中でよりよく生きていくことを援助することだ』と」。治療的アプローチが変化した結果、マーマーは、次第に自分の理論を再構築しはじめた。しかし一方で彼は、同性愛が性的倒錯であるとも思っていた。「初めてフッカー博士が『同性愛は病気ではない』と述べるのを聞いたとき」と彼は言った。「それでやっていけるとは思わなかった。それは一九五六年のことで、私は彼女に共感はしたが、まだ完全には納得できなかった。私はまだ、それが発達上の逸脱であると感じていた」。しかしマーマーの考えは変化し、一九六二年には、当時主流であった精神分析的見解に異議を唱えるために、「ホモセクシュアルの多様な起源」を発表した。

同性愛の起源と患者の治療に関する論争は、精神分析に対してしかけられた精神科医たちのより大きな戦いの一部分であった。ごく最近まで、精神分析は精神医学の基礎理論であった。第二次大戦後、合衆国ではフロイト派の治療が全盛であったが、不満が六〇年代後期に増大した。フロイト派の理論は脆弱であった。なぜなら精神分析的治療では効果に限界があることと、行動の精神力動的説明を証明する科学的データが不足していたためである。

七〇年代にDSMを手直ししていた研究志向の精神科医たちの主要な目的は、マニュアルから精神分析の影響を排除することだった。同性愛をめぐる戦いは、一斉攻撃の始まりを意味した。同性愛の精神力動についてのこうした論争は、他の精神分析の概念についての論争と同様、精神科医療の再編によって油を注がれた。精神分析に基礎をおいた個人診療中心の「職業」から、クレペリンの記述的アプローチに影響を受けた研究志向、大学優位の「学問」への変化があった。[訳注3]

同性愛の削除論争の中心にいた精神科医スピッツァーもまた、その経歴に職業意識の変化が反映されている。もともと精神分析家としてトレーニングを受けたスピッツァーは、診断学を専門とする大学教授になっていた。彼は、自分が同性愛者の治療について、ほとんど知らなかったことを認めている。彼は、同性愛者に対して特に同情的だったわけではない。彼の同性愛についての関心は、いかに精神の病を定義するかという問題を通しての関心なのであった。彼の考えは演繹的であった。つまり最初に精神の病を定義し、次に同性愛がその定義に合うかどうかを検討したのである。何度も試みを繰り返したが、結局スピッツァーは、精神の病について満足できる定義をつくることができなかった。しかし彼は、「精神分析の排除」に主眼を置いていたので、それに従って努力を続けた。精神障害の定義の模索と、精神分析に囚われない分類システムの創造は、ゲイの活動家の関心から全くかけはなれているように見える。だが、この二つの問題についての論争が、同性愛をDSMから削除する論争の中心ともなったのである。同性愛の削除は、「精神の病気の公式概念からの精神分析の排除」という、APA内部で闘わされた、より広い議論の文脈の中で理解されるべきである。

マニュアルからの同性愛の削除

一九七〇年から七三年までの四年間、精神科診断に対する抗議の場は、主としてAPAの年次総会であった。その抗議は「話を聞け」と要求するゲイの活動家たちの怒りの声から始まった。彼らは、敵とみなした発表者を非難し、進行を暴力的に中断させると脅迫した。精神分析家などによる同性愛の治療についてのセッションは、ゲイやその支援者による発表の場になった。翌年、このやり方は穏健なものにとって変わった。そこでは、専門家たち(何人かはゲイであった)が、精神医学界の反対者と討論をした。全面対決から討論への移行に伴い、参加者も変わり、問題は抽象的となり、討論も専門家によって行われるようになっていった。

この最初の対決の核となった外部グループは、表面的には、後の専門家グループよりも貢献度が低いように見える。しかし大きな変化を導いたのは、彼らの戦闘的な姿勢であったことを忘れてはならない。後に、活動が専門家グループによって独占されたとき、専門家内部では削除反対派よりもゲイに賛同する精神科医の方が影響力を持っていたのに、「診断としての同性愛」（つまり「自我違和的な同性愛」）は残されてしまったのである。書き留められるべきは、やはり外部からの影響力であった。一〇年後、専門家以外の外部グループに端を発した新たな抗議によって、「自我違和的な同性愛」の診断はその「痕跡」まで削除された。

さて、一九七〇年のAPA総会でデモ参加者は、ビーバーら精神科医らに立ち向かい、罵詈雑言を浴びせかけた。彼らは会議を乗っ取り、嫌悪治療の技法（同性を愛することを嫌悪させる技法）を非難した。一人のゲイがマイクをつかんで話を聞けと要求したとき、多くの精神科医は激怒し、警察に発砲を依頼した者もいた。この混乱の後、精神科医のケント・ロビンソンが、ゲイ組織のリーダーとの連絡役を引き受けた。彼は、破壊的衝突を妨ぐために、翌年のワシントン総会にゲイの発言者を参加させるようAPAを説得した。

ゲイの抗議者たちは、当初の目的、つまり自分たちの見解を示す公開討論の場を得ていたが、まだ満足していなかった。会議の中断を避ける努力がなされたが、結局、ワシントン総会も混乱にまきこまれた。これは自然発生的な街頭デモではなく、計画的な示威行動だった（デモ参加者は、建物の見取り図までチェックしていた）。ゲイたちはDSMからの同性愛の削除を要求をするために、APAの用語委員会への出席を望んだ。要求は報われなかったが、それは直接的に診断の問題を扱った最初の試みであった。抗議者の戦略は変わったのである。

一九七二年のダラス総会では、ゲイの活動家たちに反論する発表は全くなかった。彼らは、ワシントン総会で用いた強制阻止方式は採らず、展示区域にブースを確保し、それを次の年からも続けた。再度、ゲイの活動家たちが発言するセッションが準備された。三人の精神科医がパネリストとなり、その一人は、その後APA会長になったマーマーであった。しかし最も衝撃的だったのは、匿名の精神科医による発表だった。彼はクロゼットに入りフードを被って、自分はゲイであると宣言した。彼はAPAの二〇〇人以上が同性愛者であり、そのうちの若干名がゲイ精神科協会（APAの総会期間中にひそかに会合していた）のメンバーであることを明らかにした。

同性愛の診断を削除に導いた種々のできごとの中で、同性愛者の精神科医がいるという認識が、正式な科学的方法ではないけれども、最も説得力があったと思われる。多くの領域で、医者と患者の垣根を取り払う試みが、展開の重要な契機となっている。高名な精神科医の何人かが同性愛者であったので、同性愛を能力低下として、ゲイであることを機能不全として論ずることは難しくなった。ゲイの精神科医の存在（大部分まだ匿名であったが）は、翌年の総会では一層重要になり、対立のクライマックスを形成することになる。

一九七二年には、論争解決のお膳立となる出来事がいろいろあった。鍵となった出来事は、スピッツァーとゲイの活動家が偶然出逢ったことだった。一九七二年一〇月、一〇〇人以上のゲイのデモが、スピッツァーが出席していた行動療法の学会を混乱させた。彼らは治療的虐待に抗議をしていた。スピッツァーは、抗議者のリーダー、ロン・ゴールドと話をするために学会会場に残っていた。スピッツァーはその出会いを次のように書いている。「私の参加した行動療法学会は、ゲイ・リブ・グループに中断させられた。私は自分の話している相手が、まさしく怒っている若者であることに気がついた。当時私は、同性愛は障害であると確信していたので、私は彼にそう話した」。ゴールドも同じやりとりについて書いている。「『私は病気だと思っている』とスピッツァーが言った。私は『そう。じゃあ、あんたは誰を信じるんだい？』と尋ね、何人かの論者を挙げたが、彼はどれもまだ読んではいなかった。……けれども、彼はたまたまソキャリデスを知っていて、変わり者だと思っていた。『じゃあ、あなたは誰を信じてるの？　ビーバー？』『わからない』『読んだことある？』『いいや』」。この出会いの結果、スピッツァーは、同性愛者とAPAの用語委員会の間の会議を準備し、七三年五月のホノルル総会で同性愛についてのパネルディスカッションを予定することになった。

この偶然の出会いについては、いくつかの報告があるが、どこか胡散臭い話である。スピッツァーは、同性愛問題については全くの素人であった。にもかかわらず、出会いの結果として彼は重要な仲裁の役を担うことになったのだ。彼は、マニュアルの改訂の責任者というAPAの要職に誰がつくのか、次の年に決定されることを知っていた。なのに彼は、この大戦に参戦して、自分の将来を危険にさらすことを自ら進んで選んだわけである。結果として、彼が同性愛の削除に関与したことで、精神医学診断に革命を起こす難行には彼こそが適役であることが示されたのである。一九七二年から七四年の間に、彼は、精神分析学派やゲイの活動家たちのどちらにも屈服せず、APAを悩ませていた論争を解決した。後にDSM－Ⅲの作成中に論争が出現したとき、この実績がものを言い、疾病分類学の発展に必要なプロの策略家として、みな彼の意見に従ったのである。

用語委員会はゲイの活動家たちの意見を聞くことに同意した。スピッツァーはその決定について

「会ってみる以外にないじゃないか」と、またもやあやふやなことを言った。ほんとうは、他にもいろいろなやり方があったはずである。委員会は、同性愛の削除に反対していた精神分析家たちに相談しなかったばかりか、ゲイの指導者たちとの協議内容を早々と公表した。会議の翌日（一九七三年二月九日）、『ニューヨーク・タイムズ』紙は、「若干の変更が生じ、委員会はＡＰＡの総会に間に合うように決議案を準備するつもりである」という委員長の発言を伝えた。この締切期限は、委員会の熱意とは裏腹に、守られることはなかった。なぜならスピッツァーが、委員会に共同執筆を依頼された書類に、同性愛を診断から除去する勧告を組み入れることを拒否したからである。

一九七三年大会では、前年のような劇的な衝突は起きなかった。スピッツァーが約束したように、論争の両陣営の精神科医と、ゲイの発言者を含んだパネル・ディスカッションが行われた。抗議者たちの大騒動で大会参加者の何人かが航空運賃の払い戻しを要求してから三年がたち、雰囲気は劇的に変わっていた。一〇〇〇人の聴衆は、同性愛は病気ではないという議論に肯定的に反応した。議事録は、アメリカ精神医学誌に発表され、メディアは「同性愛が間もなくＤＳＭから削除される」という楽観的な予言をした。

一九七三年総会では、もう一つ意義深いできごとがあった。今までゲイの精神科医に、そうと知った上で一度も会ったことがなかったスピッツァーが、ゲイ精神医学協会の会合に招かれたのである。不快を感じたゲイもいたが、多くは今日の出来事の感想を率直に彼に語った。一人のゲイの精神科医はスピッツァーに「この会合で僕らの人生は変わった」と言った。この出会いで、スピッツァーは、多くの同性愛者（精神科医も含まれる）が高いレベルで役目を果たすことに納得した。スピッツァーは非常に強い「感情的衝撃」を受けたので、彼はすぐさまDSMから同性愛を削除する準備を始めた。

しかし実際には、スピッツァーの提案は、マニュアルから同性愛を完全に削除するものではなかった。彼は、同性愛だけでは診断の根拠にならないが、自分の性嗜好に悩むものには「性的志向性の障害」という新しい診断名をつけられると考えた。彼は、ゲイの活動家やその支持者であったマーマーの「同性愛は性行動の正常なバリアントである」という見解は受け入れなかった。彼は、ゲイを擁護する見解と、同性愛を病気とみなす見解の、中間をとった提言書を出した。

スピッツァーの理屈は回りくどいものだった。彼は、同性愛が病気かどうか判断するより前に、精神障害の定義が必要だと考えた。そして彼は、その定義を「主観的な苦悩あるいは社会的な機能に損傷を生じる行動」とした。自己の性的嗜好によって主観的に苦しまず、社会的にも高い機能も持つゲイに出逢ったので、「同性愛は精神の病とはみなされない」とスピッツァーは考えたのである。

他方、スピッツァーは、同性愛を正常とは呼びたくなかった。彼は、同性愛を通常ではない性行動であると決めつけた。「しかし、もし精神医学が『次善の』行動を精神障害に含めるところまで診断システムを広げたら、独身主義、宗教的な狂信、人種差別、菜食主義、女性蔑視のような現象までもが病気ということになってしまうだろう」。スピッツァーはユーモアのつもりだったのだろうが、どうやら彼は、人種差別や女性蔑視は普通のことと考えている白人男性を相手に説得しているらしい。「同性愛とアメリカ精神医学」という論文で、ベイヤーはスピッツァーの提案を賞賛し

ている。[文献3]

この提言書は、過去三年間、論争で身動きがとれなくなっていた人たちに、共通理解を提供している。同性愛の活動家たちにとっては、マニュアルから同性愛を削除することが認められたわけで、彼らは勝利を得た。精神分析家にとっては、「次善」の行動であるという自分たちの見解は無傷であり、ただ狭義の精神障害概念に入らないと述べられただけだった。会議の中断に悩まされていたAPAにとっては、新しい分類が窮余の一策となった。多くの精神科医は、精神科疾病分類学が、同性愛者から権利を剝奪する政府官僚の道具になっていることを危惧していた。提案された方向転換は、この悪しき官学協同に終止符が打たれることを約束した。すべてが政治的和解というより理論的改善の形をとることができたことは大変良かった。

しかし、論争の当事者たちは、スピッツァーの提案を手放しで受け入れたわけではない。用語委員会は、同性愛者の市民権の承認を求める付帯決議は採用したが、彼の提案した用語は拒否した。委員会の議長は、スピッツァーの提案に対する反応をみるために、APA会員のアンケート調査を提案した。だが研究開発評議会の委員長は、「選挙で用語を決めるなんてばかばかしい」とアンケートを拒否し、スピッツァーの提案は、用語委員会の賛成がないまま、評議会に上げられてしまった。ご存じの通り、APAは最終的に「選挙で用語を決める」はめになる。

スピッツァーの折衷案を拒絶したのは、用語委員会だけではなかった。スピッツァーの仲間でゲイのゴールドもその提案に反対した。「性的志向性の障害」が同性愛者のみに適用されるものであったからである。ゴールドは、APAに対し、マニュアルから同性愛をすっぱりと削除するよう促した。マーマーも、提案が同性愛を「性的発達のバリアント」としてではなく「通常からはずれた性行動」としている点で反対した。しかし研究開発評議会は、満場一致でスピッツァーの提案を採択した。彼らは、科学的問題を評価するために任命した委員会の勧告を無視すべきではないと考えたようである。だがその提案は、用語委員会によってなされたものではなく、スピッツァーによるものだった。

その提案は、次に地区大会で検討された。これは一般の臨床家を代表する集会である。提案は圧倒的賛同を得た。しかし大会は「通常からはずれた性行動」などの、軽蔑的なフレーズを削除するよう勧告した。

一九七三年一二月、さらにもう一つ参考文献委員会の賛成の後、その問題はとうとうAPAの理事会で検討されることになった。反対者から手短かに反対意見を聞いた後、理事会は満場一致でマニュアルから同性愛を削除し、それを「性的志向性の障害」の診断に置きかえる提案を採択した。しかし理事会は、地区大会の勧告に従い記述を修正した。「通常からはずれた」という部分は、「性行動の一形式」と変えられた。

国中の新聞が、用語変更の特集を組んだ。特集の多くは、それが妥協の産物であることには理解が及ばなかった。例えば、ワシントン・ポスト紙の見出しは「医師が同性愛者を異常でないと裁定」であった。新聞は「学会が同性愛を正常と宣言したわけではない」というAPA会長による注意深い談話を無視していた。スピッツァーも自分の立場を明確にしようとした。

このことは、同性愛は正常である、あるいは異性愛と同じぐらい望ましいと言うものではない。多くの人は、この決定を「われわれが同性愛を正常と言っている」と解釈するであろう。われわれはそうは言っていない。正常という用語も異常という用語も、精神科の用語ではない。

この発言によって一般人の思いこみが変わったわけではなかったが、ゲイたちは激怒した。起死回生を図る者もあった。ソキャリデスは決定をくつがえすため、一般投票を求め、嘆願書にAPA会員の二〇〇〇人分の署名を集めた。ソキャリデスとビーバーは、「科学がゲイによる政治的圧力に屈した」と不平を言ったが、皮肉にも今度は彼らが政治的手段を使って、決定の転覆を正当化していた。多くの人が、科学的問題を投票で解決するという方法を嘲笑したが、APAは投票を一九七四年四月に予定した。

こうした結果は、個人の経歴にも大きな影響を与えた。例えば、その決定後まもなく、ビーバーにかわってマーマーが、精神科の主な教科書で同性愛の章を執筆することになった。またゲイやレスビアンに共感的な見方をする専門家に、各方面からお呼びがかかるようになった。彼らは、法廷やメディアや専門誌で、同性愛についての意見を表明した。

スピッツァーも直接的な影響を受けた一人である。彼は、ちょうどDSM改訂のためにつくられた委員会の委員長に任命されたばかりだった。彼は、ゲイの活動家と一緒に、APAの次期正副会長にノミネートされている全候補者の署名が入った手紙を書いた。手紙は、ゲイのグループによって調達された資金を使ったが、そのことは表には出さずに、APAの全会員に送付された。スピッツァーは博打を打ったのである。彼は後にこう語っている。「他の立場の人たちが腹を立てていることはわかってたさ。正直、投票には不安だったよ。だけど、われわれは僅差で勝ったんだ。もし負けていたら、私は委員長になった直後に辞職を求められただろうね」。

この論争の成り行きを書く前に、論争の四つの局面を強調しておく。DSMの改訂をめぐる対立において、それが何度も繰り返されたからである。まず第一に、すべての陣営が「自分たちは科学的であるが反対者はそうではない」と主張した。そこまでは言わなくても「反対者によって提出された科学的証拠は妥当性を欠くので、割り引いて考えるべきである」というのもあった。実際には、論争に関与した精神科医のいずれも、まだ科学的研究として及第点をとれる研究をしていなかった。

第二に、スピッツァーの動きは戦略的だった。つまり、自分は権威的見解に立って動いており、彼を攻撃する者は弱小意見に従っているようにした。彼が用語委員会から支持されていなかったときでさえ、彼の提案は委員会の勧告と見なされていた。さらに、APAの投票の時、同性愛の削除に賛成している学会指導者層の署名をつけた手紙が配られたが、投票のやり方も戦略的だった。会員は「理事会の決定に賛成するのか反対するのかを投票するように」と求められた。こうして彼個人の意見は、同性愛の診断を削除したいリベラル派にも、現状を守り組織の伝統的権威を再構築したい保守派にも説得力のあるものとなった。

三つ目の重要な現象は、論争の後期に再現した。それはスピッツァーが手詰まりを解決しようとしており、彼の介入なしではAPAは身動きがとれないという感覚であった。実際には、マーマーのほうが人気があり、リーダーシップもとっていたのだが、スピッツァーは政治的環境を非常に手際よく操作したのだ（ただ、ソキャリデスら精神分析家たちは、決定にいたるプロセスが改革派の謀略によって歪められた、と考えていた）。

最後の点として、この論争は非常に象徴的なものであるのに、その結果が、精神科治療にいかほども影響を与えなかったということである。ゲイの患者の治療選択は、ふつう診断によるのではなく、その精神科医の理論的指向性に基づく。ソキャリデスの見解に固執する精神分析家たちは今まで通り、修正療法で同性愛者を矯正しようとするだろうし、ゲイの精神科医たちは彼らがジェンダーと性的嗜好を受け入れるのを援助しようとしている。

ローレンス・ハルトマンの次のインタビューを見てみよう。

ハルトマン：もし同性愛の患者に会うことになって、保険書類への書き込みが必要になったら、私はそれでも……同性愛という単語を使わないだろう。これは非常に人の名誉を傷つける言葉だと思う。

インタビュアー：最も使いやすい言葉は何でしょう？

ハルトマン：デプレッション（うつ病）は使いやすい、不安神経症も使いやすい。私はできるだけ簡潔に書く。私は、できるだけ事実と一致していて、どのようにも解釈可能な一般的カテゴリーを使っている。保険会社は、患者を傷つけることがないように、やわらかい診断名がつけられたのだな、と悟るわけだ。

同性愛のDSMからの削除は、治療の選択にはほとんど影響しなかった。しかし、ゲイの活動家たちは、診断に関するAPAの決定が象徴的な重要性を持つことを理解していた。彼らはスピッツアーに腹を立てていた。彼が「性的志向性の障害」という診断を導入しようとしたことと、同性愛を正常な性行動のバリエーションと認めることを拒絶したためである。だがそれでも、彼らは診断名の変更を知らせるAPAの記者会見を要求した。

精神分析家の反対者も、その決定を記念碑的なものと感じた。インタビューで、ソキャリデスはその決定の影響の包括的な評価をした。

ソキャリデス：この国のゲイ・コミュニティは混乱した子供たちの群れのようだ。彼らは自分たちがミステリアスな性衝動を持っていて、幸せではないことを知っていた。そのとき、お国の精神科医が言ったわけだ。「おい、君たちは問題ない。外に出てきて楽しむがいい」ってね。

インタビュアー：それで彼らはそうしたのですか？

ソキャリデス：そのとおり。

インタビュアー：そして次に起きたことは？

ソキャリデス：精神分析の援助を求めていたゲイとその家族は、それを選択肢と考えなくなってしまった。今や、彼らはAPAに招かれて、妄想の世界に入ってしまった。だがそれは始まりに過ぎなかった。APAの決定は、国中の政治家の判断に影響を与えた。彼らは国の半分で男色を合法化した。それはゲイ風俗の隆盛を導いた。そして、今世紀の最も恐ろしい伝染病、AIDSの大発生に火をつけた。

ハルトマンは診断の価値を小さく評価したが、ソキャリデスは削除の影響を誇張して語っている。

しかし、治療には影響しなかったが、精神医学が持っている象徴的価値と、西欧文化全体の脈絡の中では、その決定は意義のあるものであった。もし、同性愛がまだ病気とされていたら、保険会社は、ゲイの家庭内パートナーに保険の適用を拒否するし、軍は、ゲイを解任しようとするだろう。そして、ゲイの権利などの進歩が、現代文化の一部にはなっていなかっただろう。だがそれでも、現実には、ゲイやレスビアンを取りまく巨大な困難が今も存在するのだが。

再度の約束違反——「自我違和的な同性愛」とDSM−Ⅲ

一九七四年の投票の後、スピッツァーの計画は振り出しに戻った。彼は、DSM−Ⅱの精神障害の定義に不満であった。彼はDSM−Ⅲのために精神障害の新しい定義をつくり、それにあわせて同性愛の新しい診断名をつくろうとした。最初、彼はホモディスフィリア（Homodysphilia）という名を提案し、次にディスホモフィリア（Dyshomophilia）という名を提案した。そして最終的に、「自我違和的な同性愛」（Ego-dystonic Homosexuality: EDH）、つまり自分の同性愛的衝動に悩む人たちに対する診断がDSM−Ⅲに登場した。

EDHの採用の経緯を知ると、DSM−Ⅲの変更の全部が、政治的圧力や、新しい科学的な根拠に基づくものではないことがわかる。この診断は、ベトナム退役軍人の苦難の説明に使われたPTSDのような、新しい問題に対する反応ではなかった。新しい科学的発見や研究成果でもなかった（実のところ、DSM−Ⅲに載ってからDSM−Ⅲ−Rで削除されるまでの七年間、だれもEDHに関心を示さなかったぐらいである)。さらに、APA内外に組織されたグループからの政治的圧力に対する反応でもなかった。同性愛の診断名を維持しょうとした精神分析家から圧力がかかっていたわけでもなかった。変更の動機は、主としてスピッツァー自身のものだった。

なぜ、スピッツァーは同性愛論争を再開したのだろう? 彼にとっては、診断カテゴリーが、政治的動機ではなく、科学的動機に基づいて規定されるということを確立するのが重要であったのである。特に、一九七四年の同性愛論争を政治的に解決したようなやり方、つまり投票でその問題をおさめたようなやり方はまずいと思っていたのだ。同性愛をめぐる論争がDSM-IIIの準備期間中に再浮上したとき、それはスピッツァーがすでに確立していた決定構造の枠組みの中で、大部分、静かに処理された。実際、その後論争を公表したのはスピッツァーただ一人だった。表面上、EDHがマニュアルに載った過程は、DSM-IIIが政治的影響から自由であったことを物語る。それはスピッツァーのプロセスの支配力と、その論議が政治問題化することを阻止する彼の能力をも証明した。スピッツァーはそのプロセスをコントロールしていた。そして討論は科学的だった。ただし、それは彼が「科学」という言葉に与えた特別な意味の範囲内で、である。

その論争には二つの主要な局面がある。一つは一九七三年にAPAが同意した診断「性的志向性の障害」の名称の変更であった。二つ目は、DSM-IIIに載せるために「その障害に特徴的な記述」と「診断基準」をつくることであった。

一九七六年、スピッツァーは、同性愛に関する論争を再浮上させた。DSMの「性役割の障害」に関する節に、いくつかの診断を提案したのである。その中にホモディスフィリアもあった。それは、一九七四年の論争以来、同性愛を指してきた「性的志向性の障害」を、DSM-Ⅲで変更しようとするものであった。スピッツァーは、性的な障害に関する諮問委員会に改訂案を送った。

反応は即、返ってきた。精神科医で弁護士でもあったリチャード・グリーンは、性障害の節を改訂するプロセス、「性的志向性の障害」を改名して採用する提案の両方に反対した。彼はスピッツァーに、諮問委員会が初期には「人間のセクシュアリティの種々の局面を代弁することができる選り抜きの専門家」からなるメンバーによって構成されていたこと、そしてこの専門家がDSM-Ⅲ改訂の準備のために「勤勉に」働いたということを思い出させた。「あなたの施設からの代表者が特別委員会に入るようになってから、この道の専門家が軽んじられるようになってしまった」とグリーンはスピッツァーに言ったのだ。グリーンは、自分は性役割の障害について広範囲の論評を提出してきたが、スピッツァーがほぼ一年間、何の反応もよこさなかったと不満を述べた。「数日前ようやく下さったメモには、大規模な修正についての見解を求めるコメントが書いてありました。そのメモの中に、新しい用語『ホモディスフィリア』もありました。この変更についての、私や他の専門家の承認はなされていません。このように、あなたは説明もなく、われわれの見解を考慮することもしないで、造語と見なされかねない言葉を推薦する。そうやって特別委員会の記録に名を残している」。

これに対して、スピッツァーは「ホモディスフィリアを除いて、他の修正はすべて種々の委員会メンバーとの間で論じられていたし、変更についてのメモは委員会メンバー全員に送った」と答えた。彼は、ホモディスフィリアという用語について委員会と論議すべきだったことは認めたが、

「委員会もすでに古い用語の限界について話していた」と主張した。彼は、同性愛に目覚める苦悩を主張した上で、「委員会は、『性的志向性の障害』という用語に特異性が欠如していることに気がついた。それは、フェティシズムや小児愛にも適用できるからだ」と断言した。そして「多くの精神科医から『自分の同性愛傾向に苦悩する同性愛者をどう診断したらよいのか』と何度も尋ねられて困っている」とも述べた。「だからこそ『もっと雰囲気があり、だが同時にまじめに受けいれられる』ホモディスフィリアという用語をつくり出したのだ。この語は造語だが、『性的志向性の障害』以外の何ものでもないのだ」

グリーンと「ゲイ、レスビアン、バイセクシャル部会」のリーダーであるリチャード・ポラーは、スピッツァー提案に抗議した。グリーンは、その論争が、単に言葉だけのつまらない議論であるとは考えなかった。そして諮問委員会を投票にもってゆくことで、彼自身の手で事態を把握しておくことにした。彼は投票者となる委員にスピッツァー提案への賛否の依頼はしなかったが、そのかわり次の選択肢を検討するよう依頼した。

(1) 「性的志向性の障害」のカテゴリーを削除して、自分の状態に苦しんでいる同性愛者の診断として、「成人の生活における他のジェンダーの障害」か「他に分類されない性心理障害」という包括的カテゴリーのうちの一つを選ぶように、マニュアルのユーザーに指示する。

(2) 「性的志向性の障害」を完全に削除し、同性愛の患者が障害だと感じている苦悩を種類別に同定する。つまり、もし患者の一次的な精神の状態が抑うつであるなら、それを診断とする。そして、選択された診断には「自らの同性愛傾向に気づいて嫌悪を感じたために二次的に生じた」という注釈が加えられる。

(3) 総体的な性的倒錯のカテゴリーであるパラフィリアのカテゴリーの中に、「性的志向性の障害」あるいはディスホモフィリアを残しておく。

(4) 「性的志向性の障害」を残すが、それに二つのサブタイプを含める：同性愛、あるいは異性愛。

グリーンはその言葉づかいによって、「性的志向性の障害」と「ディスホモフィリア」の両方が明らかに不快で、排除に値する用語であるように匂わせた。出し抜かれてしまったスピッツァーは、グリーンの選択肢が現在の自分の考えを反映していないということを諮問委員会のメンバーに急いで伝えた。スピッツァーは彼らに、現在の自分の提案に賛成するのか反対するのかを表明するよう依頼した。彼の提案は「ディスホモフィリアを入れる」が、しかし「それをパラフィリアを掲げる節（つまり繰り返し、強烈で、性的に興奮させるファンタジーや性衝動、あるいは行動）から、性心理障害を記述している別の節に移す」ということであった。彼は自分の立場を、討論の一陣営ではなく妥協を探る調停者に位置づけた。「ディスホモフィリアの概念は、同性愛のうち病的状態と見なされるものとしては妥当な位置を占めている。われわれは現在、無知なのであるから、これが科学的に弁護できる見解であると私は信じる」。彼は委員会に政治的策略を拒絶するよう嘆願した。そして彼は、その論争を、マニュアルにディスホモフィリアを加える対立ではなく、その削除をめぐる対立だ、と定義しなおした。「もしわれわれがディスホモフィリアをＤＳＭ－Ⅲから削除したら、われわれは当然、政治的圧力に屈服したと非難されるだろう」。彼は委員に、臨床家としての責務を思い出させた。「ディスホモフィィリアの臨床的記述が、真に臨床的なものであり、現実にゲイのカウンセリング・サービスなど特異的な治療プログラムがこの状態に対して存在しているのだ」。最後にこうやんわりと脅して締めくくった。「もし諮問委員会のメンバーの大半が、この見解を支持しないようなら、この問題は用語委員会に持ち込まれるだろう」。裏の意味は「反対しても徒労だし、諮問委員会の権威を下げるだけだ」ということであった。

負けるはずがない政治的な策略のように思われた。だがスピッツァーは、彼が求めた権限を得ることができなかった。しかし彼は、すでに討論の骨組みをかえ、グリーンが求めた支援の阻止に成功していた。その後、彼はグリーンにこう告げた。「私は、諮問委員会の委員たちに連絡をとって、ディスホモフィィリア問題についての見解を集めてきました。これまでのところ、どちらかがはっきり優勢ということはなさそうです。きっとこの問題は特別委員会行きとなるでしょう」。

結局、スピッツァーの思惑通り、この問題は特別委員会で取り扱われることとなった。もし「性的障害に関する諮問委員会」とスピッツァーの意見が割れるようなら、特別委員会はスピッツァーの支配下にあったわけだから、諮問委員会は負けていただろう。スピッツァーは、特別委員会に諮る前に、諮問委員会に「問題となった障害に別の名前をつけることを考えるよう」依頼した。マーマーは、ディスホモフィィリアよりも「同性愛衝動に起因する苦悩」がよいと提案していた。マーマーは説く。「『ディスホモフィィリア』などという名誉を傷つける用語をつくり出すことは、われわれが達成しようとしていることすべてに反する。症候群を『同性愛衝動に起因する苦悩』と素直に呼んでも混乱は起きないし、軽蔑的な含みも持たない」、と。マーマーの提案は、同性愛という語を、論争となった診断名に再び導入する道を開いた。スピッツァーは諮問委員会に対し「マーマーの用語には反対だが『同性愛葛藤障害』という一人の委員の提案を支持する」と伝えた。スピッツァーは委員会のメンバーに、これらの三つの用語の中から選択するよう依頼した。

諮問委員会は、スピッツァーが最後に推薦した新しい名前に賛同した。次は特別委員会である。スピッツァーは特別委員会に、諮問委員会では完全なコンセンサスを得ることができなかったと伝えた。彼は「グリーンが諮問委員会の多数決の結果を受け入れず、その問題を特別委員会や、もし必要ならAPAの総会に持ち込もうとしている」と説明し、「この論争の解決には、手続きの問題に充分に注意を払うことが必要だ」と警告した。最後に彼は、対立の関係者によって提供された情報を同封し、特別委員会のメンバーに、次のオプションから最終決定せよと迫った。

(1) 諮問委員会の大多数の見解は維持される。すなわち、「同性愛葛藤障害」が「他の性心理障害」の直前に置かれる。この状態についての本文の中に……可能性のある変化形の提案を含むべきである。

(2) 諮問委員会の少数の見解は維持される。すなわち、この状態が「他の性心理障害」に記される例の一つになるべきである。

(3) 特別委員会はこの論争の関係者と会見するべきであり、その上でさらなる論議を行い、この問題を明確にするようにする。

(4) その他。

もうこのパターンはお馴染みだろう。スピッツァーは、巧みな言葉づかいで結果を左右したのだ。予想通り、彼の立場は大多数を代表するものと認知され、特別委員会はそれを支持した。現在の障害名を維持するか、他の（より軽蔑的でない）用語を採用するかという選択肢は、特別委員会に与えられた選択肢には含まれていなかったのである。

議論が一年に及んでも、まだ「自我違和的な同性愛（ＥＤＨ）」という最終的な別の名称は決まっていなかった。グリーンがこの用語に反対していた。「私は自我違和的な同性愛のロジックを受け入れることはできない。そもそも、私は『自我』がどこにあるかわからない。多くの精神科医、特に行動療法家は、私と同じように不思議に思うだろう」。自我の概念はフロイト派の心理学の中心概念であるが、これを使うことはＤＳＭ−Ⅲから精神分析の影響を排除しようとするスピッツァーの方向性と一致しなかった。分析家と壮絶なバトルを繰り広げていたのと同じ時期に、彼がこの用語を受け入れたことは皮肉である。

決定が行われるかもしれないのに、グリーンたちはそれ以上の戦いには踏み切らなかった。ＡＰＡの「ゲイ、レスビアン、バイセクシュアル部会」のメンバーは、以前からスピッツァーの手法に不満を表明し、戦闘的行動を起こすと脅していた。しかし今回彼らは、抗議行動を手控えた。ゲイの活動家がその問題を扱わなかったのは、国中に保守的なムードが高まり、同時に同性愛恐怖が再燃してきたことに彼らが気づいたからである。ＡＰＡ内部でも、同じ反動が起こっていた。「再び病気とみなされるのか？」と表題を付けられたタイム誌の記事は、多くの精神科医が同性愛の病理学について考え直しはじめていることを示すいくつかの調査の結果を報告した。

他方、「同性愛を精神的な障害とする診断分類と戦う」というAPAの公約はまだ存在した。この論争の時期、APAは、ゲイに共感的な公式見解をとっていた。一九七七年、APA会長のジャック・ワインバーグは、合衆国政府が同性愛者の帰化を拒絶したことに抗議した。ワインバーグは、DSMから同性愛を削除することによって、ゲイを除外している移住に関する法律を修正しようと主張した。

ゲイの活動家たちは、彼らの業績がAPA内で風化することを懸念して、特別委員会の決定と戦わないことに決めた。ゲイ・コミュニティとの連絡役を務めたDSM–III実行委員会のメンバーは、次のように述べている。

今の時期にこの問題を公にしてしまうことは、ゲイの権利運動にとっても精神医学にとっても破壊的なことだ。一般大衆は「精神医学は公式には同性愛それ自体は精神科の病気ではないと判断している」と見なしているのに、議論が続いていることを公開するリスクは大きいと私は思う。

スピッツァーに反対していた他の人たちも、これ以上の戦いは望まなかった。マーマーは、反対勢力の中で最も強力であったが、彼もいやいやながら従った。「私は草案の論議が合理的であると思う。私は同性愛をカテゴリーに入れることそのものを好まないが、個人的にはそれを受け入れるだろう」。

何が討論によって得られたか？　同性愛はマニュアルの中に戻っていた（しかし、それは一九八七年に密かに落とされた。そのときスピッツァーとフェミニストのグループの間には新しい診断をめぐるやっかいな論争が起こっており、ゲイの活動家たちは、同性愛の問題を蒸し返すぞと脅していた。ゲイの活動家たちは、APA内部の政治力を自分たちにとって有利に使うことを学んだのだ。しかし、一九七七年当時は事情が異なっていた)。スピッツァーは、同性愛診断をめぐる戦いで強力なエネルギーの持ち主とみなされたが、実際の所は日和見な事情通だった。しかしスピッツァー自身にとっては、データについての議論は全くなかったにもかかわらず、これは政治に対する科学の勝利であった。しかし、それは特殊な意味でのみ、政治的ではないのだ。なぜなら、その議論は「科学的問題」を決定する委員会の内部で争われたのであり、APAの支配層が恐れていた公の抗議の的になるようなものではなかったからである。

DSM-Ⅲに採用された「自我違和的な同性愛(EDH)」は、次のように始まる。

302・00　自我違和的な同性愛

この疾患の本質的な特徴は、異性に対する性的興奮を得たい増したいという欲求である。そのため、異性愛的関係が始められ保たれることができるが、個人がはっきり述べるところの明瞭な同性愛的な興奮の持続するパターンが、ずっと望まれず、持続する苦痛の源となりつづける。このカテゴリーは、自分の性的嗜好を変えることに持続的に関心を持っている同性愛者のためのものである。

この診断を確定するために、患者は次の基準を満たさなければならなかった。

A　その人は、異性愛の性的欲求が持続的に欠如しているか弱いと述べ、望ましい異性愛の関係を始めたり、あるいは持続するのに著しく困難となる。
B　個人的に明白な状態で、望まないそして持続する不安の源である同性愛の性的欲求の持続するパターンが存在する。

戦闘なし――DSM－Ⅲ－Rと同性愛の終焉

自我違和的な同性愛（EDH）は、一九八〇年の登場から八七年の削除まで、ほとんど注意を引かなかった。EDHが最終的に削除されたときですら、派手な歓待はなかった。APAによる公式の説明は、DSM－Ⅲ－Rの隠れた段落（訳者註：付録Dに存在するが邦訳では省略されている）にあった。

このカテゴリーはいくつかの理由のために削除された。同性愛それ自体を障害としているかのように思われるからである。合衆国では、同性愛者のほとんどすべては、最初、自分の嗜好が自我違和的な段階を通り抜ける。また、自我違和的な同性愛の診断は、臨床的にはほとんど使われず、その概念を用いた科学的な文献に、少数の論文があるのみであった。結局、バイセクシュアルの男性たちが異性愛になるのを援助する治療プログラムはこの診断を使わなかった。このDSM－Ⅲ－Rでは、「他に分類されない性的障害」の例が、DSM－Ⅲで自我違和的な同性愛のクライテリアに適合したであろう。

ベイヤーはさらに詳しくこの間の事情を書いているが、見当はずれではある。「驚くべきことに、最初の抗議は、APA内部の同性愛者組織からではなく、アメリカ心理学会の『レスビアンとゲイに関する委員会』の委員長アラン・K・メイロンから来たのである」。精神科ではないところからイニシアチブが来たことは「驚くべきこと」だろうか。ある診断を病気ではないとする改革の努力は、特に性やジェンダーに絡んだ問題の場合、たいてい精神医学界の外から来るのである。改革の動きは、それが権力争いと関係ない場合、専門家の中からは生じないのだ。

学会内組織の動きの鈍さについてベイヤーは「臆病だったため、そしてDSM－Ⅲの見直し過程で内部機能がうまく働かなかったため」と書いた。「（APAの）ゲイ、レスビアンとバイセクシュアル問題に関する委員会も、精神科同性愛者協会のいずれもが、『自我違和的な同性愛』問題を協議事項に上げることを強く求めなかった」。インサイダーが沈黙したのは、臆病だったからでも、DSMの見直し過程に無知だったからでもない。彼らは行動を起こした部外者よりも、見直し過程についてはよく知っていたし、専門的に関与することに臆病でもなかったのだ。彼らが最初、不活発だったのは、精神医学界の構造における彼らの立場を考えれば理解できる。

一九八五年の秋、メイロンは、スピッツァーとフェミニストの間の論争という機会を捉えた。フェミニストたちは、三つの診断（マゾヒスティック・パーソナリティ障害、倒錯的レイピズム、月経前不機嫌症）をDSM－Ⅲ－Rに採用しようとしていたスピッツァーの提案に反対していたのだ。提案を攻撃する広報には、「DSM－Ⅲが築いた精神医学診断への信頼が崩れるだろう」という脅し文句がのっていた。再び精神科医たちは、女性に対する鈍感さと、新しい診断の発明を急ぐあまり科学的手続きを無視したということで嘲笑されていた。APAが最も嫌ったのは、論争の拡大だった（特に問題が同性愛に絡むときは）。それは過去、学会が物笑いになった種だったからである。さらに、一般大衆は同性愛問題は解決ずみと信じていたので、新たな論争が公表されると混乱を招くと恐れられたのだ。本当は混乱していたのはAPAの方なのだが。

他方、同性愛に対する大衆の態度は、一九七〇年代初期ほどには寛大ではなくなっていた。エイズの流行が新しい反感の源であった。ゲイ・コミュニティに対する敵意が広がる一方で、世論に敏感なAPAが、なぜEDHを診断から削除してゲイに寛大な反応をしたのか、不思議かもしれない。問題は大衆がエイズや同性愛をどのように感じているかではなく、大衆が精神科の診断を信頼しているかどうかにあるのだと考えなくてはならない。EDHをめぐる論争が公表されれば、最終結果のいかんにかかわらず、APAは大きなダメージをうけることになったろう。

一九八〇年にEDHを採用に導いた同じ要因が、八七年にその削除をも導いた。八〇年にDSM－Ⅲが出版される前、ゲイの活動家たちはEDHと戦わないと決めた。なぜなら、彼らは自分たちが負けるかもしれないし、その活動が「同性愛はもはや精神障害ではない」という公の認識を損なうかもしれないと恐れたからである。八七年のDSM－Ⅲ－Rの出版に先だって、APAは、フェミニストたちとの戦いでさらに立場を悪化させることを避けるため、EDHを削除することに決定した。EDHが臨床家や研究者にとって、本質的な価値を持っていなかったこともそれを後押しした。

メイロンは、EDH採用のためにスピッツァーの主張を利用して反論したので、その攻撃はやった。

かいなものとなった。一九八一年、スピッツァーは、「疾患の概念は常に価値判断を伴う」と宣言し、ＥＤＨは正当化されうる妥協である、という彼の考えを再論した。この発言を利用してメイロンは「ＥＤＨは科学的発見ではなく、政治的決定である」と断言した。ベイヤーによれば「討論に際してＥＤＨの反対者たちは、スピッツァーらの価値概念に対抗し、精神医学における科学という言葉を守ることで、専門家としてのより高い地位の奪取につとめた」。

精神医学の外部の抗議者が抵抗を決めた途端、ゲイの精神科医が彼らに合流した。スピッツァーは戦い続け、初めのうちは彼が勝っていた。ゲイの抗議者に与えられた最初の主張の機会は、一九八五年一二月の会議であった。この会議の主な目的は、例の三つの診断に対するフェミニストの反対意見を再検討することであった。だから、ＥＤＨについての議論は一時間に満たなかった。委員会のメンバーは、ゲイの代表者に共感的にみえたが、実は彼らは初めからマニュアルにＥＤＨを残すことに決めていた。スピッツァーは、ＥＤＨについて自分の意見を通したが、フェミニストに反対されている三つの診断については委員会のメンバーの支持を得てはいなかった。委員会は、特別付録の中にそれら三つを入れることに決めた。特別委員会のメンバーは、賢明な妥協をしたと思ったのだろうが、大衆の反応は好意的とはいえなかった。その会議でのＡＰＡとフェミニストとの対決についての嘲笑的な記事が、主要な新聞に掲載された。フェミニストとゲイのグループの両方が、論争の火種となっている診断の削除を要求し続けた。

一二月の会議の後、スピッツァーはＥＤＨの削除を望んだ人たちにじきじきに手紙を書き、自分が彼らに反対したことを正当化しようとした。彼は、「なぜ自分の委員会がＥＤＨを全く再検討しようとしなかったか」を説明した。彼によればこうであった。「第一に、再検討には時間のかかる会議が必要だったでしょうし、実際、再検討は不必要だったのです。あなた方がとりあげた問題はすでに周知のことですから、かりに大規模な議論をしたとしても、諮問委員会のメンバーが見解を変える可能性は低いのです（委員会のメンバー九人のうち七人がＥＤＨの削除に強く反対しています）。二番目の理由は、ＡＰＡの実行委員会が企画している「精神障害の治療についての書籍」にＥＤＨの章を予定しており、ＤＳＭからその名が削除されると矛盾が生じる、というものであった。彼は「今回、抗議の件を見直すには遅すぎました。ＤＳＭの次の改訂の際に検討する方が満足できるものになるでしょう」と不満を述べた。最後に、スピッツァーは、ＥＤＨの概念が妥協の産物（つまり同性愛そのものを診断として残すことを望んだ人たちと、それが性行動のノーマルなバリアントにすぎないと理解されることを望んだあなた方抗議者自身との間の妥協）であったのだと、挑発的に述べた。

議論が重ねられるにつれ、ＥＤＨは矛盾が露呈し説得力がなくなっていった。一九七〇年代の同性愛をめぐる議論では、同性愛を病気とみなす精神分析家による議論は、しばしば薄っぺらな科学的根拠とビクトリア王朝時代のモラルに基づいていた。このような状況の下で、スピッツァーの中道路線は、それぞれの顔を立てる妥協のように思われていた。しかし、一九八七年になると、スピッツァーはもはや中道主義者ではなくなっていた。彼の主張は、科学的根拠を欠いた価値判断だと非難された。特別委員会の決定は多くのゲイの抗議者を落胆させていたが、スピッツァーのコメントを聞いてゲイの精神科医の抵抗のボルテージは上がった。ゲイとレスビアンの精神科医協会の元会長は、スピッツァーの手紙は「専門家として恥ずかしいもの」と断言した。ＥＤＨには科学的根拠がないという結論を支持するため、抗議者たちは、スピッツァーの他の発言もやり玉に挙げた。反対意見が増えてきたこともあって、APAはEDHを再検討するために特別なグループを召集した。会議の結果、APAはその診断の削除を決めた。ベイヤーによれば、スピッツァーは、他のメンバーの変化を悟って全面降伏した。この突然の逆転について、これ以上のことは語られてはいない。ベイヤーの結論はこうである。

幕が下りたとき、静寂だけが残っていたことが印象的だ。削除をはっきりと拒絶していた人たちも、結局、それほど本気ではなかったのだ。まるで、言葉——診断ラベル——をめぐる紛争は、究極的には彼らにとってたいしたことでないかのようだった。臨床現場という「非公式な」世界では、ラベルの重要性は二の次とみなされていたからである。精神分析関係者の実質上の沈黙も、その同じ要因を反映したものだったのかもしれない。

DSM-Ⅳにおける同性愛の取り扱い

同性愛の治療を求めてやってくる患者に診断名をつけたい精神科医はどうであろうか？　その問題は、かなりあいまいな方法で処理されている。DSM-Ⅳでは、遠回しに同性愛にふれている記述すら見つけることは難しい。しかし同性愛であることを望まない人たちのために、まだ一個診断が残っていた。

302・9 特定不能の性障害

このカテゴリーは、どの特定の性障害の基準も満たさず、性機能不全でもパラフィリア（性嗜好異常）でもない性的障害にコード番号をつけるために入れられている。例として……(3)自分の性的志向に対する持続的で著しい苦痛。

DSMからのEDHの削除によって、精神科医は、間接的方法はともかく表面上は、患者を同性愛者と呼ばないことに同意した。しかし、精神科医がまだ（少なくとも今のところDSMの助力はないのに）同性愛者の診断に深くかかわっていることは、驚くに値しない。目下、注目すべき二つの動向があり、それによって同性愛者に精神の病気のラベルが再び貼られることになるかもしれない。以前の論争の関係者の多くが、この動向の発端者にもなっている。同性愛の診断を維持しようとした精神分析学家と、削除に動いた精神科医の双方が、同性愛の原因を特定する努力に深くかかわっている。こうした努力により、必然的に同性愛はDSM診断として甦るかもしれない。

いま匿名なのは誰？――NARTH

ゲイとレスビアン問題をめぐる精神保健の組織を政治的に眺望すると、同性愛の削除の前後で、劇的な変化が起きていることがわかる。秘密組織であった「ゲイ・精神科医協会」は、公の組織、つまり「ゲイ・レスビアン・精神科医協会」とAPAの公式の「ゲイ・レスビアン・バイセクシュアルに関する委員会」となった。他の精神保健組織も、ゲイ、レスビアンの権利を制度化した。例えば、アメリカ心理学会には「レスビアンとゲイに関する委員会」ができた。これらのグループは、DSMからEDHを削除する最終的なキャンペーンで活躍した。ゲイの精神科医の影響力は、世界規模で大きくなっていった。

一九九六年、マドリッドで開かれた世界精神医学会（WPA）総会では、「ゲイを肯定する精神医学の展望」というシンポジウムが開催された。パネリストは「ゲイやレスビアン患者を治療しているゲイやレスビアンの精神科医」というユニークな状況にある人たちだった。ゲイのアジア人の問題、多くの国でのゲイの精神科医と患者に対する偏見、同性愛恐怖症と戦うAPAの役割などの話題があった。世界大会中の非公式集会も、かつてゲイの精神科医が、APAの年次総会で組織的に活動し始めた時のように、重要なものとなった。「この機会に同じ国から来たゲイの精神科医同士が初めて会ったということもあった。ホスト国スペインの精神科医もそうだった」と一人の主催者が論評した。

ゲイやレスビアンの精神科医や患者の影響の拡大は、いかにDSMからの同性愛削除の影響が広範囲に及んでいたかを示唆する。治療者たちはどんどんカミングアウトし、彼らのゲイのクライアントは、肯定的な治療アプローチから利益を得ている。ゲイやレスビアンに汚名を着せる手段として精神医学を用いることは、ますます難しくなった。

だが新しい発展が、この進歩を脅かしている。精神保健の領域で争う二つの学派が、同性愛の本質と原因についての討論を続けているのだ。一つは、生物学的・遺伝子的解釈を強調し、もう一方は精神分析的説明を提供している。精神分析学派は、「同性愛の研究と治療のための全国協会（NARTH）」と呼ばれる組織を設立している。会長はチャールズ・ソキャリデス。一九九二年に設立され、会議は国際精神分析協会の年次大会と日時をあわせて行われている。NARTHはサンフランシスコでの年次大会開催にあたって、参加者に次のような回状を出していた。

> NARTHの会議は、マリオット・ホテル・ダウンタウンで開催予定と案内されますが、実際には、会議はこの場所では開かれません。あらかじめ登録した出席者だけに、実際の場所がハイアット・ホテルであることが知らされます。予約なしでは入れません。主催者名は「全国研究治療協会」としてあります。プロのゲイの突撃隊員たちからの妨害を避けるには、用心に越したことはありません。

この手紙は、同性愛の精神分析的な、あるいは他の「修正的な」な治療の再生の動きが、秘密裏に行われていることを語っている。

この会議でのソキャリデスによる会長講演も、迫害と差別の話題に満ちていた。それは、彼が受賞記念講演のためにイギリスに行ったときの話だった。ゲイのデモ参加者が、会議を混乱させていた。そのため自分（ソキャリデス）は、会場に秩序が戻るまで四〇分間、錠がかかった部屋に隠れていなければならなかった。次の日、イベントがもう一つキャンセルされた。そこで彼を招待した主催者は、私的な祝宴をレストランで開いてくれた。こうした話のすべてが、戦歴を語ることが楽しみである老兵によって、ユーモアたっぷりに語られたのだ。七、八〇人いた聴衆（そこには精神科医、他のセラピスト、宗教関係者がいた）は彼と一緒に笑っていた。発表は、同性愛を、共産主義やポルノ、少年愛、サディズムその他の邪悪な行いと関連づけていた。発表者の中には、ヒルートーマス対決のときに、エロトマニアについて共和党の上院議員を教育したジェフリー・サティノバーがいた（第1章参照）。この対決以来、彼はゲイに対する分析的治療を擁護する心理療法家の間では有名な存在だった。

NARTHが結成されて六年たつが、その間彼らは、同性愛者の修正治療に反対するゲイの擁護者たちと戦い続けてきた。NARTHは、APA、アメリカ精神分析協会、AMAと他の専門家組織によって検討されていた「同性愛の治療を非難する決議」に反対し、それに成功した。彼らは、「患者の権利」特に「治療を受ける権利」を楯にした。現在の政治的情勢のもとでは、NARTHは「学問上・職業上の迫害に関する委員会」を表に出して、時の権威と闘う孤高の権利擁護団体と映る。

診断の問題は、NARTHのメンバーの重要な関心事である。APAにおける一九七三年の争いは、彼らにとって重要な歴史的な出来事だった。それは頻繁に彼らの会報で言及されている。彼らは現在の診断の変化にも興味を持っている。彼らの会報の最新号の第一面は、「小児愛はいつも障害とは限らない？」という次のような記事に充てられていた。

DSM-Ⅳによれば、その人が単に子供にいたずらをするからといって、また子供にいたずらしたいと夢想するからといって、ペドフィリアであるとは言えない。その人が、自分がそうすることについて悪いと感じたり不安を感じるときのみに、また、彼が小児愛のために機能損傷を被っている場合にのみ、ペドフィリアであるとされる。もし彼が罪悪感や不安を感じていなくて、その他ではたいへん適応がよい場合、子供に対する性的虐待者は法律違反ではあっても、心理的に障害されているとはいえなくなっているのだ（*NARTH Bulletin*, 3, no. 1 (April, 1995)）。

この文章に続けて、リューベン・ファイン博士は「ここからわかる唯一の結論は、ＡＰＡは道徳的レベルも知的レベルも非常に劣化している、ということだ」と述べている。ＮＡＲＴＨは、同性愛と他の性的習慣（ペドフィリアやサドマゾヒズムのようなもの）との関連に関心を持っている。同性愛が、一般大衆にとっては不愉快な性的習慣と関係していると示すことで、ＮＡＲＴＨは同性愛の病理性を強調する。この戦略は、ゲイの活動家のかつてのやり方と正反対のものである。彼らは、性的な好みが違うだけで、普通の成功した生活を送っている同性愛者の例を全面に押し出していた。

ＮＡＲＴＨのメンバーはＤＳＭに関心を持ち続けたが、ＤＳＭ－Ⅳの改訂過程で、マニュアルに同性愛を再採用させるための意味のある努力はしなかった。しかし行動的で活気のある組織の存在は、診断の削除と同様、導入のさきがけとなる。この面からいうと、ＮＡＲＴＨは、同性愛の診断をめぐる戦いを再開しうる組織と見なされる。これは一九六〇年代から七〇年代初期、ゲイの支援グループが組織され、最初の戦いがはじまった状態に類似している。先述したように、戦闘的なゲイの抗議が運動の活発化に必要であった。現在の政治的な風潮の中では、ＮＡＲＴＨのような圧力団体の存在は、同性愛診断の復活の触媒となるかもしれない。

同性愛の生物学と同性愛の遺伝子

NARTHのような組織運動よりも、生物学的・遺伝学的研究のほうが、同性愛の再病気化の根拠となる可能性が高い。皮肉なことに、同性愛の遺伝的決定論の口火を切った精神科医には、削除運動のリーダーだった人たちが含まれている。リチャード・ピラーもその一人であり、早くから自分がゲイであることを公にしていた精神科医である。同性愛をDSMから削除する決議案（スピッツァーによる妥協提案が採択されて撤回されてしまったが）の起草者でもある。スピッツァーがEDHを持ちだしたときには、ピラーは反対派のリーダーだった。近年、ピラーは双生児研究を継続しており、同性愛の遺伝学に関する最近の論争で、最初の論拠となった研究報告の共同執筆者になっている。彼の仕事は、ゲイの神経解剖学者であるアントン・リーベイと国立癌研究所のディーン・ハマーによる業績と並んで、今もなお、同性愛の生物学の最も重要な研究の一つである。

これらの研究者によって提出された研究結果の妥当性をめぐって、激論が繰り広げられている。公表された限られたデータから引き出された結論の妥当性については、多くの疑問がある。さらに重大な方法論的問題もある。これらの報告は準備段階的なものだ。それらの結論を受け入れるには、他の人たちによる追試や、もっと多くの同性愛の生物学的・遺伝学的情報が必要である。遺伝学や他の生物学的要因が、性的志向や性同一性を決定するということについては、現時点では満足な説明はないというべきである。

科学的な問題が解決されるのはずっと先のことで、その前に論争の政治的影響が生じることになるだろう。実際、政治的問題は、同性愛の遺伝についての最初の発表の直後に表面化した。ここにその最も単純化された政治的な議論がある。もし同性愛が生物学的に決定されていて、遺伝的にプログラムされているならば、同性愛を咎めることはできなくなる。同性愛者の性的嗜好は選択できないのだから、人種、性別といったあらゆる生物学的に決定されたグループと同様、差別を受けるべきではない。それゆえ、ゲイは、雇用、居住、兵役などあらゆる面で、差別されない憲法上の権利を主張できる。

さらに「同性愛は遺伝子の異常の結果であり、それゆえゲイとレスビアンは『障害を持つアメリカ人のための法律（ADA）』で保護される」という極端な議論もある。しかし、この解釈は疑問を招く。では、同性愛者が罹っている「障害」とは何だろう？　DSMには、現在一つもない。この見解に立てば、同性愛は医学的に診断されねばならなくなる。

同性愛が遺伝子の異常の結果であるという仮説は、支持を広げつつあるものの、ゲイ・コミュニティの中でさえ、広くは受け入れられていない。ただ満場一致とは言えないものの、遺伝仮説を支持する動きも広がりつつある。多くのゲイの男性にとって、性的嗜好があらかじめ決まっているという仮説は、自分の主観的な経験にフィットする。ゲイ専門誌の報告によると、「同性愛の生物学的原因は科学的に証明されてはいないが、ゲイやバイセクシュアル男性の一〇人のうち九人までが、自分は生まれながらにその性的志向性を持っていたと信じている」という。ゲイ男性の最早期の記憶は、「自分は他の人とは違うと感じた」というものであり、「自分は男性に魅力を感じ、決して女性には興味を持てなかった」。最近では、多くのレスビアンたちも、自分たちは幼少期から同性に魅力を感じていた、と主張している。

議論が錯綜してくるのは、次の段階である。つまり、同性愛が生物学的に決められているとなれば、ゲイへの反感は減るのかという問題である。生物学的決定論を最も支持した科学者でさえ、この点では意見が分かれている。ハマーは「同性愛は生まれつきであるという生物学的証拠があれば、宗教的な保守主義者の反感を減らすことができるとリーベイは主張している。なんという世間知らずだ」と切り捨てた。

生物学的証拠があれば、ゲイに反感を持つ人の考えが変わるという根拠はこれまでほとんどない。反対者の中には、ただ単に、遺伝学的説明を不自然だと拒絶するものもいる。仮に生物学的証拠が受け入れられても、ゲイを批判する人たちが「回れ右」をするとは限らない。生物学的決定論は、両刃の剣である。宗教的原理主義者が、この生物学的差異を「悪魔の印」とか「悔い改めないゲイを迫害する根拠」とみなす可能性は十分にある。

同性愛者の法律上の権利を確立するために、生物学的なデータを使用することは、もっと物議をかもすだろう。だが、ゲイのスポークスマンは怖じ気づかなかった。同性愛と遺伝子の関係についての報告が公表されるとすぐに、DSM論争のベテラン、リチャード・グリーンは、新聞に談話を発表した。「もし、性的志向性が生まれつきの脳の差異に起因すると立証できたら、法律上の保護が増えるであろう」。この研究をめぐって論争がおきたり、法的アプローチから不都合な影響が生じる懸念もあったが、ゲイの擁護者たちは、生物学的研究を使うことを躊躇しなかった。中で最も耳目を集めたのは、ローマー対エバンス判決である。これは、ゲイの権利に反対する法律改正案の違憲性についてコロラド州で争われた。グリーンは法廷の証言台に立った。コロラド法廷は、改正案は違憲との判決を下し、合衆国最高裁判所もその決定を支持した。この判決では、生物学的遺伝学的研究結果で決定されたものではなかったが、他の判決では、この問題が意識されてきつつある。一九九四年のある地方裁判所の判例では、同性愛は「不本意ながらもそうである状態」と表現された。

　政治的動機は科学的問題を曇らせつづけてきた。とりわけ人間の行動の生物学的・遺伝学的研究の分野では、「準備段階的な報告が決定的なものと受け止められ、ただちに政策決定に用いられる」ことは珍しくない。私たちは、アルコール依存症、統合失調症、躁うつ病の遺伝研究において、新しい知見が、次々に発表されたのを目撃してきた。だがそれらの多くは、後になって撤回されてしまった。繰り返し撤回されているにもかかわらず、「こうした精神障害には遺伝学的原因がある」とすでに立証されたかのような信念が大きくなっている。多くが撤回されているにもかかわらず、精神障害の遺伝性についての報告は、現在の同性愛の遺伝生物学的な論議の足場になっている。

　統合失調症、アルコール依存症、躁うつ病、そして同性愛についての生物学的議論には、多くの類似点がある。しかし、同性愛の遺伝学については重要な相違がある。他のケースの場合には、遺伝学的ルーツが推定される精神障害があるという仮定が存在する。しかし同性愛には、精神障害としての名前がない。私たちは、「同性愛は精神障害である」とか「DSM診断となるべきである」などと言っているのではない。それどころか私たちは、同性愛は精神障害ではないと信じている。

私たちが言いたいのは、古風な精神分析家の努力に加え、ゲイの精神科医たちが採用した生物学的・遺伝学的見解が、DSMに同性愛の診断を復活させる力となるかもしれないということである。

今後のDSMでは？

同性愛の遺伝をめぐる新たな論争から、同性愛は障害なのかという問いが再び生じることになる。必然的に疑問が生まれる。もし同性愛が障害なら、DSMに復活させるべきなのか？　DSMへの復活については、今のところ、APA内に支持者はほとんどいない。しかし、急変もありうる。[原注1] 再登場の可能性は、現時点では少ないが、風雲は急を告げている。例えば、同性結婚の合法化、軍内部での同性愛者への迫害の禁止など、ゲイから提示された多くの制度改革が逆戻りしつつあるのだ。

精神保健の専門家たちの態度は、意外と変わりやすい。[原注2] 本章で述べてきたことから考えれば、今後、同性愛の再登場を含む大転換が起こる可能性はきわめて高い。精神障害についての一貫した定義が欠如しているので、マニュアルの中に同性愛を出し入れすることはさほど難しいことではないからだ。診断採用の決定プロセスは煩雑化しているが、科学的なものとはなっていない。精神障害を認知して分類することは手の込んだプロセスであり、そのプロセスでは政治的判断、個人的利害関係、経済的圧力が主たる動因となっている。これが本章で明らかにしたことだ。DSMに同性愛を出し入れしてきた論争の間ずっと、科学的研究は脇役でしかなかった。今回も、遺伝研究の新しいデータに基づいてDSMに同性愛の診断が復活する可能性はある。だがたぶん、それは科学的研究結果の妥当性よりも、やはり政治的な配慮に基づいたものとなるに違いない。

[文献1] Conrad, P. and Schneider, J. W.: *Deviance and Medicalization - From Badness to Sickness*, 200. Mosby, St. Louis, 1980.
[文献2] White, E.: Gender Uncertainities. *New Yorker*, 17 July, 75, 1995.
[文献3] Bayer, R.: *Homosexuality and American Psychiatry - The Politics of Diagnosis*. Basic Books, New York, 1981.

[原注1] アメリカの精神科医の大半は同性愛を病気とみなさないことに合意しているが、他の国々でははるかに病的と見なされている。
[原注2] 例えば、一九八〇年代、アメリカの精神科医の多数は、フロイト派に支持を表明し力動精神医学的アプローチに賛同していた。一〇年も経たないうちに、彼らは生物学的精神医学への指向を強めた。この移行には、DSM-Ⅲの出現による部分も大きい。

[訳注1] マッターシン・ソサエアティー(Mattachine Society):ゲイの団体の先駆け。初期には本部はロスにあったが、一九五五年サンフランシスコに移り、全米初のゲイ専門誌「アドボケート The Advocate」を刊行した。
[訳注2] ストーンウォール暴動:一九六九年六月二七日、ニューヨークで起こった暴動。ゲイバーに対する警察の嫌がらせが続いていたが、連行されようとしたゲイたちの反抗によってはじまった。
[訳注3] エミール・クレペリン(Emil Kraepelin, 1856-1926):現代精神医学の基礎を確立したドイツの

精神医学者・心理学者。身体論的な立場から、精神病も他の身体病と同様に疾患単位をなすという「疾患単位説」を打ち出した。

第4章

DSMに持ちこまれた戦争

◎

一九七〇年代、ＤＳＭが抜本的な改革を進めるなか、多くの精神保健サービスのユーザーは、精神科診断に強い関心をよせていた。前章で述べたように、同性愛という不適切な診断カテゴリーを削除することで偏見を正そうとする人がいる一方、ＤＳＭを病苦を理解してもらうための手段とみなす人もいたのである。しかし部外者にとって、ＤＳＭへの障害の追加は、削除ほど容易なことではなかった。ＡＰＡは新しい診断をめぐる討論にいたって熱心で、実際、部外者から提案されたものも多かったが、多くは却下された。

にもかかわらず、ＡＰＡに新しい診断を採用するように働きかけ、それを勝ちとった部外者グループがいた。ベトナム帰還兵グループである。彼らは、新しい用語、外傷後ストレス障害（Post-traumatic Stress Disorder: PTSD）をＤＳＭに導入することに成功した。彼らの苦痛に満ちた体験はよく知られているが、ＰＴＳＤをＤＳＭ-Ⅲに加えるために行った政治運動についてはほとんど知られていない。社会学者ウィルバー・スコットは、彼らの活動を詳しく記述している[文献1]。

この運動は、帰還後も非人道的に扱われていたベトナム帰還兵によって進められた。彼らは社会保障の給付を求めていたのである。そのときまで、帰還兵の苦悩は、反戦活動家による帰還兵への批判のなせる業だと説明され、中傷されてきた。しかし帰還兵が詳細につづった記録から、次のようなことがわかってきた。彼らの精神的苦痛は、戦闘中に行った野蛮な行為や、それによる戦慄を政府が隠蔽したことに加え、政府関係者と退役軍人局の中枢部が彼らの苦痛に援助を怠っていたことに端を発していたのである。戦争を遂行する必要性を声高に主張した同じ役人たちが、戦争と精神障害との因果関係を研究するための予算を大幅に削減しようとしていた。反戦運動家の多くは、戦場での出来事に戦慄を覚えたベトナム帰還兵だった。彼らはベトナムでの外傷体験を公表し、それらを政府が否認したことを暴露した。こうした活動の一つに、DSM－ⅢにPTSDを採用させるという運動が含まれていたのである。

戦争の狂気

PTSDが公認に至るまでの苦闘を語る前に、兵士の心理的衝撃がこれまでの戦争でどのように解釈されてきたかを見ておこう。有史以来、兵士は身体の傷に帰することのできない重篤な障害を負ってきた。ヘロドトスは、紀元前四九〇年のマラトンの戦いで、隣にいた戦友が殺され、その直後に失明したアテネ人兵士について記録している。失明した兵士には「どこにも傷はなかった」と記載されている。戦時下での、身体的外傷のない失明、失聴、身体麻痺、そして死亡さえもが、何度も報告されている。一八世紀には、戦場で身体外傷がないのに突然死した人々について多大な関心がよせられた。当時は、砲弾による風が体の内部に見えない傷をつくり、これが死因となるという説があった。

兵士は身体的ではない障害も訴えた。恐怖感が高じ、部隊が戦意を失うこともしばしばだった。医師たちは、兵士の心理的問題の治療を委ねられることが多かったから、そうした状態に診断名をつけること自体は驚くにはあたらない。

一六七八年にスイス人医師が、急性の戦闘反応やＰＴＳＤでみられる一連の行動を同定し、診断名をつけたのが最初である。それは、「ノスタルジア」という用語で、抑うつ、絶え間のない望郷の念、睡眠の問題や不眠、虚弱、食欲不振、不安、動悸、昏迷、発熱などを特徴とする状態を定義するために用いられた。

似たような診断名が、他の国の医師によっても用いられた。ドイツでは、heimweh（郷愁）あるいはホームシックと呼ばれ、フランスではmaladie du pays（ホームシック）として記載され、スペインではestar roto（破滅状態）といわれた。

アメリカでは、常に精神科医が戦争における重要な役割を果たしていた（表４－１）。アメリカ精神医学の父といわれるベンジャミン・ラッシュ（その胸像は、ＡＰＡのあらゆる出版物に掲載されている）は、独立戦争では大陸軍の軍医総監だった。しかし、戦闘兵の心理学的障害に関して、きちんとした記録が残っているのは、南北戦争からである。新しい武器（改良型連発銃、ガットリング機関銃など）が登場した結果、戦術は変化し、兵士の心理的衝撃は一層強くなった。軍司令官と医師らが、心理的につぶれそうな新兵を探し出すシステムづくりに奔走しなければならないほど、事態は深刻だった。

南北戦争では、心理学的な原因を探して手を打つなどといった対策は講じられなかった。最初、

表4-1　合衆国陸軍兵士の戦争関連精神障害

戦争	精神障害
1．南北戦争	ノスタルジア
2．第一次世界大戦	砲弾ショック
3．第二次世界大戦	戦争神経症
4．朝鮮戦争	ブレイン・ウォッシング（洗脳）
5．ベトナム戦争	外傷後ストレス障害
6．湾岸戦争	湾岸戦争症候群*

*ベトナム戦争とは異なり、湾岸戦争について、その苦痛を精神障害とみなされることを活動家らは望んでいない。彼らは、湾岸戦争症候群は有毒な化学物質に曝された結果による生理的な状態であると主張してきた。

ハイアムら「戦争症候群とその評価」*Annals of Internal Medicine*, 125(5), 402, 1996. より収載

医師らは戦場で使いものにならなくなった兵士を除隊しただけだった。「彼らには何の助言もなく、ただ生まれ故郷の町名か州名だけを上着にピン留めされて汽車の中に押しこまれるか、置き去りにされて事故や飢えで死ぬまで荒野をさまよった〔文献2〕」。

こうした惨状に対する公的な施策として、一八六三年には精神障害者（insane）のための陸軍病院が開設されたが、在院者の診断名で最も多かったのは「ノスタルジア」だった。

医学的診断があったにもかかわらず、軍医らはその状態を詐病によるものと主張し続けた。戦争後、病院は閉鎖され、精神医学的な因果関係を究明する努力は中断してしまった。多くの帰還兵が郊外に開設された復員軍人保護救済施設にすがることになった。ある施設の管理者が、治療が必要な帰還兵が増加していったことへの困惑を報告している。というのも彼は、心理的失調は戦闘へのプレッシャーの結果であり、闘いを忌避したいという願いから生じたものだから、戦争さえ終われば、症状は

消えこそすれ増強することはない、と考えていたからである。

一九〇五年の日露戦争で、ロシア軍は初めて、兵士の心理学的な衰弱は、治療を要する正当な医学的状況であると主張した。彼らは、前線付近で精神的な傷を負ったものを治療し、戦線に送りかえすという方法をとった。このやり方は、近代的な軍隊による精神医学的介入の基本とみなされてきたが、成功率は二〇%にも届かなかった。この近接原理に基づいた先進的治療戦略は忘れさられてしまうのだが、これ以後、軍の精神科医によってその都度、甦ることになる。

第一次世界大戦では、砲撃が長びくと部隊は塹壕に駐留せざるをえなかった。自殺だけがそこから逃れられる途であり、負傷兵は茫然となった。かつての兵士らと同様、体にはっきりした傷のない兵士が身体症状を呈した。それは、麻痺、失明、失聴から筋の痙攣に至るまで多岐にわたった。これらの身体的、情緒的反応は「砲弾ショック」と名づけられた。(恐怖症を含む)情緒的反応、重篤な不安、抑うつ気分がしばしば認められた。

ドイツとオーストリア・ハンガリーの軍医らは当初、砲弾ショックは神経系の器質的な損傷の結果と考えていた。軍医では、この器質的損傷をどうすることもできなかったので、砲弾ショックにかかった兵士の多くが後方の病院に送られた。負傷兵らが戦意を喪失するとともに学説が変化した。同盟国の軍医らは、「意志の病」あるいは「義務から疾病に逃避しようとする無意識の試み」として症状を解釈しはじめた。「防衛神経症」と称されたこともあった。こうした心理的負傷兵は、年金を受給するため(「貪欲神経症」や「年金受給ヒステリー」ともよばれた)や、戦闘を回避するために症状をつくる詐病者である、という憶測が広まっていたことが、この診断名の根底にある。戦争中のある期間、同盟国の軍医に電気ショックを治療として用いたものがいたが、これは復帰後、さらに恐ろしい症状をつくり出しただけに終わった。彼らは従順性を強化することを目的に、隔離と持続浴をも用いた。「軍の精神科医は、ノイローゼになった兵士の意志を強化し戦線に復帰させること以外にも、年金支払いと戦後の補償金によるぞっとするような財政負担から国を守るという責務を負わされていた」とブルンナーは記している[文献3]。

ドイツ精神医学会は、自らの使命を「軍隊と父なる祖国に仕えること」と発表した。ウィーン精神医学会の会員らも、「個々の事例からではなく、（彼らが）密接に結びついた軍隊の利益から決定がなされなければならない」という声をあげた。フロイトでさえ、当初は自国の参戦に興奮していた。戦争が終わりに近づき、国に危険がせまって初めて、フロイトは悲観的となり、戦争は災難だと言うようになった。フロイトの後継者の多くが、比喩ではなく正真正銘のパルチザンだった。彼らは「戦争神経症」を治療すべく、軍隊の一員として参加していた。ドイツとオーストリア・ハンガリーの官吏までが一九一八年の第五回精神分析学会に出席し、金銭的援助を行った。彼らは、精神分析が精神的に傷を負った兵士の治療に役立つのではないかと思っていたのである。フロイトの後継者の多くが「精神分析に偉大な瞬間がおとずれた」と信じていた。

アメリカの精神科医も、部隊の修繕にかかわっていた。後にＡＰＡの会長となるトーマス・サーモンの指揮のもと、精神科医が軍の各部門に派遣された。目的は前線付近で「戦争神経症」をできるだけ早く治療することである。治療は数日間の休養と安静であり、それによって兵士が戦線に復帰できると期待された。アメリカの精神科医らは、六五％もの患者を職務に復帰させたのは大きな成果だと主張した。

どこの国でも役人は健忘症がお手のものだが、第二次世界大戦がはじまる前に、サーモン・ドクトリンはすっかり忘れさられていた。心理的問題への対処は、まず精神的に軍務に適さない新兵を精神科医に見分けさせることからはじまった。それにより一〇〇万人以上の徴兵者が不採用となったが、この細心のスクリーニングにもかかわらず、戦闘中に心理的障害を負った者の比率は依然として高かった。精神科医は、戦闘で心理的傷を負う可能性のある兵士を予測することはできなかったのである。原因の一つに、このスクリーニング・プログラムの一部に、(機密事項であったが)軍隊内の同性愛者を捜し出すというものがあったために、実際の戦闘適応能力とは無関係に、多くの新兵を不合格にしたことがあげられる。これら二つの要因、つまり新兵の多くを不合格にしたことと、前線で心理的負傷者が高率に出たことによって、危機的な人員不足が生じた。戦争の途中から、軍司令官らは部隊のレベルを維持できないことに気づき、精神医学的治療を再考することになった。

第二次大戦は、第一次大戦とは異なり、塹壕を使った待機戦はわずかで、多くは速攻戦だった。砲弾ショックに苦しむ部隊も報告されたが、新しい病気(あるいは古くからの問題に新しい名前をつけただけかもしれないが)「戦闘疲労」が軍司令官や精神科医の注目の的となった。一九四四年、陸軍は、兵士の消耗は戦場でのストレスに対する一時的な反応であるとするサーモン・ドクトリンを再び採用した。戦闘疲労は、睡眠と温かい食事で回復可能な一時的な状態であると考えられたのである。軍の精神科は、前線付近を移動する支援サービスであると認識され、精神科医が兵士を後方病院へ移送することは許されなかった。前線から遠く離れ、治療システムに浸りきってしまうほど士気が低下する、という理屈であった。当を得た理論のようであり、戦闘部隊の減少には歯止めがかかった。第二次大戦を描いた小説『キャッチ22』は、サーモン・ドクトリンに潜む思想を強烈に風刺している。戦闘から救われたいと願った人たちこそ正気であり、自分が狂っているなどと思わない人たちの方が疑わしかった。すなわち、戦闘疲労と呼ばれた戦争神経症は正常な状態であり、この状態で苦しんでなどいないと否定した人たちの方が異常だった。

数年後に朝鮮戦争が勃発するまで、第二次大戦での体験は忘れ去られていた（またもや健忘症が起きたわけだ）。戦争初期に、心理的負傷者は日本にある大きな施設に移送された。部隊の損失が非常に大きくなったために、精神科医はサーモン式プログラムを再び利用し、心理的困難のために戦闘から退く兵士の数は一旦減少した。

ベトナムでアメリカ軍の強化が始まると、サーモン・ドクトリンは確固たる地位を築きあげた。戦争開始時に公表された心理的負傷者の比率は一〇〇〇人に五人で、朝鮮戦争時の（しかもサーモン・ドクトリン採用後の）五分の一であった。この変化は、軍隊精神医学が改革されて診断と治療が刷新されたためと説明されたが、一方、軍隊の要求を満たすために診断基準が変えられただけだとも批判された。つまり戦闘による精神医学的問題のほとんどが、些細で一時的なものと見なされた結果、ただちに兵士らの病人役割を放棄させる必要があると考えられるようになったのだ。心理的負傷兵の数が補充数を上回る場合にはとくに、精神科医が兵士の苦痛を過小評価するよう、軍の政策者が仕向けたと言ってもよい。

第二次大戦の初期、経験豊かな精神科医は、戦闘疲労の諸症状は一時的なものではなく、ときには数ヵ月から数年にわたって持続すると報告していた。戦闘からずいぶん遅れて反応する兵士の報告もあった。こうした報告にもかかわらず、軍隊精神医学は症状が一過性であると強調し、戦闘の長期的な心理的影響を重視しなかった。

圧力をかけたかどうかはともかく、ベトナム戦争までは、軍隊精神医学の公の目的は、戦闘力の維持にあった。そして実際、たいていの心理的負傷は一時的ストレスによる戦闘疲労と診断されて、この目的は達成されていた。『ニューヨーク・タイムズ』は次のように報じている。「ベトナム戦争では戦闘疲労を患った兵士を早急に戦闘復帰させていた。医療が必要だったすべての兵士に対し、精神医学的治療を要した兵士は四人に一人であって、これは低率と考えられる」。この手法を支持した精神科医らは、ベトナム戦争以前から広く認められていた精神的外傷を扱う際の基本原則を無視していた。すなわち、外傷となる出来事の心理的衝撃が否認され、抑圧されている間は、その問題は心にとどまり続け、それはいつか形を変えて、予期せぬ形で再現するということである。愛する者との死別が、この問題の説明によく用いられる。遺された人に、愛する人の死を受け入れ悲嘆にくれる時間が許されなければ、後になって健康上の問題が生じ、奇妙な行動が生じてくる。ただちに通常の生活や就労を余儀なくされる人々は、後に心理的破綻を招来する危険性が高い。将来の障害を予防するのに、悲嘆のための時間が必要であることは、メンタルヘルス上の大切な原則である。

第二次大戦後、軍の精神科は診断と治療についてのこの原則を無視した。その結果、こうなった。「戦闘を目撃したベトナム帰還兵のＰＴＳＤの比率は一五～五〇％に及んだ。この比率には、兵士の体験した戦闘の強度と所属部隊の士気が関係していた」。

ＰＴＳＤの原因となった外傷には、残虐行為の目撃やそれへの参加、無惨に損壊された遺体を見たこと、危険な特殊命令の遂行なども含まれていた。最もＰＴＳＤに陥りやすかったのは、戦闘疲労の状態にあった人々だった。しかし軍の精神科医たちは、戦闘疲労を初期徴候とは見なさず、全く逆の方策を講じていた。つまり、訴えを過小評価して、できる限り早急に兵士を戦場へと復帰させたのである。

ベトナム帰還兵とＤＳＭをめぐる戦い

ベトナム戦争の最中の一九六八年に、ＤＳＭ－IIが出版された。戦闘疲労に対する診断名としてＤＳＭ－Ｉに採用されていた粗大ストレス反応（Gross Stress Reaction）は、ベトナム帰還兵の問題と折り合いをつけるために削除された。改訂版では、成人生活における適応反応と呼ばれる、より一般的な診断名にこのカテゴリーを包括させた。粗大ストレス反応という診断名は、戦闘疲労が一時的なものであるということを暗に示している。戦闘体験の心理学的衝撃について認識が乏しかったので、改訂においても、この診断は一層希釈されてしまった。この経緯について、ＤＳＭ－IIの開発者らが軍隊経験をしたことがなく、専門家集団が皆、第二次大戦の教訓を忘れてしまっていたという説明もある。またもや専門家の健忘症である。このため、ＤＳＭ－IIが出版されても、戦時体験による心的外傷やその影響を説明するために使われることはなかった。

ベトナム戦争後もこの種の否認が続いた。復員軍人局（The Veterans Administration: VA）は、管轄する病院の外来や病棟にあふれはじめた重篤な精神障害が、ベトナムでの体験の帰結であることを認めなかった。そのかわりに、患者は長期にわたる精神障害を患っており、その結果、戦争に関して妄想的な思考を引き起こしていると主張した。

政府は帰還兵の情緒的な生活への戦争の影響を否定していたが、帰還兵グループによる組織的な政治的圧力の結果、ようやく変化が生じた。治療を手に入れ、精神的な失調に対する補償を得る第一歩は、彼らが負った障害を同定し、呼び名を定め、DSMに収載させることだった。この過程の初期、帰還兵と、彼らを診察してきた精神保健の専門家のうち、彼らに協力しようとするものには共通の認識があった。それは、戦闘を目撃したことのある帰還兵らは妄想を語っているのではなく、苦悩を引き起こした現実の出来事を語っているだけだということである。

この問題を最初に認識した専門家に、復員軍人局のソーシャルワーカーをしていたサラ・ヘイリーがいる。一九六九年にボストン社会福祉学校を卒業して仕事を始めたちょうど初日に、ヘイリーは非常に混乱した帰還兵と面接した。彼はミーライ村で部隊のメンバーが大勢の女性と子どもを殺すのを目撃したと言った。彼は虐殺に参加したわけではなかったが、部隊のメンバーから、もし何が起きたかを口にしたらお前を殺すという脅迫を受けていた。ある兵士は口封じのためにいつか必ず殺してやると脅していた。

彼は、恐怖感を感じて眠れないので復員軍人局にやってきたのだった。彼は、証拠はないが、かつての同僚が自分を殺しに来ると訴えた。ヘイリーは彼の話を信じ、スタッフ会議で話し合うようアレンジした。その会議についての彼女の報告書がある。

情報を検討し、診断と治療計画をつくるためにスタッフが集められました。もうすでに、面接記録には統合失調症妄想型という診断が記載されていました。私は疑問を訴えました。スタッフの一人はその患者は妄想的であり、明らかに本格的な精神病の最中にあると言いました。彼の話を真剣に聞けばそんな徴候は一つもないことがわかる、と私は主張しました。部屋から出ると、私を笑い者にする声が聞こえました。今日は仕事の初日で、あなたは事の成り行きを何もわかってないだけだと言われました。……私はあきれました。専門家と呼ばれるこの人たちは、戦闘の現実を否認しているのです。この否認が臨床的判断を曇らせてしまっているのでしょう。彼らは現実を狂気と呼んでいたのです！

復員軍人局は、一般的な方針として、帰還兵の問題に戦争の衝撃が関与していることを否定していたが、ヘイリーは戦争体験の現実が分かっているスタッフもいることを発見した。

戦争神経症と記載している人も三、四人いました。彼らは、ベトナムで起きたことについて、その人たちと話しあうことが自分の仕事であり使命であると考えていたのです。

……ああ、この人も亡くしたのね。あの人も亡くしたのね。起きたこと自体も亡くしてしまったのね。今はどう思う？　ああ、わかります。自分を責めてしまいますよね。もし違う行動をとっていたら、こんなことにはならなかった。……そう、こんな恐ろしいことが起きたはずがない感じたとしても、不思議ではありません。みんな、こんな夢みたいな話、信じちゃくれない。……

多くの人は、これを精神病の産物と受けとって、抗精神病薬が必要と考えたり、……性格異常ととらえたりするのです。

ミーライ村での戦闘の生存者と出会ってすぐに、ヘイリーは反戦派ベトナム帰還兵地方部会と連絡をとり、共感的なスタッフについての情報を彼らに送り、その他のスタッフを避けるようにと注意を促しはじめた。

ヘイリーら革新的な復員軍人局のスタッフは、ベトナム帰還兵を支援する活動の中で孤立していたわけではなかった。帰還兵は協力的な精神科医に連絡をとり、中でもロバート・レイ・リフトンとハイム・シェイタンととりわけ密接に連携した。リフトンは広島の生存者と、朝鮮戦争におけるアメリカ人捕虜の中国での洗脳についての研究を行ってきた反戦活動家であった。シェイタンもまたベトナム戦争に反対しており、戦闘における精神障害に関する研修を受けた精神分析家だった。彼は、戦争関連の診断名がDSM–IIから削除されたことに強い関心をよせていた。二人はあるラップ（おしゃべり）・グループに招かれた。帰還兵らによって考案された実践的な自助グループである。リフトンとシェイタンはグループの指導者としてではなく、参加者として招待された。というのは、彼らにとって戦闘にかかわる心理的問題や帰還兵らを悩まし続ける体験は、馴染みのものになっていたからである。こうしたミーティングを通じて分かちあわれた知識と、リフトンとシェイタンがつくった連携は、DSM–IIIにPTSDを採用させる運動を推進する上で重要なものとなった。

シェイタンとリフトン、そして帰還兵らは、一九七一年のアメリカ矯正精神医学会（the American Orthopsychiatric Association: AOA）の総会のパネルの前に現れ、八〇〇人以上の出席者の前で意見を述べた。ＡＯＡ学会と学会誌は、帰還兵の問題を公にする牽引力となった。一九七二年の総会で、シェイタンはベトナム後症候群（Post-Vietnam Syndrome）という用語を帰還兵らの精神的苦痛を表す言葉として導入した。その後直ちに、彼はニューヨークタイムズの記事の中でも、この用語を使った。この記事は大きな関心を呼び、彼にも帰還兵グループにも支援の申し出が殺到することとなった。

リフトンもまた多忙になった。彼は『戦いより還る *Home From the War*』を著し、その中で戦争の凄惨さを論じ、ミーライ村虐殺からの生存者の話について詳しく述べた上で、アメリカ精神医学と軍との関係を「障害を負った兵士が帰還後、適応する上でもっとも大きな妨害物であり、罪深い同盟関係」であると批判した。

この期間中、リフトン、シェイタンと帰還兵らは、精神保健の専門家、牧師、大学教授やその他の多くの人々からなるネットワークをつくり上げた。一九七三年、その会議で全米帰還兵支援機関をつくることが決まった。この機関が財政支援を申し入れたとき、多くの基金はそれを拒否した。ネットワークのコーディネーターであったジャック・スミスは次のように記している。「どこの財団も『これは政府の問題だ。どうしてうちに来るのか』と言った。私たちは『政府が否定しているからこそ問題なのだ』と言い続けた」。より多くの経済的支援の必要を文書で明らかにするために、従軍の衝撃について、そしてそれに加えて、いまだ全く対応されていないベトナム帰還兵らの要求についての経験的な研究をこのネットワークは開始した。

まもなく、ネットワークの計画に影響を及ぼす別の出来事がおきた。APAがDSMの改訂を公表した後、同性愛を巡る論争が周知となり、他にもマニュアルの変更が可能ではないかという問い合わせがAPAに殺到したのである。外傷性戦争神経症を擁護する準備をしていた代理人が、粗大ストレス反応のような戦闘関連の診断名を復活させるつもりがあるかと問い合わせたところ、スピッツァーは「変更予定はない」と回答してきた。この情報はすぐさま帰還兵らに知れわたり、彼らは驚きの中で、政治活動の強化を決意した。というのも、利用者の主張こそが決定力を持つことが同性愛論争で証明されていたからである。

臨戦動員

帰還兵らには大きな二つの運動目標があった。ベトナム帰還兵らの精神的問題について大衆の関心をさらに集めることと、精神科医を教育することである。ニューヨーク・シティラジオの終日ラジオ・マラソンは、彼らが企画したイベント中でも大成功をおさめた。また、彼らは専門家の前で意見を発表する機会も増やしていった。

彼らは、APAの大会で定期的に意見を発表したが、シェイタンもリフトンも学会員ではなかった。その後、彼らはジョン・タルボットと連携した。彼はAPAの会長候補で、この組織でも購読者の多い精神科サービス誌の主任編集者だった。タルボットはベトナムで精神科医としての従軍経験を持ち、一九六九年にはすでにDSM–IIIに粗大ストレス反応を再掲載するべきだと主張していた。彼はまた、帰還兵らが戦闘後のストレス反応に苦しんでいることを復員軍人局が認知しようとしないことに気づいていた。

タルボットは、ニューヨークで開かれた一九七五年のAPAの総会で、シェイタン、リフトン、帰還兵らが意見を発表できるようにとりはからった。そこにサラ・ヘイリーが合流した。彼女は「患者が残虐行為を報告するとき」という論文を専門誌上に発表していた。またタルボットは、学会でこの集団がスピッツァーに面会がかなうようにした。だが彼は、スピッツァーに戦闘後ストレスを認めさせ、それを新しい診断として採用させるのは困難だろうと予想していた。会合時の状況をタルボットは以下のように評している。

スピッツァーはデータをとても重視する人だった。グループは立ち上がり「見てください、これは入れるべきで、これを外すべきです」と迫ったが、彼は「何のデータもないじゃないか！」と言ったのだ。……とはいえ、彼は最後になって話をひっくり返し、二つの手順を示した。一つ目はこの分野の専門家による作業グループをつくること、二つ目にはこのグループが採択した案を確実なものとするかどうかはAPAの政策手続きに任せること、であった。

戦闘後ストレスという診断名のために戦った人たちは、スピッツァーの仏頂面だけでなく、ヘルツァーとロビンスという難物にも直面することになった。二人はDSM－Ⅲの作定に強い影響力を持った精神科診断学の権威で、戦争による外傷体験に曝された兵士の精神障害を診断するのに新たなカテゴリーを設ける必要はないと確信していた。さらに、帰還兵らと精神医療に関わる協力者らとはちがい、この二人は自分たちのその地位を支えるだけの「確固たるデータ」を持っていた。一方、帰還兵らのグループは、帰還兵らが苦悩を語った逸話風の報告の急増を示すことしかできなかった。一九七五年、シェイタンらとの短い会見で、スピッツァーはヘルツァーとロビンスの知見を覆すようにと敢えて要求したのである。

実際にはスピッツァーは、彼の研究思想に賛同する権威者の見解と、急速に大衆の支持を集めはじめていた帰還兵グループからの度重なる要求の間で、当惑していたのである。問題は同性愛をめぐる論議と同じだった。彼はその経験をモデルにして帰還兵らの要求に対応した。彼の使命は、政治的対立を科学的論議に変換することと、帰還兵らが勝利を収められる方法で枠組みをつくることだった。もし失敗すれば、APAはまたもや馬鹿にされてしまう。

スピッツァーは、ベトナム帰還兵らが納得のできる科学的議論の場を設け、彼らに科学的論議に参加するように要請することからはじめた。帰還兵らは、ベトナム帰還兵調査部会（VVWG）という新しい団体をつくることで、その要請に応じた。調査部会は、戦闘後障害のマニュアルへの採用の根拠となる証拠を、計画的に集めはじめ、最終的に七〇〇人の帰還兵に関する情報を収集した。

数ヵ月後、調査部会はスピッツァーと経過報告会を持ち、見出した根拠のいくつかを提示した。とりわけ戦闘を体験した帰還兵と、強制収容所の生存者との体験の類似点をデータとして報告した。ホロコーストの研究者と接点を持ったことで、部会は帰還兵の問題を、破局的な外傷体験の生存者が体験するのと同様の心理学的な障害の一つの表現型であると考えはじめた。障害を明瞭に把握する一方で、ホロコーストの生存者について蓄積された研究も用い、部会のメンバーは科学的論拠を強化していった。フランスの社会学者ブルーノ・ラトゥールが開発した「どのような頻度で自然に障害が生じたときにそれが疾病と定義されるのか」を説明する分析手法を呈示してからは、多くのグループが興味を示し、理解者はさらに増えた。

スピッツァーはこうした新しい考えにまだ確信を持っていなかったが、政治的対立を科学的論議に変換するという第二のステップへと進んだ。彼は帰還兵のグループがまだその主張を証明しなければならないことを明瞭に示す一方で、新しい診断に決定権を持つDSM–III諮問委員会を招集した。この委員会で好意的な結論を得ることが、APA委員会の各種ヒエラルキーを通過して承認を得るための長い道のりの第一歩だった。新たに立ち上げられた「反応性障害委員会」は、DSM–III実行委員会の三人、ナンシー・アンドリアセン、リーマン・ウィン、スピッツァーに加え、シェイタン、リフトン、ジャック・スミスから構成されていた。ジャック・スミスはDSM–III実行委員会の諮問委員会のメンバーとしては唯一、学士の称号を持たない参加者となった。

「反応性障害委員会」では戦闘関連精神障害に対する特別な診断カテゴリーを設けることに反対する者はいなかった。こうした重要な決定をする委員会で、対立する意見の一方だけを聴くことは、同性愛論争でも行われたことである。同性愛を審議したAPAの重要な会議からは、反–同性愛論者である精神医学の権威者は締めだされていた。決定には完璧な評価が求められ、またスピッツァーは帰還兵グループに厳しかったが、実際には彼らに好意的な形式で進められたわけである。

反応性障害委員会の委員長、アンドリアセンはAPAに強い影響力を持ち、彼女が成功の鍵を握っていた。彼女は重症の火傷を負った被害者の精神医学的問題に関する調査を行ったことがあり、外傷後障害に通じていた。スピッツァーは彼女に帰還兵グループと緊密に協力して作業を進めるように指示し、彼らは彼女の支援を受けられるように戦略を練った。そして帰還兵らは彼女をアメリカ矯正精神医学会の戦闘障害についてのパネルディスカッションに招待したのである。

この学会に先だつ数ヵ月間に、調査部会は破滅的事件の犠牲者となった人々を対象にしている専門家とも連携するようになった。部会のメンバーが関連していると考える概念が拡大するにつれ、そうした分野の研究者からも支援を受けることができるようになった。たとえば、労災事故の生存者が戦争帰還兵と同様の外傷後ストレスに苦しんでいることを見出した。彼らは労働者の労災補償問題に関する研究者らとも連携をとった。

矯正精神医学会で、調査部会の参加者はラップ・グループから集めた症例の病歴報告を行った。サラ・ヘイリーは密かに集めたデータを発表した。そのデータはとりわけアンドリアセンの興味を惹いた。ヘイリーは参加の様子を以下のように記している。

私がしたことは、VAの仕事が終わってからも残って、誰にも知られないように、この一年間に面接した帰還兵らの記録すべてに目を通すことでした。私は彼らの診断名がどうなっているのかを見ました。私が目にしたものは、公認されているDSM-IIの診断名でした。しかし（一部ですが)、臨床のための診断名がカッコ書きでつけられていたのです。その診断名はたいてい「外傷性戦争神経症」でした。そして私はつぶやきました。「見て、ナンシー（アンドリアセン)。たしかに私たちはこの人たちに（DSM-IIに合うように）診断をつけなければならなかった。でも、臨床家が実際に行っているこことはどう？　第二次大戦や朝鮮戦争の帰還兵にみられたのとよく似た外傷性戦争神経症であることが分かっていて、それに基づいて治療を行っているわよ」と。それが実際に彼女をふり返らせることになったのです。

頑固な科学者であるアンドリアセンを納得させたのは、注意深く計画された科学的研究ではなく、実際の臨床経験における事実だった。アンドリアセンは、火傷患者のストレス反応を観察してきたが、それは帰還兵らが語ったことと類似していると言った。彼らの個人的体験を臨床的問題として分かち合えたことで、帰還兵のグループはアンドリアセンが協力者であることを確信できたのである。

ベトナム帰還兵調査部会は新しい診断カテゴリーである「破局的ストレス障害」（Catastrophic Stress Disorder: CSD）を洗練させ、一九七七年のＡＰＡ総会で発表した。そして外傷的出来事が「破局的ストレス障害」の唯一の、重要な原因であると提唱した。提案に反対する精神科医たちは、帰還兵らの症状はうつ病、統合失調症、アルコール症などといった現存の診断カテゴリーによって診断を下せると言い続けた。しかし、帰還兵らは今やＡＰＡ内部にも賛同者を得ており、診断名の決定過程と、多くの逸話的な証拠に近づくことができるようになっていた。

だが、彼らの提案は、ＤＳＭ－Ⅲのために確立された基本的なガイドラインを混乱させることになった。新しいマニュアルは、障害の記述にあたって病因にふれないことになっていたにもかかわらず、この診断名には特定の原因（破局的な外傷）が関連づけられているのだ。彼らの提案は、フロイト派の学説、とりわけ抑圧された外傷が神経症の症状を招くという学説に強く依拠していた。神経症という診断名は、包括的なカテゴリーとしてはＤＳＭ―IIIから排除されていた（最終的には、その言葉自体マニュアルから削除された）のに、「破局的ストレス障害」ではこれが理論的基礎となっていたわけである。さらに、帰還兵らの語る逸話的証拠は豊富にあったが、それらはスピッツァーらが改訂に不可欠だと考える種類の厳密な経験的データではなかった。この点、「破局的ストレス障害」は、ＤＳＭ―IIIの開発チームが公言してきたやり方に反していた。にもかかわらず、帰還兵らの要求は満足しうる科学的言語に翻訳され、開発者らはそれを受け入れたのである。調査部会は一九七八年の「反応性障害委員会」に彼らの提案を発表した。今度は「外傷後ストレス障害」という別の呼称に変え、いくつかの改訂を加えた。この提案はスピッツァー、アンドリアセンとウィンに承認され、ＤＳＭ―IIIの実行委員会で採択され、表４―２に示す診断基準と共にＤＳＭ―IIIに登場した。

診断名の変遷――ベトナム戦争後のＰＴＳＤ

ＤＳＭにＰＴＳＤが収載されたのは、戦争体験から生じた障害について認識し、治療や補償を得ようとしたベトナム帰還兵の努力の結果である。悪名高いミーライ村の戦闘での生存者には、惨劇を目撃しただけの帰還兵もいたが、それに加担したものもいた。ＰＴＳＤの採用を主張する際、帰還兵らは、残虐行為に加わったものと単なる目撃者とを区別しなかった。傷を負わせた戦闘員なの

表４－２　外傷後ストレス障害の診断基準

A．個人は「ほとんどの人に苦痛の重要な症状を呼び起こす認識可能なストレッサー」を経験していること。 B．心的外傷の出来事は少なくとも次の事項のうちの１つに再体験されたものであること。 (1)　出来事の再発する、侵入的な、そして苦痛に満ちた想起 (2)　出来事の再発する苦痛に満ちた夢 (3)　環境的または表象的な刺激との連想により、あたかも心的外傷の出来事が再現されたかのような突然の行動または感情 C．外部の世界に対する反応の麻痺、あるいは減少した関わり、これは少なくとも次のことの１つによって証拠づけられる。 (1)　１つあるいはそれ以上の重要な活動に対する興味の著しい減退 (2)　他人から孤立、あるいは疎遠になっているという感情 (3)　感情が締めつけられること D．少なくとも次の症状の２つが心的外傷の前に存在していなかったこと。 (1)　過覚醒状態、あるいは大げさな驚愕反応 (2)　睡眠障害 (3)　他人が生き残れなかったときに生き残ったことについての罪悪感、または生き残るために必要な行動についての罪悪感 (4)　記憶障害または集中困難 (5)　心的外傷の出来事の記憶を喚起する活動の回避 (6)　心的外傷の出来事を象徴する、あるいはよく似た出来事にさらされた後の症状の強化増大
亜型 外傷後ストレス障害、急性 A．心的外傷から６カ月以内の発症 B．症状の持続は６カ月以内 外傷後ストレス障害、慢性あるいは遅発型 次のうちのどちらか、あるいは両方を満たす (1)　症状の持続は６カ月あるいはそれ以上（慢性） (2)　発症は心的外傷から６カ月あるいはそれ以上（遅延型）

か非戦闘員であるかを問わず、皆が残忍な戦争の後遺症に苦しむ参戦者だとみなされたのである。

当初、復員軍人局は別の見方をしていた。多くの帰還兵が、ベトナムには駐留したが戦闘には参加しなかったという理由で、復員軍人局に保護を拒否されたのだ。非戦闘帰還兵は、この方針に異議を申し立てた。彼らは外傷的出来事を目の当たりにするなどして、結果的にPTSDに罹っていると主張した。引き金に指をかけなかった兵士に、精神の障害を認める必要があったことが、障害の採択への大きなきっかけとなった。

DSMに収載されて以降、PTSDの診断を受けた大半の人々の病歴は、ベトナム帰還兵とは全く異なっていた。一九八〇年、DSM-Ⅲで障害として初めて認められて以来、PTSDは最も頻用される診断名の一つとなった。今日、PTSDは、惨劇に荷担したり目撃した兵士の苦悩を説明するものとしてではなく、主として虐待とくに性的虐待の被害者の苦しみを説明するために用いられている。その変化の背景には、いくつかの歴史的な流れがある。とりわけ、レイプ、セクシャル・ハラスメント、子どもや配偶者への虐待の外傷的な影響が広く知られるようになったことがある。広める原動力になったのは、ベトナム帰還兵ではなく女性市民運動であった。彼女たちの主張は、法律の拘束力の拡大を目論む保守的な政治家に擁護された。右左両派からの支持のもと、加害者を厳重に取り締まる運動や、体に外傷がなくとも被害者が障害に苦しんでいることを示そうとする運動が燃え上がった。PTSDは、体の傷のない被害者の、遅延型の長期〜永続的な損害にぴったりなのである。

軍役以外で負った外傷の被害者に対する診断としてPTSDを使用することに疑問を持つものも

いる。たとえば、弁護士であり心理学者でもあるジスキンは、弁護士のための手引き書でＰＴＳＤについての研究を概説し、「このように、戦闘関連ストレス障害に関する研究を市民層にも適用し普及させることについての疑問は、まさにこの点において未解決のままなのである」と締めくくった。一方スピッツァーは、虐待犠牲者へのＰＴＳＤの適用に関する問題に対して、いくつか新しい診断名を提案することで応じた。マゾヒズム性パーソナリティ障害（第５章のテーマ）と被害性障害（第１章で論じた）である。これらの提案は専門家からも利用者からも拒絶された。

ＰＴＳＤは、外傷的なライフ・イベントに由来し、既存の心的機能障害に帰することができないさまざまな問題を同定するための「くずかご」的カテゴリーになった。一方、すべての人が心理的外傷に同じように反応するわけではないから、先天的にＰＴＳＤの素因を持つ人がいるのではないかという議論も生じた。臨床家と研究者は、日常の出来事でＰＴＳＤに陥りやすい人たちを探し続けている。

急性ストレス障害とさまざまな心的外傷

ＰＴＳＤには診断としての限界があるために、ＤＳＭの最新版には変更が加えられ、臨床家は心的外傷に曝された人により速やかに診断が下せるようになった。まず新しいカテゴリー、急性ストレス障害（ＡＳＤ）が採用された。ＰＴＳＤの診断は外傷を受けてから四週間以上たった場合になされるが、ＡＳＤはその前の四週間以内になされる。外傷体験は即時的、直接的に影響を与え、多

表4-3　急性ストレス障害（308.3）の診断基準

A．患者は、以下の2つがともに認められる外傷的な出来事に暴露されたことがある
 (1) 実際にまたは危うく死ぬまたは重傷を負うような出来事を、1度または数度、または自分または他人の身体の保全に迫る危険を、患者が体験し、目撃し、または直面した
 (2) 患者の反応は強い恐怖、無力感または戦慄に関するものである
B．苦痛な出来事を体験している間、またはその後に、以下の解離性症状の3つ（またはそれ以上）がある
 (1) 麻痺した、孤立した、または感情反応がないという主観的感覚
 (2) 自分の周囲に対する注意の減弱（例：“ぼおっとしている”）
 (3) 現実感消失
 (4) 離人症
 (5) 解離性健忘（すなわち、外傷の重要な側面の想起不能）
C．外傷的な出来事は、少なくとも以下の1つの形で再体験され続けている：反復する心像、思考、夢、錯覚、フラッシュバックのエピソード、またはもとの体験を再体験する感覚、または外傷的な出来事を想起させるものに暴露された時の苦痛
D．外傷を想起させる刺激（例：思考、感情、会話、活動、場所、人物）の著しい回避
E．強い不安症状または覚醒亢進（例：睡眠障害、易刺激性、集中困難、過度の警戒心、過剰な驚愕反応、運動性不安）
F．その障害は、臨床的に著しい苦痛または、社会的、職業的、または他の重要な領域における機能の障害を引き起こしている、または外傷的な体験を家族に話すことで必要な助けを得たり、人的資源を動員するなど、必要な課題を遂行する能力を障害している
G．その障害は、最低2日間、最大4週間持続し、外傷的出来事の4週間以内に起こっている
H．障害が、物質（例：乱用薬物、投薬）または一般身体疾患の直接的な生理学的作用によるものでなく、短期精神病性障害ではうまく説明されず、すでに存在していた第1軸または第2軸の障害の単なる悪化でもない

くの人が感情反応を呈する。それはしばしば重篤だから、この診断は有意義であろう。たとえばレイプや航空機事故、他の災害などの直後にクライアントを診察して、診断名をつける必要のある臨床家にとってASDは有益である。だが、この新しい診断名はストレス関連障害の範囲を拡大してしまった。ベトナム帰還兵では、戦後何年も経ってからの遅延反応の説明にPTSDが用いられた。ASDは強く不安をかき立てる出来事に対する即時反応を説明するために使用される。もし症状が一ヵ月以上持続すれば、診断者は新たな診断名をつけるように指示されている（もし症状がPTSDの診断基準を満たせば、診断名はASDからPTSDに置きかえられる）。この新たな診断名であるASDの診断基準を表4−3に示した。

次の変更点もまた、外傷概念を拡大し、PTSD予備軍の数を増やしている。一九八〇年以降、外傷の構成要素についての定義は大きく変化してきた。元来、PTSDを誘発する出来事は、DSM−III−Rに盛りこまれたように「通常の人間の体験を越えたもの」、きわめて非日常的なものとみなされていた。この外傷を限定する一文が、DSM−IVでは抜け落ちた。例えば、愛する者を亡くすといった外傷は、辛いことではあるが、人生において普通に体験されることであり、きわめて破局的な事態と日常的な痛ましい体験とを区別するということで、初期には意味があった。しかし、DSM−IIIとDSM−III−Rの外傷体験の限定的な定義は二つの理由で批判された。一つには、心理的不安をもたらす出来事は、通常の人間の体験の範囲を超えるものではないかもしれない、というものだった。レイプなどの性的暴行が、それまで考えられてきた以上に頻発していることをアメリカ人は認識させられてきた。家庭内暴力の全体像も闇に隠されてきたが、ごく最近になって周知のものとなってきた。これらは日常的なことであるが、レイプ、児童虐待、家庭内暴力はどれもPTSD症状を産み出すのである。第二番目の外傷概念についての問題は、すべてのPTSD症例が、ひどい暴力の結果生じたわけではないというものだった。低いレベルのストレスを持続的に受けて外傷を生じた人たちもいる。中国の水責めは前額部に水滴を一滴ずつ落とすというものだが、このような些細なことさえ、繰り返し続けられれば、人は狂気に陥ると考えられている。もちろん、水責めは普通に起きることではないが、毎日続く出来事、たとえば間断なく続く勤務中の性的あるいは人種的いやがらせは、人を不安に陥れる。こうした場合、PTSDの引き金となった単発の事件があったわけではないが、その蓄積する効果が心的外傷をもたらしうる。これらの理由で、PTSDの診断は改訂され、ストレス反応を惹起しうる多くの日常的な出来事もその原因として含まれるようになった。新しく改訂されたPTSDの診断基準を表4-4に示す。

PTSD診断のこういった変更はすべて、道理にかなっており情を汲んだものにみえた。DSM改訂版で診断名の数が激増しているという批判に対し、最新版の監修責任者アレン・フランシスは、APAはマニュアルに新しい診断を採択する際の閾値を上げていると繰り返し力説した。彼はどこが新しくより高い閾値であるかを特定はしなかったが、APAは精神医学的診断を下されうる新たな人々の数を厳しく制限しようとしているという印象を与えた。しかしDSM-IVからは、新たなカテゴリーを追加しなくとも、診断を受ける人の数を膨大に増加させることが可能であることがわかる。PTSD診断の言いまわしの変化はその見事な例である。心的外傷についての記述を、たった数文字変えただけで、数百万という人々がその診断に適合するようになったのである。もちろん、

表4－4　外傷後ストレス障害（309.81）の診断基準

A．患者は、以下の2つが共に認められる外傷的な出来事に暴露されたことがある。

(1)　実際にまたは危うく死ぬまたは重傷を負うような出来事を、1度または数度、または自分または他人の身体の保全に迫る危険を、患者が体験し、目撃し、または直面した。

(2)　患者の反応は強い恐怖、無力感または戦慄に関するものであった。

注：子どもの場合はむしろ、まとまりのないまたは興奮した行動によって表現されることがある。

B．外傷的な出来事が、以下の1つ（またはそれ以上）の形で再体験され続けている。

(1)　出来事の反復的で侵入的で苦痛な想起で、それは心像、思考、または知覚を含む。

注：小さい子どもの場合、外傷の主題または側面を表現する遊びを繰り返すことがある。

(2)　出来事についての反復的で苦痛な夢。

注：子どもの場合は、はっきりとした内容のない恐ろしい夢であることがある。

(3)　外傷的な出来事が再び起こっているかのように行動したり、感じたりする。（その体験を再体験する感覚、錯覚、幻覚、および解離性フラッシュバックのエピソードを含む、また、覚醒時または中毒時に起こるものを含む）

注：小さい子どもの場合、外傷特異的な再演が行われることがある。

(4)　外傷的出来事の1つの側面を象徴し、または類似している内的または外的きっかけに暴露された場合に生じる、強い心理的苦痛。

(5)　外傷的出来事の1つの側面を象徴し、または類似している内的または外的きっかけに暴露された場合の生理学的反応性

C．以下の3つ（またはそれ以上）によって示される、（外傷以前には存在していなかった）外傷と関連した刺激の持続的回避と、全般的反応性の麻痺

(1)　外傷と関連した思考、感情または会話を回避しようとする努力

(2)　外傷を想起させる活動、場所または人物を避けようとする努力

(3)　外傷の重要な側面の想起不能

(4)　重要な活動への関心または参加の著しい減退

(5)　他人から孤立している、または疎遠になっているという感覚

(6) 感情の範囲の縮小（例：愛の感情を持つことができない）
(7) 未来が短縮した感覚（例：仕事、結婚、子供、または正常な一生を期待しない）

D．（外傷以前には存在していなかった）持続的で覚醒亢進症状で、以下の２つ（またはそれ以上）によって示される
(1) 入眠または睡眠維持の苦難
(2) 易刺激性または怒りの爆発
(3) 集中苦難
(4) 過度の警戒心
(5) 過剰な驚愕反応

E．障害（基準B、C、およびDの症状）の持続期間が１ヵ月以上

F．障害は、臨床的に著しい苦痛または、社会的、職業的または他の重要な領域における機能の障害を引き起こしている

▶該当すれば特定せよ
急性：症状の持続期間が３ヵ月未満の場合
慢性：症状の持続期間が３ヵ月以上の場合

▶該当すれば特定せよ
発症遅延：発症の始まりがストレス因子から少なくとも６ヵ月の場合

これらの被害者の苦痛を認めることは重要だが、暴行、虐待、いやがらせに対する特徴的な反応を精神障害の症状と決めてしまうのは、飛躍しすぎと言わざるをえない。しかし実際にそう発言してしまうと、精神科医や他の精神保健に関わる人が被害者を非難している、という苦情に悩まされることになるだろう。

こうした変更は、心理療法家ではない多くの専門職から、重要なものとして評価された。ＤＳＭ－Ⅳの出版直後、カリフォルニア法廷専門弁護士協会が「新しいＤＳＭ－Ⅳ：損害を証明するのは簡単になるのか？」と題した記事を、そのメンバーに流した。答えは「もちろん、そのとおり！」だった。簡単になる理由には、ＰＴＳＤの変更点が挙げられ、急性ストレス障害の追加も含まれていた。心理的損害に対して補

償を得ることが簡単になることはよいことだ。が、そうした損害の定義が公の論議のないままなされているのだ。ＡＰＡとその追従者たちは公的な施策を左右してしまっているということに気づきさえしない。彼らはこんな風に説明するに違いない。「単に診断をつくっているだけさ」と。だがその過程は、私たちの多くを精神障害にしてしまう過程でもあるのだ。

新たな職業的軍隊とその症状

新たな戦争、ペルシャ湾岸紛争は、生存者の中に説明のつかない苦痛をまたもや生み出した。帰還兵らは抑うつ、集中困難、体重減少、不眠など様々な症状を訴え、この状態は湾岸戦争症候群(Gulf War Syndrome: GWS)と名づけられた。帰還者らは自分たちの身体的・心理的症状が、生物兵器や化学物質に被曝したためではないかと疑っている。軍と復員軍人局の医師は説の多くを否定し、これらの訴えをＰＴＳＤと診断している。この診断によって、帰還兵が真に冒されている疾病の探求が妨げられ、政府の医師と役人は、兵士が有毒物質に曝されたのではないかという疑惑を回避している。

ＧＷＳの症状のいくつかが、イラクとアメリカ両軍によって使用された化学兵器に対する反応ではないかと憶測されている。最近まで、イラクとアメリカの政府は、化学兵器や生物兵器に手を染めていることを否定し、アメリカ軍兵士が補償を受けるべき障害としてのＧＷＳの存在を認知することすら拒否してきた。

数年前から、科学者がＧＷＳに新たな説明を加えはじめた。ネイチャー誌は、合衆国とイスラエル軍がイラクから神経毒搭載ミサイルで攻撃される可能性があるとして、その予防薬としてピリドスチグミンという薬品を使用したことを報告した。研究者は、この薬品に重篤な反応を呈したイスラエル兵士の例をあげ、それが脳機能を変化させＧＷＳをつくりだしたのではないかという仮説を発表した。

ピリドスチグミン仮説は政府には認められなかったが、新事実の曝露によってＧＷＳの原因についての新たな憶測を生んだ。それは、予防薬に対する反応ではなく、ＧＷＳを生じる毒物に直接触れた反応であるかもしれないというものであった。何年にもわたってＣＩＡと国防省は、押収したイラクの武器と爆弾を合衆国軍兵士が処理する際に有毒物質の危険にさらされていたという情報を隠蔽していた。軍事委員会と情報部は、アメリカと同盟国軍を汚染する可能性を持つイラクの化学兵器を破壊する際の爆発事件に関する情報を、しぶしぶ明らかにした。これらの事故は、帰還兵の身体的、心理的症状の多くの原因となった可能性がある。

湾岸戦争の帰還兵が有毒物質に接触したどうか結論を出すにはまだ早すぎるが、一般に認知されていることが一つある。それは、湾岸戦争帰還兵のうち、ＤＳＭで規定されるＰＴＳＤになったものは比較的少数であるということである。帰還兵の心理的問題が認められるようにはなっているが、一般には生理学的な問題と分かちがたく結びつけられている。過去、帰還兵の障害が、精神疾患の新たなカテゴリーを産んだように、湾岸戦争の帰還兵の問題を説明するにも、新たな診断名を創る必要があるのだろう。

今日のPTSD

PTSDの創出につながった基礎的な仮説の多くが、DSMの批判派と支持派の両者によって疑問視されてきた。この症候群の認知を求めて戦ったベトナム帰還兵と協力した精神科医が、現在公式化されている診断を容認することは難しいかもしれない。PTSD概念の変遷におけるこうした紆余曲折は見過ごされていたわけではない。ジスキンが弁護士を対象に編集したハンドブック（司法専門家を攻撃できるように）では、次のような批判が述べられている[文献4]。

PTSDは、「慢性変化症候群」（私たちの造語）の影響に対する見事な実例の一つである。これによって、DSMは苦しんでいるようにみえる。……外傷的出来事に続発したと報告された障害の分類と記述は、論議、それにたえず変化する視点の問題のようである。

膨大な量のPTSDに関する研究はベトナム帰還兵に対して行われてきたこと、それゆえ、一般市民への適用は疑わしいことを、私たちは意識しておく必要がある。私たちの印象では、一九九四年にみられたように、PTSDに関連した軍役はもはや論議されることのまれな司法問題となっている。ベトナム戦争から二〇年が過ぎ、湾岸戦争では状況が変わり、PTSD症例が多数産みだされたようにはみえない。それゆえ帰還兵におけるPTSD関連障害の訴えは現時点までに大半が解決されたようにみえる。戦闘関連のPTSDの議論が起こした、別の司法問題は精神障害者の弁護問題である。……精神障害者の弁護にPTSDという診断名を用いることは一九八三年にピークに達した。……とはいえ、裁判記録を見ると、精神障害の申し立てがあった八一六三件のうち、わずか〇・三％（二八件）だけがＰＴＳＤに基づいてなされたに過ぎない。……うまくいけば、戦闘関連のＰＴＳＤの次世代版は生じないだろう。いずれにせよ、この変化のために（一九八〇年以後のＤＳＭの改訂で）、以前の研究結果を利用するには帰還兵に対してでさえ疑問視されるようになった。

さらに、一九八〇年に初めて登場し公式化された新たな診断基準は、一九八七年と一九九四年に大きく改変され、八〇年代と九〇年代初めまでの研究の一般化を排除し、この障害に関して正当な妥当性のある知見という点ではほとんど骨抜きになり、……災害の心理的影響に関する調査はさまざまな概念化と方法論によって妨害を受け続けた。「研究が概念化され、達成され、分析され、記述され、出版されるまでに、結果は古い診断基準の用語で記述されたものになってしまうだろう」という意味で、診断基準は（たえず変わり続けるという意味で）「動く標的」である。

一九八七年に出版されたＤＳＭ－Ⅲ－ＲのＰＴＳＤ診断には一一の変更点があった。一九九四年に出版されたＤＳＭ－Ⅳでは一五の変更点があった。一七五通りの症状の組合せによってＰＴＳＤが診断されるのである。ある版のＤＳＭではＰＴＳＤとは診断されない患者が、別の版ではそう診断されるという例を、ジスキンは紹介している。また彼は、たくさんの症状リストから選んで診断がつけられることから、たとえ同じ版のＤＳＭを用いたとしても、共通の症状は何もない二人がＰＴＳＤと診断される可能性を指摘した。

ＰＴＳＤの特徴として「定義される」ものの多くは、何十という他の診断と共通している。さらに、適応障害とストレスや心的圧迫（プレッシャー）に対する健康な反応かを区別するのは難しい。

ジスキンもまた、「ストレスが強いといわれる出来事に対する反応が健康か不健康かを見分けるのは困難である」と述べている。

ＰＴＳＤに関する多くの問題の中では、何よりも重要なことは、レイプ、家庭内暴力や（とりわけ子どもの）性的虐待のような暴力的犯罪の被害者に対する診断名として用いることについてである。得られるならばどのような援助でも被害者は必要としているということを理解するために、専門家は診断をつけなければならないのだろうか？　診断名をつけることが被害者にとってはかえってあだになる。なぜなら彼らは外傷の後遺症に苦しんでいるのだ。さまざまな困難を抱え、できる限り支援していく必要はあるけれども、精神障害を抱える人はほとんどなく、ＰＴＳＤに陥っている人はさらに少ないことが実証されている。

ＰＴＳＤの長い歴史は、ＤＳＭの短所を数多く物語る。ベトナム帰還兵が苦しんだ重い心理的問題を同定する新たな診断を採択することで、ＤＳＭの開発チームはパンドラの箱を開けたのだ。帰還兵らはＰＴＳＤのＤＳＭへの採択を求めて必死に戦った。彼らは自らの問題を精神障害として同定することに熱中したのではなく、戦争が彼らに悪影響をもたらし、その後遺症を克服するには援助が必要であるという事実が認知される必要性を感じたために、戦ったのである。彼らの支払った代償は、精神障害者であると認められることであった。

この決定はさまざまな物議をかもした。そしてＡＰＡが診断マニュアルにＰＴＳＤをのせた反響は、戦争帰還兵の問題を病気化することをはるかに超えたものであった。ＰＴＳＤは普通の人々の不運な出来事の影響を定めるレッテルになったのである。これは、破局的な出来事に対する正常な反応をも、しばしば精神障害であると解釈されてしまうことを意味する。さらに、援助を受けるためには、どれほど「病気なのか」を示さなければならない。つまり、どれほどの精神障害を負っているのかを示してはじめて、被害者は援助を受けられる。ＤＳＭはこの病気を創り出す牽引車である。ＤＳＭの診断過程そのもののために、被害者は創ってもいないのに、解決したいと願っている問題を乗りこえることが、一層難しくなっている。

［文献1］ Scott, W. J.: PTSD in DSM-III: A Case in the Politics of Diagnosis and Disease. *Social Problem* 37-3, 294-310, 1990.

［文献2］ Gabriel, R. A.: *No More Heroes: Madness and Psychiatry in War.* Hill and Wang: New York. 1987.

［文献3］ Brunner, J.: Psychiatry, Psychoanalysis and Politics During the First World War. *Journal of the History of the Behavioral Sciences* 27, 353, October 1991.

［文献4］ Ziskin, J.: Challenging Post-traumatic Stress Disorder. in *Coping with Psychiatric and Psychological Testimony* Vol. 2, 5th ed. Law and Psychology Press: Los Angels. 1995.

第5章

マゾヒスティック・パーソナリティ障害、屈辱を喫す

◎

マゾヒスティック・パーソナリティ障害（以下、ＭＰＤ）という診断名がある。ＤＳＭの制作者たちは、この診断名を編み出し、公認のものとするために躍起になった。しかしその試みは、結局のところ文字通りマゾヒスティックなものに終わったのである。

この新しい診断名の提案は、他の多くの提案と同じように始まった。つまり、少数の名のある関係者が新しい診断が有用であると決め、ロビー活動をしたのである。診断というものは、専門的な効率化を図るためのものであり、外部からとやかく言われないのが普通である。しかしＭＰＤの場合、提案者らが、ジェンダーの差から来る見方の違いに鈍感であったために、同じ専門家集団からも批判されることになった。議論は公となり、彼らはそこで恥をかいてしまった。

同性愛論争と同様、ＭＰＤをめぐる論争の背後にも、精神障害という概念の一貫性の問題があった。もちろん付随する技術的、手続き的な問題も数多くあったが、最も根本的な問題は、やはりその概念の完全性に対する疑問だったはずである。しかし、ＭＰＤをめぐる対立では、精神障害そのものの性質を問うはば広い議論は展開しなかった。議論は限局的なものに終始し、しばしばフェミニストたちと男性の精神医学の権威者の間のあてこすりの応酬となった。

以前からこの診断を用いていた精神分析家たちにとって、ことは単純であった。彼らはその精神力動的な起源についての仮説を持っており、そのようにふるまう人に貼るラベルは有用だと考えていた。また、スピッツァーとDSMの委員会にとっては、新しい診断を創ることは得意技であった。レシピは簡単である。まずラベルを一つ、つまみ出す。次に臨床的な知見から全般的な記述を用意する。そして診断基準のメニューをつくる。さらにできあがった基準をチェックして、最後にいくつの項目があてはまれば診断できるかを決める。必要ならば反対意見もつける。さて、これで新しい精神障害の一丁上がり！　というわけだ。

フェミニストたちにとっては、DSMにMPDを加える提案は不愉快な逆行であった。彼女たちは、MPDによって多くの女性の体験が病気化され、それでなくとも抑圧的な文化や対人関係と闘っている女性を非難することになると考えた。MPDは、優位な立場にいる男性と彼らの権力的な専門家組織の意識を反映しており、フェミニストたちにとっては危険なものであった。もしMPDがDSMに採用されたら、多くの女性がその餌食になってしまうだろう。DSM診断は、日常のありふれた行動を、それがどれほど適応的であっても、内的な欠落や機能低下のサインに変えてしまう。夫に殴られる女性は虐待を求めているとみなされ、昇進を断る女性は達成欲が欠如しているとみなされる。自分を犠牲にして家族につくす母親や、男の目から見てチャンスをわざわざ避ける女性は、病気にされてしまう。一〇〇万人以上の女性に適用される診断が生まれることで、製薬会社は喜んで薬を開発するだろう。

さらにフェミニストたちは、離婚や子どもの保護についての決定や、配偶者虐待の告発が妥当なものかどうかの審判など、女性の権利が守られるべきところにMPDという診断が使われることを危惧した。社会の中での女性の闘争を、精神障害とみなすことは不当な侮辱である。診断を提唱する人々との激突は必至だった。

本章ではこの激突を検証する。ここでも、精神医学界内部の少数の権力者、そして外部の権利擁護団体の活動が描写されることになる。この闘争で、精神医学の権威者たちは、新しい利益団体、すなわちフェミニストの精神療法家とその支援者たちに直面することとなった。事態はＤＳＭの支配をめぐる政治的闘争を越えて、危機の際に動員される思考や科学の質が問われるところにまで発展する。ＭＰＤの提唱者らは、自分たちで調査研究を統括し、その結果を利用した。本章では、対立のさなかにあって、調査がどのように発案され、実行され、解釈されるかを批判的に検討する。

ＤＳＭへのマゾヒズムの登場

病気としてのマゾヒズムは、一九世紀末に起源を持つ。その最も早い言及は精神分析の文献に見いだされる。フロイトや初期の精神分析家たちは、種々のタイプのマゾヒズムを描いている。カレン・ホーナイによると、マゾヒズム的性格者は、自分を魅力のない無力な人間と感じる傾向を持ち、他人の親切にしがみつき、自分を傷つけられた人間と表現したがる。近年になると、関心は、むしろ外からの力を甘受する人々に向けられるようになった。つまり、傷や非難、批判、罰を受けたり、痛みや罰や不幸を探しだして楽しむ人々である。

ＤＳＭにＭＰＤを入れることを提案した人物に、リチャード・シモンズがいる。彼は提案された診断について次のように述べている。

MPDの患者たちは、精神分析の論文で鮮やかに記述されてきた。彼らによって治療者は、治療そのものをギブ・アップさせられたり、未熟で非共感的な解釈をして、彼らをサディスティックに虐待したいという気にさせられる。また、境界性パーソナリティ障害とか受動攻撃型パーソナリティ障害などと治療者に誤診させて、軽蔑的に自分を見捨てさせることもある。

シモンズは、事例によって無意識的な動機は様々で、虐待を望むもの、愛する人からの分離を恐れるもの、罰して欲しいと望むものなどがあることを認めている。「しかし、どんな無意識的な動機があるにせよ、行動の最終的帰結は、……『打ち負かされることを通した勝利』の達成である。そしてしばしば治療の失敗も勝利なのである」。

一九六八年に出版されたDSM-Ⅱには、パーソナリティ障害の記述はわずか二ページ半の長さしかなく、MPDは載っていない。マゾヒズムという語は一回だけ「異常性欲」の中に出てくる。一九八〇年に出版されたDSM-Ⅲでは、パーソナリティ障害にはより詳しい記載があるが、一二あるその中にMPDは入っていない（表5-1）。マゾヒズムは性心理障害の中のパラフィリア（性倒錯）と名づけられた下位分類の中で言及されるだけである。DSM-Ⅲによれば、性的マゾヒズムとは、「その個人の好んで選んだ過剰な性的興奮をつくる様式が、屈辱を受けること、縛られること、打たれること、その他苦痛を受けるとき」に診断される。またその人が性的興奮を得るために、身体的に有害で生命を脅かすような行為に意図的に参加するときに、この診断が用いられると

表5-1 DSMにおけるパーソナリティ障害の変遷
（表の用語のあとに、「パーソナリティ障害」をつける）

DSM-II 1968年	DSM-III 1980年	DSM-III-R 85年10月草稿	DSM-III-R 86年8月草稿	DSM-III-R 1987年	DSM-IV 1994年
妄想型	妄想型	妄想型	妄想型	妄想型	妄想型
循環型					
スキゾイド	スキゾイド	スキゾイド	スキゾイド	スキゾイド	スキゾイド
爆発型					
強迫性	強迫性	強迫性	強迫性	強迫性	強迫性
ヒステリー的	演技的	演技的	演技的	演技的	演技的
無力型					
反社会的	反社会的	反社会的	反社会的	反社会的	反社会的
受動攻撃型	受動攻撃型	受動攻撃型	受動攻撃型	受動攻撃型	
不適切					
他の	非定型 混合型	他に分類されない	他に分類されない	他に分類されない	他に分類されない
	新障害				
	スキゾタイパル	スキゾタイパル	スキゾタイパル	スキゾタイパル	スキゾタイパル
	自己愛型	自己愛型	自己愛型	自己愛型	自己愛型
	境界型	境界型	境界型	境界型	境界型
	回避性	回避性	回避性	回避性	回避性
	依存性	依存性	依存性	依存性	依存性
		新障害	**新障害**	**付録A**	**付録B**
		マゾヒスティック	自己敗北型	自己敗北型	抑うつ型
			サディスティック	サディスティック	受動攻撃型

表5-2　マゾヒスティック・パーソナリティ障害についての最初の記述（1985年10月）

301.89　マゾヒスティック・パーソナリティ障害（考慮中）

以下のうち、少なくとも6つによって示される殉教の感情と自己敗北的な行動パターン

(1) 状況を変える機会があるにもかかわらず、他人から食い物にされたり、虐待されたり、つけこんだりされるような人間関係を維持していること
(2) 他人の利益のために、自分の利益をいつもほとんど犠牲にしていると信じている
(3) 他人に負担をかけたくないために、援助、贈り物、行為を拒絶する
(4) 真価を認められていないと、直接的に、または間接的に不平を言う
(5) 不当に感じたり過剰に心配することによって、成功やよい出来事に反応する
(6) 将来について常に悲観的であり、過去や現在の最悪の局面で頭がいっぱいになっている
(7) 自分の最悪の特徴についてのみ考え、良い特徴は無視する
(8) 自分の目標を追求することをしない
(9) くりかえし喜びの機会を拒絶する

いう。MPDはDSM–IIIには入らなかったが、実行委員会のメンバーの中には、その診断を提唱した者がいた。パーソナリティ障害の専門家であり、のちにDSM–IV作成の実行委員会の委員長に就任するアレン・フランシスである。彼は、アメリカ精神医学雑誌に「自分はDSM–IIIに抑うつ性パーソナリティ障害とマゾヒスティック・パーソナリティ障害を入れるように発言した」と書き残している。

DSM–IIIの改訂作業が始まってすぐ、三つの病名が提案された。MPDと、月経前不機嫌症（一般には月経前症候群（PMS）として知られている：以下PMSとする）と倒錯的レイピズムであり、どれも論争の種になった。フェミニストたちはどの提案も女性に不利益になると考え、

すべての診断と戦った。診断はそれぞれ違った運命をたどることになるのだが、ここではMPDにだけ焦点をしぼって話を進める。

APAが一九八五年一〇月に出版して一〇ドルで販売したDSM-Ⅲ-Rの第一草稿では、MPDという新しいカテゴリーをつくったことに、何の論理的根拠も正当化もなされていなかった。一八〇ページの草稿は、その冒頭にわずか一行だけ「これらの提案は目下論争中である」と書いてあるだけで、あとは表5-2に挙げた診断基準がリストアップされていた。

障害なのか、男性による偏見なのか

DSM-Ⅲ-Rの第一草稿における新しい障害の記述は、挑戦的である。マゾヒズムという語の意味はかつての定義である「虐待や辱めを通じた性的な興奮の達成」とは全く異なっている。DSM-Ⅲ-Rで主張されたマゾヒスティック・パーソナリティ障害（MPD）は、脱性愛化され（性的興奮については何も書いてない）、身体的虐待や痛みについての明瞭な言及は欠如している。つまり、マゾヒズムの適応範囲が著明に拡大されたのである。そして、その行動の動機については全く何もふれられていない。MPDは「性的マゾヒズム」と違って、自己を無価値と感じ他人に要求をしない人々、自己犠牲的な人々、成功や承認を得ることに不快を感じる人々のためのものである。診断カテゴリーをつくる精神科医たちにとっては、こういう特徴は臨床的になじみのものだった。しかし、フェミニストたちにとっては、この特徴からは伝統的な女性役割の匂いが発散していた。女性は追従するように、夫や子どものために自分の目標を犠牲にするように、静かに悩むように、喜びや成功を求めたりしないようにと、教え込まれてきたのである。

一方、一〇年間の研究によって、ドメスティック・バイオレンス（DV）、特に「妻殴打」という忌まわしい秘密が暴露されていた。専門家にはよく知られているように、虐待された女性たちは、まさにMPDが定義する性格特性を示すのである。フェミニストたちは、DVの犠牲者が精神の障害とみなされて、「虐待を助長している」とか「虐待をでっち上げている」と非難されることになると結論した。そしてこの診断の提案が、科学の衣装をまとってなされているという事実に、フェミニストたちはいらだちを募らせた。

概念の批判

MPDの診断基準となっている様々な行動の記述は、精神障害の構成要件を満たしているだろうか？　あるタイプの行動が精神障害の診断基準として取りあげられるためには、それにみあうだけの精神機能の低下がなければならないし、さらに、その結果として重大な損傷が起こっていることが必要である。MPDの診断基準は、それに見合っているだろうか？　ここで問われている問題の核心は、MPDが精神障害として妥当なものかどうかということである。

最終的にMPDの判定に使われることになった八つの診断基準を検討してみよう。ここでは、MPDが最終的に「自己敗北型人格障害（SDPD）」という名前でDSM－Ⅲ－Rの付録として収録された際の診断基準を使用する。それは、以下の八つである。

(1) 明らかにもっとよい選択ができる時でさえ、失望や失敗に終わったり、あるいは冷遇されることになるような人物や状況を選ぶ。
(2) 他人が彼／彼女を助けようとしているのを拒絶したり、だいなしにしたりする。
(3) 個人的な良い出来事（例：新たな成功）があると、抑うつ、罪責感、あるいは苦痛となる行動（例：事故）が生じる。
(4) 他の人に怒りや拒絶を引き起こしておいて、自分は傷つき、打ち負かされ、辱められたと感じる。（例：人前で妻を侮辱しておきながら、妻が怒って言い返すと、がっくりする）
(5) 楽しむ機会を拒む、あるいは、楽しんでいるという気持ちを表したがらない。（十分な社会的技能や楽しむ能力があるにもかかわらず）
(6) 能力は十分あるのに、自分の個人的な目的にとって重要な仕事をやり遂げることができない。（例：仲間の学生の論文は手伝うのに、自分のは書けない）
(7) いつも彼／彼女によくしてくれる人に興味を示さないか、拒絶する。（例：セックス・パートナーの気遣いに惹かれない）
(8) 特に見返りを期待しているわけではないのに、度の過ぎた自己犠牲を働く。

以上のような行動が、精神的機能低下のサインとされているのである。このことから類推するに、MPDの提唱者にとって、私たちの精神のメカニズムとは、「自分を賢く、ハッピーとなるように、また他人からの援助を受け、自分の目的を達成するように」できている。そして「自分をむやみに犠牲にしたり、他人を怒らせたりしないように」できているものなのだろう。この診断基準からは、いったいどんな精神のメカニズムが機能低下に陥っているのか、さっぱりわからない。そのかわり、正常な人間は良いチョイスをし、達成を喜び、他人に喜びの機会を与え、個人的願望を犠牲にすることなく他人から助けを受けるものだという期待が読みとれるのだ。これは男性の目から見た、自由や好機にフィットする「まともさ」についての一つのイメージに過ぎない。多くの女性にとっての人生の真実とは違っている。MPDの診断基準となっている行動は、アメリカ人らしい利己主義に染まっていない行動である。これに従うなら、もしあなたが、なりうるものにならなかったり、「喜びに向かって」進まなかったり、「幸せになろうと」しなかったら、アメリカ人としてふさわしくない、つまり精神障害だということになる。

検討を続けるうちに疑問がわく。MPDの基準になっている行為をすることで、何か重大な弊害が起きたり、誰かに迷惑をかけるというのか？　八つの診断基準のうち、自分にとって弊害があると思われるのは(1)(3)(4)(5)(7)かもしれない。また、他人にとって迷惑となるかもしれない行動は(4)と(7)であろう。このような予想が妥当かどうか、一つ一つの基準を見ていこう。

最初の基準は、まずい選択によって落胆を感じる、という弊害を示唆している。知ってのとおり虐待は他人の行為に起因するのだが、この害はなぜか自己処罰とみられている。この基準では、発生する害は重要ではない。あるいは、少なくともその過酷さの程度を記述することを求められていない。期待しないで選んだ人や状況が、結果的に喜びのなさを導くかどうかとか、その結果を望んで意図的にある状況を選んだのか、定かでない。ふつう個人の動機や期待はきわめて重要であるが、この基準ではそれらは曖昧なままである。回避についても同じである。「明らかにもっと良い選択ができる時でさえ」というが、その選択肢を、その人はその時知っていたのだろうか？　後になって知った？　他人が知っていただけ？　人が落胆をあえて選んだかどうかは、複雑な推論を経なければ判断できない。

二番目の基準は、他人が助けるのをよしとしない、ということである。援助を受けることは時に有益だが、しばしば金がかかり、義理も背負わなければならない。援助の拒絶を、その結果が良かろうが悪かろうが、その人の動機を理解せずに弊害と決めつけることはできない。援助の拒絶は独立のサインかも知れないし、自分で責任をとりたいという願望のサインかもしれない。一人でやっていきたいという欲求かも知れない。援助の拒絶は、それだけでは有害な機能低下とは限らない。

三番目の基準も混乱している。人は何かの成就のあと、アンハッピーを感じるものである。これはよくあることで、重大な弊害を生じるとは限らない。時にはよくない出来事と同様、よい出来事もストレスとなる。就職や昇進、結婚、進学、出産など、どれも慣れない環境を導き、その人を当惑させる。また男性に比し、競争的でも主張的でもなく、個人の業績にこだわらないように社会化されている女性にとって、成功は複雑な感情を生むだろう。

四番目の基準は、人を怒らせて、その結果屈辱を感じることである。人と人との間に張りめぐらされた期待のネットワークの一部分をなす個人が、「期待に背く」のだから、一筋縄ではいかない複雑さがあるはずである。発生する害（屈辱）がその人に対する他人の行為（怒り）の結果ということから考えると、問題があるのは相手の怒りの反応のほうである。なぜなら、彼の怒りが人を傷つけたことが明らかなのだから。

五番目の基準は、喜びを避ける行為を低く見積もっている。だがこれは、アメリカ文化が伝統的に誇りとしてきた行動でもある。実際、つらい仕事に対するプロテスタントの倫理や、誰かが何かを達成することへの献身的な態度は、産業社会における資本主義の発展をサポートする上で重要なイデオロギーであった。歴史的、宗教的、文化的な伝統から考えると、この基準は必ずしも有害ではなく、精神の機能低下とも言えない。

六番目の基準は、個人の仕事の成就に高い価値をおいている。目的が達成できないことは、無条件に害悪だという。どの程度の害が診断に必要なのか、どのような精神のメカニズムが悪くなって失敗してしまうのかを特定するための記述はない。解説として簡単な例が上げられているが、実にとるにたらないものである。「共同研究者が計画を完成するのを助けるために、すばらしいアイデアをアドバイスできたが、自分の計画の方は完成できなかった」。その人は最高の能力を発揮してはいないかもしれないが、深刻な弊害や、機能低下は出現していない。さらに、多くの女性は、夫を助け、子どもたちを助ける行為を、自分の目的追求よりも優先する。

七番目の基準は、自分に興味を示す人や、援助を申し出る人、そして自分に性的関心を持つ人に興味を持つ、という精神のメカニズムが本来人に備わっていることを示唆している。例によって、こうした行動を引き起こす精神のメカニズムは特定されていない。さらに、それがなされないことによって起きる弊害は、援助者や求婚者を落胆させるというものであり、その人自身に起きるものではない。女性の立場から見ると、男性はしばしば彼女らを助けたり、彼女らと関係を結ぼうと接近してくるが、大抵は無条件の申し出ではないし、望ましくないことも多い。男の側は、自分の行為を気遣いと捉えているかもしれないが、女性の方はそう考えていないかもしれない。この基準は、男性は女性が何を望んでいるかを完全に知っているということをほのめかしてしまっている。

最後の基準は、他人のニーズや興味を優先し、自分のそれを抑えてしまうことを意味する。こうした属性は、しばしば愛他主義や自分本位でないことや他人の幸福への参加とみなされる。そうした行為を「過剰にさせる」メカニズムは特定されないし、その結果として生じる弊害も特定されない。他人の犠牲にならなければ、自分の成就の可能性が高まると考えられているのであろうか？他人の犠牲にならないことで生じる不利益もあるはずだが、それは無視されている。例えば、もし親が自分の興味を追求するために、すべての家事をなげうってしまったら、その家族の被る不利益はどのくらいになるだろう？　自己犠牲的であることは表立っては賞賛されないかもしれないが、性役割の社会化の一部分として期待されてもいるのである。

ＭＰＤの診断基準は、どれ一つとして、精神障害と判定するために必要な精神の機能低下の性質とそれによって起こる重大な弊害を特定できていない。ただ「自己の利益を最大にするために他人とどう関わるのがよいか」という二〇世紀後半の関心事にそぐわない行為を寄せ集めただけである。ＭＰＤの提唱者たちにとっては、目標に達しない人、自分の利益のために他人を使わない人、駄目になったと感じたり実際に駄目になる人、自分の興味よりも他人のそれを優先するような人は、それだけで病気なのだ。喜ぶこと、たくさん獲得すること、他人を使うことに高い価値をおく文化においては、多くの女性の行動は不可解にみえるらしい。この「障害」が、八〇年代（欲望の一〇年間であった）のニューヨーク（まさにそのような価値を享受した街である）で成功を収めた男性の精神科医によって提唱されたことは、偶然の一致ではない。女性たちの忍従は、それによってどんなに男性が助けられてきたとしても、ＤＳＭによれば疾病の症状となるのだ。フェミニストたちが女性の置かれた社会的地位の問題と捉えたことに対して、ＤＳＭに関わる男性たちは精神科診断を提供したのである。

提案の反響

提案に対する反応は、迅速で容赦なく厳しく、提案者たちも予期していないものだった。口火を切ったのは、ＤＳＭ−Ⅲ−Ｒの草案起草にかかわっていた精神科医、ジーン・ハミルトンだった。マゾヒスティック・パーソナリティ障害（ＭＰＤ）や他の新しい障害を入れることに抗議してハミルトンが辞任したことで、この問題は多くの精神療法家や研究者の初めて知るところとなった。テレサ・ベルナルデスは、ＡＰＡの女性問題委員会の議長であったが、ＭＰＤや他の女性に関わる新提案については聴いてもいなかった。彼女は、作業グループがＭＰＤ採択の票決を準備しているという情報をつかみ、ただちにスピッツァーに手紙を書いて懸念を伝えた。フェミニストの精神療法家たちが彼女の警告に反応して、提案に反対するキャンペーンがはじまった。

一九八五年一一月と一二月に、それぞれニューヨークとワシントンＤＣでヒアリングが開かれ、論点が討議された。そして翌年の五月、ワシントンでのＡＰＡの年次総会の席上、三回目のヒアリングが行われた。論争の両陣営は激しく主張を戦わせた。最終決定は、ＡＰＡの複雑な議決手続きを経て行われ、それからマスメディアで報道されることになった。

一九八五年一一月のヒアリングとその後日談

女性たちからの要求によって、APAはヒアリングを開かざるを得なくなった。改訂作業グループの委員長で、パーソナリティ障害の取り扱いを付託された特別委員会の委員長でもあったスピッツァーは、APAの女性問題委員会の代表者たちと、アメリカ心理学会の「心理学と女性問題委員会」の代表者たちの両方から6人を招いた。新しい診断の賛成者も呼ばれたこの臨時委員会のメンバーは、ほとんどが男性で、唯一の女性はスピッツァー夫人だった。彼女はソーシャル・ワーカーで、DSM-ⅢとDSM-Ⅲ-R作成に深くかかわっていた。

ヒアリングの開催に先立ち、スピッツァーは「われわれはDSMの改訂によって診断をより科学的にしようとしているのだ」と説明した。そして証拠として、コロンビア大学精神科の精神科医が診ている八人の患者についての自分の研究をあげた。

アメリカ精神分析学会の会長で、MPDの早くからの支持者であるリチャード・シモンズは歴史的なレビューを行い、その中で「過去においても同様の診断が使われており、妥当性がある」と論じた。スピッツァーも、MPDのDSMへの採用を支持する精神科医の調査の結果を発表した（この研究については本章の後半でふれる）。

それから女性の批判者たちの発言が許された。被虐待女性について大規模な研究をしていた心理学者レノア・ウォーカーは、女性はDVによってMPDが挙げるような行動を強いられてることを説明した。被虐待女性が、殴り返さない、立ち去らない理由は、より激しい暴力や殺害を恐れているためであって、罰を欲しているためではないと彼女は説明した。フェミニスト・セラピー研究所の運営委員長であり、法廷に勤めるサイコロジストであるリン・ローズウォーターは、提案された診断基準が、暴力の犠牲者に典型的な行動であることを述べた。彼女によれば、このような診断が使われることになれば、虐待の犠牲者である女性に回復不能なダメージを与え、その市民権を侵害することとなる。もしこれらの診断が採択されたならば、自分はAPAに対して訴訟も辞さないつもりである、と彼女は示唆した。

パネリストたちは、何らこころを動かさなかった。彼女たちの研究のことは「見たこともない」し、DVの研究は「見当違いである」と彼らは言った。ヒアリングは終日が予定されていたが、正午には打ち切られた。スピッツァーは、「もう十分に聴きました。私たちは診断の起草に入りますから、女性たちはお帰り下さい」と言った。しかし女性たちが退席通告に抗議したので、居残りが許可された。ただし「発言しないなら」という条件付きである。[原注1] 午後のセッションで、パネリストたちはマゾヒズムの定義をめぐって討論した。診断基準が検討され、コンピューターに打ち込まれた。ローズウォーターは、ある診断基準を議論していたスピッツァー夫人が「私だって時々これぐらいのことはするわよ」と言い、スピッツァーが「オーケー。じゃあ、これは外そう」と答えたのを記憶している。ローズウォーターは言った。「おわかりでしょう? これが『科学』だから批判できないって言うのよ」。

そのヒアリングには、全く合意というものがなかった。女性批判者と、ほとんどの男性パネリストの間には、MPDが持つ影響について何ら同意ができなかった。さらに、診断の妥当性について信頼に足る科学的証拠があるかどうか、マニュアルに採用するのに適切な手続きが踏まれているかどうかなどの点でも、合意はなかった。噴出する批判に対し、作業グループはいくつか小さな変更をして批判者たちをなだめながら、一二月のAPAワシントンDC総会に備えたのだった。最初の変更は、マゾヒスティックという言葉を使うのをやめることで「虐待によって喜びを求める」という歴史的な意味を避ける、というものであった。名前は変えられて、「自己敗北型パーソナリティ障害（SDPD）」になった。「この診断は身体的、性的、心理的な虐待を受けている人や、抑うつ状態にある人には用いてはならない」という除外条項も付加された。

フェミニストと討論する中で、また別の新しい診断が提案された。「サディズム性パーソナリティ障害（SPD）」である。これは、他者に向けられた残酷で攻撃的な行動パターンを広く呈するものを言う。この診断は唐突に出現した。虐待を行う男性に適用できる障害をつくることで、MPDに反対する人たちを懐柔しようとしたのである。フェミニストたちは懐柔されなかったが、SPDは論争の節目節目に登場してきた。結局、それは戦闘の他の死傷者とともに葬り去られることになるのだが。

一九八五年一二月のヒアリング

一二月四日にワシントンDCで行われたヒアリングは、APAの学会理事会の特別委員会の委員長、ロバート・パスノー（APAの次期会長）によって召集された。この特別委員会は、DSM－III

の改訂の際に生じた議論を処理するために立ち上げられたもので、この委員会の勧告はあらゆる論争に対する最終的な仲裁案となっていた。このヒアリングの席上、スピッツァーの作業グループは、初めて特別委員会に会見した。

一二月のヒアリングは、一一月のヒアリングの再演となった。発言者は、論争となっている三つの診断（MPD、PMS、倒錯的レイピズム）に賛成する立場と反対する立場の双方から招かれた。診断を提案した作業グループの座長として、スピッツァーは擁護発言をした。APAの女性委員会からの参加者は反対意見を再び述べた。三つの診断それぞれについての発言を聞いた後、特別委員会と作業グループは「フロイトの部屋」という一室に席を移し、三つの診断の取り扱い方を協議した。女性批判者たちは、七日の集会まで、この協議の結果について何も知らされなかった。集会は、特別委員会とスピッツァーが提案した障害（そのときにはSDPDと呼ばれていた）の新しい診断基準についての実地試験を行うという勧告を採択した。

スピッツァーはヒアリングの結果に大満足だった。数日後（一二月一一日）、彼は作業グループにいた同僚に短いメモを送って努力を讃えた。

あなた方の輝かしい努力のおかげで（もちろん批判者の方々の努力もあってですが）、われわれは四つすべてを勝ちとれました。（SPDも入れて四つです）集会が終わって、みなさんにバラの花束を贈りたい気持ちでした。作業グループの活動資金を使って。でも、理性が勝りました……。集会では、SDPDの実地試験も承認されました。診断の閾値を決定するためです。カスと私はすぐにもこの実地試験を計画します。

同じ日、スピッツァーはもう少し長いメモを作業グループの全員に送った。フェミニストたちに対する彼の反感が明らかになっている。

批判者たちは同じことの繰り返しで、「この診断が虐待されている人に用いられる可能性がある」以上のことを言っていないのは明らかです。特別委員会のフィンク博士は、「この議論には結論が出せない。なぜならすべての精神障害は、虐待の結果生じる可能性があるからだ」と明確に言い切っています。われわれのグループの素晴らしい発表と、批判者たちの正義に反する見解（中の一人は、タイム誌の記者に嘘をついていたことを白状しました）のおかげで、委員会はすべての提案を承認しました！　われわれは完勝したのです。

だが勝利は短命だった。フェミニストの批判者たちは、男性優位社会であるＡＰＡの委員会の所行ごときでは、そう簡単には退けられなかったからである。

フェミニストの不満

フェミニストの批判者たちは、メディアやフェミニストのグループなどを利用して、スピッツァーのグループに抵抗を続けていた。多くの支援者が動員され、新しい診断に反対する嘆願書が起稿された。女性たちの怒りはさまざまな形で表れた。例えば、マサチューセッツ大学医学センターの精神科医であるリンダ・ゲイ・ピーターソンは一九八五年一二月にスピッツァーに手紙を書き、こんな提案をした。「スピッツァーがレイピズムやマゾヒズムを擁護するなら、いっそのこと次のような診断を加えてマニュアルを完全なものにしたらどうか」というのである。「正当防衛として反撃する女性を弁護するための精神科診断に『去勢愛好症』はいかがでしょう？ 『レイピズム』に対応する診断です」。その他、痛烈な皮肉を込めて、彼女は「暴力愛好症」「殺人愛好症」など、男性の行動に適用できる診断を提案した。彼女はスピッツァーに、「どうしてもレイピズムとマゾヒズムを加えるというのなら、これらすべてに同様の考慮を払うべきです」と主張した。

スピッツァーにとって、女性からの反対の手紙は、たいした心配の種にはならなかった。彼は論争の収拾に実績があった。彼は、七〇年代の同性愛論争でのゲイと精神分析家の戦いをすでに調停しており（第3章参照）、「神経症」なる語から生じたフロイト派分析家の攻撃をかわしていた。さらに精神障害の定義をめぐって心理士たちを負かすなど、DSMにかかわる一ダース以上の論争を操ってきたのである。フェミニストたちからの御注進は、彼にとって物の数ではなかったのだ。

しかし、深部ではもう少しことは進んでいた。一九八六年三月、女性心理士協会がオークランドで会合を持ち、新しい診断の脅威について話し合い、「女性の診断に反対する連合」が発足した。連合は、フェミニスト、治療施設、被虐待女性、アメリカ心理学会、APA、女性と法律についての国民会議、全国ソーシャルワーカー協会などで構成されていた。嘆願書が全国の女性グループに廻された。反対運動が、力のある専門家の中にも生まれはじめていた。公衆衛生局主催の「暴力と公衆衛生」についての集会で、配偶者虐待問題検討部会が、MPDを「犠牲者を鞭打つ診断」として非難した。一月、女性問題研究所（IRWH）は三つの診断に対する抗議声明を出した。二月、アメリカ心理学会の代表者会議は、新しいカテゴリーに対する反対決議を支援した。合衆国法務省は、刑事裁判に悪影響を与えるとして、倒錯的レイピズムに反対を表明した。五月にはソーシャルワーカー協会が三つの診断に抗議した。

アメリカ予防精神医学協会（精神保健領域では最も有名で学際的な組織である）は新しい診断に反対する姿勢を打ち出した。その協会の会長であるクライレ・フェーギンは、一九八六年三月にスピッツァーに手紙を書き、憂慮を表明した。彼女は自分たちの協会は、「精神障害の分類システムに社会的・文化的偏見がどのように影響するか」について、そして「疫学的なデータもないのに、どうやってこれらの診断が考えられたのか」に強い関心をもっていると書いた。ＳＤＰＤについて、彼女は次のように書いた。

診断基準は、特に女性にとって文化的に容認されてきた性格と行動のパターンを記述している。もしこれらがＤＳＭに加えられるのなら、その他の文化的に仕向けられてきた行動パターンも、すべて同等に加えられなければならない。しかし、攻撃的で、力を用い、相手を食い物にして搾取する、男性文化が助長してきた性格と行動パターンについての診断は提案されていない。後者はどれ一つ精神障害とされていないのに、暴力の犠牲者で恐怖のために逃れられない女性たちだけが、特別な関心を持たれている。犠牲者が加害者に愛着を感じることが、威嚇や死の恐怖から起きているということは研究が証明している。この行動パターンは、パーソナリティ障害ではなく生き延びるための努力なのである。

心理学者のポーラ・カプランは『女性のマゾヒズムという神話』を出版したばかりで、反対運動に特に熱心だった[文献1]。彼女は、ある行動パターンを精神障害として公認しようとするその提案こそが、自分が考察してきたもの、つまり女性たちを抑圧するために用いられてきた神話にすぎないのだと思っていた。カプランは実にさまざまな活動をしたが、この時期は、健康保険産業の新しい診断に対する見方に影響を与えようと尽力していた。なぜなら、もし保険会社が新しい診断を受け入れ、そう診断された人の治療のために精神療法家に医療保険を支払うなら、このような「障害」は医学として制度化されてしまうだろう。保険の支払いは、精神保健サービスの財務上の基盤である。もし保険産業が、このように証拠もなく言い出された障害への支払いを拒否したら、治療者たちも関心を失い、APAはそれをDSMに入れる理由がなくなるだろう、というのが彼女の考えであった。

新しい診断に対するこの春のキャンペーンの狙いは、スピッツァーの提案に対する反対を広く組織して、六月二八日のAPA理事会における採択で、それらの提案を敗北させることにあった。

一九八六年五月の集会

APAの年次総会は、この数年で様変わりしてしまっていた。科学的な発表、政治的裏工作、製薬会社のブース、そして草の根運動などが入り乱れていたのである。それはまた、概ね白人男性たちの集会でもあった。五月一二日の集会は、スピッツァーたちにはすっかりお馴染みとなった顔ぶれ（レノア・ウォーカー、ローラ・ブラウン、リン・ローズウォーター、リニー・ガーフィンケルら）による抗議デモに見舞われた。次の日、スピッツァーによって計画された、PMSとSDPDについてのＡＰＡの公式シンポジウムが開かれた。シンポジウムは討論形式で行われ、選ばれた演者はそれぞれ、賛成、反対の討論を行った。ジーン・Ｂ・ミラーとカプランはあわせて一六分のＳＤＰＤの反対討論を行った。フレデリック・カスとリチャード・シモンズは擁護発言をした。学問的な討論だったが、緊張と怒りに満ちていた。女性たちの気持ちは一致していた。多くの嘆願書と抗議もあった。彼女たちの立場を示す科学的な証拠もあった。新しい診断を支持する科学的データは弱かった。それにもかかわらず、ＡＰＡの圧倒的な力を前にして、女性たちは劣勢を意識せざるを得なかった。

一九八六年六月の理事会

反対キャンペーンは、六月二八日の理事会（そこでは三つの診断が取り扱われる予定であった）に向けて盛り上がっていった。六月二三日、カプランは批判を要約した手紙を理事会宛てに送った。「どの診断も、実質的な内容のない科学的偏見に満ちている」「どの診断も、有効な精神医学的治療が知られていない」「新しい診断について、パーソナリティ障害の専門家の間でも鋭く意見が分かれている」「不利な立場の女性が診断されるとき、その診断の用いられかたに影響する偏見と主観性が存在している」。それに加え、彼女は理事会に、ＡＰＡがメディアから屈辱的な批判をうけている事実をつきつけた。

スピッツァーの作業グループの提案に反対する二八〇〇人以上の署名入りの嘆願書は、ＡＰＡの新会長ロバート・パスノーに送られた。女性国民組織（ＮＯＷ）はその反論を広報し、ＡＰＡに影響のある女性たち（APAの元会長キャロル・ネーデルソンや数年後に会長となったエリッサ・ベネデックら）も反対の論陣を掲げ、提案に対して発言し続けた。

理事会は一〇対四でスピッツァーの提案を否決した。しかし女性たちにとっては部分的勝利に過ぎなかった。SDPDとPMSは改訂版DSMの付録に位置づけられることになったのである。つまり正式な診断として承認しないかわりに、別の形で利用できるようにするというのだ。サディズム性パーソナリティ障害（SDPDに釣り合わせる目的で案出された診断）も、付録に入ることになった。倒錯的レイピズムは完全に落とされた。診断のどれ一つ、完全には承認されなかった。しかし、それらを付録に入れるという意味は不明瞭で、よく検討しなければならない代物であった。

スピッツァーは自分の作業グループの敗北に素早く反応した。敗北の数日後に、彼は「パラフィリア諮問委員会」の委員に手紙を書き、レイピズムの放棄を喜んでいると表明する一方で、SDPDについては残念なことになったと伝えた。さらに数日後、彼は会長のパスノーに手紙を書き、新しい診断を「付録」とした理事たちの考えに、作業グループのメンバーは落胆していると嘆いてみせた。そして理事会が議決に際し「十分に考え尽くしていなかった」と非難した。彼は、理事会が新しい診断の公認は望まないものの、その取り扱いにはっきりした態度をとっていないことを知っていたので、理事会に一つの妥協案を提示した。それは、マニュアルの本文に新しい診断を入れるが、次の注釈をつけるというものであった。

注意：このカテゴリーは、その妥当性についての議論が存在するが、DSM−III−Rに加えられた。

このカテゴリーは誤用を生む可能性が高い。したがって、この診断は注意深い鑑別診断がなされ、診断基準が完全に満たされるときにのみ用いられなければならない。

スピッツァーは考えた。理事会がこの診断に「他のDSM－Ⅲ－R診断とは異なる」という旗を立てることは許そう。一方、「注意書きに従いさえすれば、研究者も臨床家もこの診断を使える」ようにしたい、と。もちろん彼は、おおっぴらにこう提案したわけではない。何と言っても理事会が最終決定権を持っていたからである。（ところで、この「注意深い鑑別診断がなされ、診断基準が完全に満たされるときにのみ」という注釈は、そのほかの診断にはそのような注意深い鑑別診断はいらない、ということなのだろうか？）さて、スピッツァーはこの妥協案を呑ませようとして、パスノーに「作業グループでは全員一致で賛成しているのだから、付録に入れるという理事会の決定は受け入れ難いだろう」と伝えた。明らかに、スピッツァーは、三つの診断をDSMの本文に採用させようとしていた。

しかし、妥協案はあっけなく拒否された。二週間もたたないうちに、スピッツァーは理事会の役員に、三つの診断が「新しい論争的なカテゴリー」という名の付録に入れられることを容認するメモを発送した。実際、次の月に出版されたDSM－Ⅲ－Rの第二草稿では、そのとおりになっていた。その後も、新しい付録の呼び名や、論争となった診断にコード番号をつけるべきかどうかについての交渉が続いた。女性たちは、スピッツァーの作業グループによる執拗な動きをモニターし続けた。

一年後にＤＳＭ－Ⅲ－Ｒが出版されたとき、ＳＤＰＤとＰＭＳ（最終的には、「黄体期後期の不機嫌性障害」と呼ばれた）とＳＰＤは、「提案中の診断カテゴリーで今後の研究を要するもの」という名の付録の中に入っていた。コード番号はつけられていなかった。全く新しいタイプの付録がつくられたわけである。それは、注意書きに従えば公式に使用できる診断やさまざまな意見がまるごと入ったタンクであった。スピッツァーは、駆け引きがあったとは言わないだろう。しかし誰が見ても、激戦の末、科学的ではなく政治的な妥協が図られたのだ。

カプランは『女性のマゾヒズムという神話』の結語の中で、こう予言して警告している。「こうした診断に安心できない第二の理由は、スピッツァーか他の誰かが、それを次の改訂版ＤＳＭの主文に動かし、その結果、完全な地位を与える提案をすることが可能だからである。だから闘争は続けていかなければならない」。そして、そうなったのである。

科学を診断する

ＤＳＭ－Ⅲの売りものの一つが、科学的根拠のあることだった。それ以前のＤＳＭでは、科学的な原理の相対的欠如が弱点の一つだった。そのためスピッツァーたちは、科学的標準、経験科学的研究、そして正確なデータによってＤＳＭを刷新しようとした。新しい精神科診断を、臨床的な気まぐれや理論的偏見によってではなく、科学的な精査に耐える客観的な根拠に基づくものにしようと主張したのだ。

ＤＳＭ–Ⅲの改訂過程で、ＭＰＤを入れることが問題となった。一方で、精神分析理論には以前からマゾヒズムという概念があった。分析家は、それに悩む患者を診ていると主張した（もっとも、治療成績はあまり良くはなかったが）。ＤＳＭ–Ⅲ–Ｒ実行委員会は、この精神分析の伝統を反映した公式の診断カテゴリーがあってもよいだろうと考えた。

しかし、提案された診断には、その基盤となる科学的な根拠が全くなかった。女性のマゾヒズムについての精神分析の文献は、すでにその根拠について攻撃を受けていた。それは学習された行動を、生得の生物学的現象と混同していた。女性の献身を苦痛を求めていると誤って解釈し、女性たちが後の満足のために今の苦痛に耐えるという事実を無視し、そして女性の強さ（慈愛に満ち、庇護的であること）をパーソナリティ障害のサインだと見なしてしまった。さらに精神分析の文献の弱点は、それが症例研究にだけ基づいていて、新たな科学的精神医学の主流になっていた方法論的な洗練を欠いていたことであった。

この科学の空白地帯へと、スピッツァーたちは踏み込んだ。ＤＳＭ–Ⅲの改訂を託された委員会は、科学的根拠に裏打ちされない、論争の的となるであろう新しい診断をどうやって提言できたのだろうか？　この数年の間に彼らは、科学的証拠を得るための比較的単純で迅速な方法を完成させていた。境界型パーソナリティ障害と同様（第六章参照）、ニューヨーク州立精神医学研究所とコロンビア大学精神科で研究が行われた。

診断づくりにおける科学の使われ方を知るには、精神医学の雑誌に掲載された論文をレビューするしかない。ＭＰＤをめぐる闘争において、これまでに掲載された研究の意義についての主張と反論がなされた。問題となっている論文の数はごくわずかで、素人の読者にもとっつきやすく、しかもこの論争の中で何度も引き合いに出されているものである。だから、その研究を読めば、DSMがどのような科学に基づいているかを知ることができる。

一〇項目の診断基準の研究

スピッツァー、フレデリック・カス、それにロジャー・マッキノンは、パーソナリティ障害についてのAPAの諮問委員会のメンバーだった。彼らは、諮問委員会に最初にその提案がなされた後、しかしそれが部外者に広く知られる前に、小さな研究を行った。研究は一九八四年に実施され、一九八六年の二月に公表された〔文献2〕。だが、この公表までに、マニュアルに新しい診断を入れる最初の決定はすでになされていた。

この研究は面白い。なぜなら精神障害の性質という重要な問題が、「DSMの工作員たち」によっていかにマイナーな問題にすりかえられていくかを教えてくれるからである。このすり替えは、工作員が一度ならず使った手で、診断をでっち上げる方法の一つでもあった。

論文のタイトル「マゾヒズム的な性格：経験科学的研究」は、看板倒れとしかいいようがない。論文はたった三ページで、その中に二つの表と一六の引用文献が含まれている。引用文献のうち二つだけが一〇年以内のもので、大多数は三〇年以上前の精神分析の文献である。この新しい診断に関連した最近の論文があったとしても、提案者は見逃してしまっているようにみえる。しかし、現実にもこのような研究はないといってよいようだ。

今回の研究は次のように行われた。著者らは、MPDに特徴的と考えられる一〇の特徴の予備リストを準備した。リストは諮問委員会に渡され、修正された。次に著者らは、自分たちの施設に所属して現在治療を行っている一五人の精神科医を選んだ。どうやって、あるいはなぜ、この一五人が選ばれたかはわからない。通常、サンプルの選択についての情報は論文に載っているものだが、この一五人が他の臨床家たちの代表として選ばれたのか、単に便利なサンプルに過ぎなかったのか、不明である。

一五人の精神科医は、精神療法中の患者のリストをつくり「そのリストから、アルファベットの順に（昇順か降順に）三〜五人の患者を選ぶ」ことを求められた。この手順が何を意図しているのか、説明はない。どんな条件で、精神科医は三〜五人の患者を選んだのだろう？　すべての患者から選ばれたのか？　パーソナリティ障害の人たちだけからか？　著者らは、リストの最初か最後の患者が代表的なサンプルとなると考え、どれが選ばれたかは重要ではないと思ったのだろう。表向き、サンプリング方法が書いてある段落には、研究が一般化できる可能性に若干ふれているだけで、サンプリングについての有用な情報はほとんどない。

この一般化できそうな方法で選ばれた五九人の患者は、六四％が女性、八八％が白人であり、平均年齢は三五歳だった。選ばれた患者について、精神科医たちは四つのことを依頼された。まず一〇項目のマゾヒズム的特徴について、その特徴の有無、あるいは情報不十分のため不明であるかを示す。次にDSM–III診断をする。三番目に四点制による指標（「特徴なし」「若干の特徴」「ほぼ基準を満たす」「基準に完全に合致する」）を用いて、一一種類あるDSMのパーソナリティ障害について患者を評価する。最後に、「自分の個人的基準を用いて」、同じ四点評価でそれぞれの患者にマゾヒズム的パーソナリティがあるかどうか患者を評価する。

論文には、回答者である精神科医にどのように研究目的が説明されたか書いていない。このような研究では、回答者の判断に影響を与えないために、研究目的はしばしば隠されるのだが、そのような形跡はない。三人の著者はパーソナリティ障害を調査するＤＳＭ－Ⅲ改訂委員会の周知のメンバーであり、その彼らが職場の同僚に情報をせがんでいたわけだから、回答者たちにはその研究目的は明らかだったはずである。かりに知らされていなかったとしても、チェックリストを受け取った途端、理解できただろう。まず最初にマゾヒズムに特徴的なチェックリストを完了させ、次に公式診断をし、それから一一のパーソナリティ障害それぞれについて患者を評価し、最後にどんな基準でもよいからＭＰＤについて患者を評価せよというのだ。精神科医でなくとも、何が行われているのかわかろうというものだ。

だが科学的には、行われていることはそのことほど明瞭ではない。研究の意図は、一つには四つの作業結果の間の関係を調べることであった。回答者による患者の評価に、何かのパターンがあったのか？　こうした研究においては、研究を一貫させるために重要な二つの暗黙の前提がある。一つは、回答者が行ういくつもの評価が、それぞれ他の項目の評価から独立している、ということである。二つめに、これらの評価のいずれもが、研究者の調査意図からの影響を受けない、ということである。この研究では、両方の前提が無効である。

明らかに回答者らは、前問に対する自分の回答を知った上で、「別の」評価を行った。「独立的に」ではない。人間には認知的な一貫性があるから、患者の客観的特徴とは全く異なる、いくつかの回答パターンが得られただろう。それは患者を評価するテストではなく、患者の印象から一貫した答えを創り上げるという精神科医の能力を問うテストなのであった。このような研究の方法論では、回答が偏らないことはありえない。

さらに、研究者たちの求める特定のパターン（つまりMPDをDSMに入れることを正当化するようなパターン）についての暗黙のメッセージを、回答者たちは受け取っていた。「ここにMPDの一〇項目の特徴があります。あなたの患者の誰がこの障害を持っているか教えて下さい」と。

精神科医らは要請に従った。論文によれば、四四人（七五％）がいずれかのパーソナリティ障害と診断された。この割合は、通常のサンプルで報告されるよりも高い。パーソナリティ障害患者を受け持つ精神科医らによって故意の選択が行われた（このことはサンプリングデザインで決して言及されなかったが）からかもしれないし、パーソナリティ障害患者を見つけたいという彼らの願いでそうなったのかもしれない。

精神科医は八人の患者にMPDがあると診断した。パーソナリティ障害の中で二番目に多く、またこれらの五九人の患者につけられたあらゆる診断の中でも三番目に多い診断だった。これは注目に値する結果である。当時、MPDは公式診断では「なかった」し、合意された定義も診断基準もなかった。にもかかわらず、一五人の精神科医のうちの若干名（何人かはわからないけれど）が、自身の患者に不安障害と同じくらいの頻度でマゾヒズムを見出したのである。著者らは、これまでは少ないと言われてきたのに、実は頻繁に認められる障害であると「発見した」かのような言い方をして、この非公式な障害が「臨床家によってしばしば診断される」と報告する。これは復活信仰を持つキリスト教徒に、「今までに復活したことがありますか？」と尋ね、あまりにイエスが多いのでびっくりしているのと同じぐらい、「科学的」なことである。

実際、マゾヒズムの蔓延を活字にすることが研究目的ではなかったのだが、それは重要な政治的効果をもたらした。もし回答者が、患者にはマゾヒズムの特徴を病むものはいなかったと答えたら、どうなっただろう？　研究は台なしになり、間違いなく公表はされなかっただろう。だから、マゾヒズムが「最も普遍的な診断の一つ」と報告できたことによって、著者らは「実際に存在し、普遍的で、かつ未研究である何かを研究している」と安んじてアピールできた。

このような重要な印象を確立しておいた上で、論文は素早く細部に移行してしまう。一〇項目のマゾヒズム的な特徴の大部分が、患者のおよそ半分（四五～六〇％）に存在すると評価され、その特徴には〇・七八のクロンバッハのα係数（α係数とは、一連の特徴が統計的に「関連する」程度を示す一般的な指標）があったと報告された。もし項目が同じ概念（例えばマゾヒズム）を測っているなら、α係数は高くなる（一・〇に接近する）。このケースではそうだった。α係数が低い場合は、同じものを測っていないことを意味する。

だが、α係数が高いからといって、現象それ自身の概念的な正当性は確立されない。例えば、もし熱狂的な反ユダヤ主義者に、同族意識や共産主義への共鳴のような特徴や国際金融の支配についてユダヤ教徒を評価するよう頼んだら、高いα係数を得るだろう。それらはこの研究の上では相関し、一貫性を持つだろう。だが、その調査結果をもってユダヤ人の特徴が正確に測られたことにはならない。反ユダヤ主義者の偏見に満ちた信念体系が捉えられたに過ぎない。マゾヒズム的な特徴が相関することを示すことは、マゾヒズムの存在や、それが精神障害であるかないかを決定する根拠とはならない。

しかし研究の表立った目的は、一〇項目の特徴がうまくマゾヒズムを反映するか調べ、それを他の障害から区別することであった。研究結果は、大きな表で報告され、一〇項目の特徴と一二種類のパーソナリティ障害の間の計一二〇個の相関係数を示している。使われている相関係数の詳しい種類は、表でも本文でも全く述べられず、メジャーな雑誌の論文としては驚くべき粗雑さである。全体を見ると、一〇項目の特徴と一一種類の現存するパーソナリティ障害間では相関は低かった。しかし、マゾヒズムの診断との間には中等度の相関（その幅は〇・一九〜〇・六八）があった。この相関が意味するところは単純である。「臨床家がＭＰＤを考えた患者には、他の診断が考慮された患者たちに比べ、マゾヒズム的な特徴を見いだす傾向が大きい」。これは良いニュースであり、専門誌を通じて広める価値を持った証拠だと見なされた。

ランダム抽出されたサンプルからのデータに基づいた相関が報告されるとき、研究者はしばしば統計上の有意性のテストを行う。テストは、偶然の相関がサンプリング・エラーとしてどの程度起こりうるかを査定する。これはサンプル数が少ないとき、特に重要である。そこではサンプリング・エラーがより重大な問題となるからである。この研究では、サンプル数は比較的小さく（$n=59$）、ゆえに相関は不安定である。有意性のテストは、相関がサンプリング・エラーによって生じたものではないことを示すために使われるものだが、ここではどのテストも報告されていない。

繰り返すが、データが精神科医と患者からランダムに選ばれていた場合、有意性のテストは有用である（ただし、サンプルがランダムに選ばれたかどうかはわからない。サンプリング方法の記述が不完全だから）。著者らによると、有意性を報告しなかった理由は、サンプルがランダムに選ばれていなかったからだと言う。すると、そのような場合、結果は必ずしも一般化できない。しかしこの説明はなされない。実際、何の説明もなされていない。説明していたら、研究の目的はたぶん損なわれていただろう。

実は、有意性のテストが、ただし別の目的で使われていた。著者らは八人の患者がMPDと診断されたと報告し、そのうちの六人が女性であったことを強調する。他の診断では、このような性比は報告されていない。なぜこの情報を伝えるのか？　このとき、著者らは新しい診断に対するフェミニストの批判に敏感になっていたので、性別とマゾヒズムの間の相関が「統計学的に有意ではなかった（$r = -0.15$, $p = 0.12$）」と報告しなければならなかったのである。この部分の検討は、本来全く余計なことであった。

より重要なことは、（六人の女性と二人の男性という）小さいサンプル間のスコアを比較するのにどんな種類の有意性テストを使っても、マゾヒズムの性差が本当に大きくならない限り、実際には有意差は出せないということである。要するに、著者らが有意性テストを実施した部分は統計学的には無意味な部分で、逆にまさに政治的には重要な部分であった。彼らは、MPDと診断された八人のうち六人が女性であったが、それでも女性がマゾヒストと診断されやすいということは「ない」と言いたかっただけなのだ。

論文の最後のデータは、著者らがすでに示したものを再認するだけのものである。彼らは、精神科医が患者に認めたマゾヒズム的特徴の数が多いほど、彼らがMPDの診断を患者に与えることが多いと説明する。この陳述で彼らの調査結果の報告が終わる。

短い考察の部分で著者らは、彼らの所属する諮問委員会が、この調査結果に基づいていくつかの特徴を削除し、いくつかの言葉を言い換え、一つの新しい特徴を付け加える決定をしたと報告する。その新しい特徴とは、「喜びを持つ機会をしばしば拒絶する」である。診断カテゴリーが新たに組み立てられたことで、DSM–III–Rは起草を待つばかりとなった。

彼らはこの研究で新しい病気の認識への第一歩をしるしたと考えた。だが、その研究とは次のようなものなのである。精神科医にマゾヒズム的な特徴のチェックリストを与え、それを使って患者を評価させた。次にどの患者がMPDか尋ねた。マゾヒズム的な特徴を持つ患者と、MPDの間には関係がある。それだけのことだ。

さらなる研究、混乱した結果

一九八五年一二月、APAの委員会は自己敗北型パーソナリティ障害（SDPD）とラベルを貼り直された障害の診断基準について全国的実地試験を承認した（単語「マゾヒズム」は、パーソナリティの問題を示すために一〇年来臨床で使われていた言葉だった。だが、女性の批判者をなだめることが不成功に終わり、削られていた）。承認は、スピッツァーの事前の勝利を意味した。APAの進行命令で、スピッツァーたちは再び作業を開始した。一九八六年初頭に最初の研究が活字になったとき、彼らはさらに二つの研究に着手した。二つの研究は一つにまとめられ、「自己敗北型パーソナリティ障害のためのＤＳＭ－Ⅲ－Ｒ診断基準の全国実地試験」と題された論文となった。[文献3] だがこの論文が活字になったのはＤＳＭ－Ⅲ－Ｒが出版されて二年もたった、一九八九年一二月であった。この出版遅延のパターンは珍しくない。決定が終わってマニュアルの新版が出版されるまで、その問題と関係のある研究が公表されないことはしばしばであった。

最初の研究には、「ＡＰＡの人名索引でパーソナリティ障害に特に興味を示していた二〇〇〇人の精神科医」への郵送アンケートが含まれていた。これら二〇〇〇人のサンプリング方法は、論文では説明されない。研究者らは自分たちが欲しているものを直接的に追求した。アンケートには手紙（ＡＰＡのロゴ入り便せんに書かれていた）が添えられていて、そこにはＳＤＰＤをめぐる論争があることが記され、研究者らの助けになるようなデータを提供するように返送者に依頼されていた。研究者らがＳＤＰＤを提案していたことは誰もが知っていた。アンケートには次のような文章があった。

現在われわれは、あなたがＳＤＰＤという診断をＤＳＭ－Ⅲ－Ｒに入れるべきだと考えているかどうかを知りたいと思っています。ＹＥＳと答えるなら次の二つのことを意味するでしょう。

・あなたは質問五でリストアップされた八つの項目のうちのいくつかで特徴づけられる自己敗北型の行動パターンを患者に認めた。このパターンは青年期までに始まり、身体的虐待、性的虐待、心理的虐待に対する反応として、それを避けるために生じたのではない。また個人がただ抑うつを感じているときにだけ生じるものでもない。
・あなたはDSM-Ⅲに現在あるパーソナリティ障害では、この自己敗北型のパターンを記述し理解するのにふさわしくないと考えている（境界型パーソナリティ障害のような他のパーソナリティ障害が共存するかもしれないが）
もしYES（DSM-Ⅲ-RにSDPDを入れる必要があると思う）なら、ここにチェックして……回答を続けてください。
もしNOなら、ここにチェックして……同封した封筒でアンケートを返送して下さい。

「情報をおねだりする」という研究のやりかたは、抽出標本研究として尋常ではない。普通、研究者たちの信念は回答者には伝えられない。回答者が知らぬ間に影響を受けないように、論議になっている問題について尋ねるような場合には、中立的となるように注意深く言葉を選ぶものだ。この観点から言うと、研究者たちが、疑問文（「……があるか？」「……が必要と思うか？」）ではなく、平叙文（「あなたは……と思う」）を選んでいることは注目に値する。さらに驚くべきことは、DSM-Ⅲ-RにSDPDを入れる必要がないと思う人たちには、アンケートを返送するように頼んでいるだけで、患者についての記述をしなくてもよいとしていることである。

必要ないと答えた精神科医（ノン・ビリーバー）を除外したことについては、「診断基準に示される自己敗北型の行動パターンを診たことがない回答者に、その診断をさせるよう頼むことはほとんど意味がないと考えられたので、『ノー』と答えた回答者には未完成のアンケートを返送するように頼んだ」と正当化されている。SDPDの必要性に同意しなかった人からは、「学ぶことは何もない」と考えていたわけだ。返ってきたアンケートの半分がそうであったのに。研究者らは、ノン・ビリーバーに「なぜ新しい診断の必要性を感じないか」「診断基準で示される行動をどのように診て、解釈するか」「治療している患者の臨床的プロフィールをどのように記述しているか」を尋ねればよいのに、そうはしなかった。ノン・ビリーバーは研究から退けられてしまったのである。

イエスと答えた人たち（ビリーバー）は回答の継続を許され、SDPDの八つの診断基準について、それが「SDPDの患者」と「そうでない患者」を特徴づけたかを示すよう求められた。回答者たちはこのようなクイズに簡単に答えることができた。つまり彼らはSDPDの八つの診断基準を与えられ、その障害である一人の患者と、そうでない一人の患者を判定するように頼まれた。それから彼らは、この二人の患者について八つの基準があるかないか判定するように頼まれた。熟練した精神科医が、こういう条件下で、スピッツァーの欲するデータを提供できなかったとしたら、そのほうが驚きである。

実際には驚きではなく、失望が残った。六二〇人（三一％）だけがアンケートに答え、そのうち女性は一二％だけであった。二人の患者の評価を完了したのは、二二二人だけだった。つまり研究結果は、サンプルのただ一一％のみに基づくデータによるものだということである。この一一％の小集団は、論文中ではうまく隠されているが、誰がみてもSDPDの賛同者である。結論は、「SDPDの患者の方がそうでない患者よりも、SDPDの特徴を持つ可能性が高かった」ということであった。こんなことは、誰にでもわかる。SDPDの特徴のうちの七〇％～九二％が、SDPDの患者を記述するために使われていた。だがその特徴は、他の患者の特徴としても「現れて」いた。

それぞれの特徴がＳＤＰＤではない患者の二九％～五一％に存在していると判定された。

この単純で予測可能な結果は、すべて科学的な言葉に変換されて報告された。「見込み比率」「感受性の計算」「特異性」「予言価値」「識別力」等々……。慣れていない読者は、何か極めて重要なことがこの「実地試験」で発見されたと思わされてしまうだろう。

同じ論文で報告された二つ目の研究は、似たような方法論を使っていたが、多少違ったところに焦点が当てられていた。パーソナリティ障害に特別に興味を持っていた五〇〇〇人の精神科医の別のサンプルが、前の研究と同じ情報源から引き出された。アンケートとともに、「パーソナリティ障害の診断基準間の関係の研究に協力してほしい」という手紙が送られた。ＳＤＰＤについてははっきりと言及されていなかった。国中のメディアがＤＳＭの論争をリポートしていたし、多くの精神科医はその対立や、その対立におけるスピッツァーの役割に気がついていたから、それが合理的であったろう。パーソナリティ障害（調査のトピック）に特別な興味を示しているとされた精神科医のうち、ただ二八％のみがアンケートを返送してきた。

アンケートは三二の診断基準をリストアップしていた。それは、境界型パーソナリティ障害、依存性パーソナリティ障害、そしてＳＤＰＤのすべての診断基準をあわせたものに、他のタイプの障害から七つの基準が追加されたものだった。精神科医は、パーソナリティ障害だろうと「ぴんときた」最初の患者を選択するよう求められていた。（患者の情報を得るにはきわめて疑わしい方法である。）それからその患者が三二の基準のいずれを満たしたかを示し、患者のＤＳＭ－Ⅲでのパーソナリティ障害診断を記すよう求められた。研究の意図は三つのパーソナリティ障害間の重複の度合いを調べることであった。

精神科医がいずれの基準の組合わせをチェックしたかに基づいて、コンピュータを用いてDSM−Ⅲ−R診断を確定させ、スピッツァーらは、三つのパーソナリティ障害の一つを持つと分類できる患者がどのくらいいたかを報告した。三つの障害のそれぞれで、女性の患者の方が男性患者よりもパーソナリティ障害と診断される率が高いことに彼らは気づいた。女性は男性より一・五倍SDPDの診断基準に合致する。以前の研究結論（SDPDの頻度に男女差はない）と異なるように見える。他の分析が同様に報告された。SDPDの診断基準の内的な一貫性は、α係数により計測され、〇・六一で普通の（高くない）レベルであった。より問題なのは、SDPDが他の二つの障害から特に独立していなかったということであった。高い重複率はSDPDの説得力を非常に弱めた。だがもちろん、この論文が活字になって公表されるまでに、SDPDはDSM−Ⅲ−Rの特別付録という無事に落ち着く先を見つけていた。

最終的に、研究者たちは診断基準を因子分析にかけた。三つの障害がお互いを峻別すると想定されている基準が、実際にそうかどうかを判定する複雑な統計上の手続きである。結果は「すべての診断基準のセットの要因構造は、三つの独立した性格領域という臨床的仮説に一致しなかったことを示す」と著者は認めている。この最後の研究は、研究者が欲していることに回答者が左右されなかったただ一つの研究であった。その唯一の研究が、SDPDという新しいカテゴリーは、「その存在を信じている人たちにだけ見える」ということを示唆していたのである。

APAはDSM−Ⅲ−RにSDPDを入れたが、その診断が独立した精神障害であり、臨床医によって幅広く支援されたという根拠はなかった。そして、急遽つくられたデータは、最小の科学的厳密性にすら達しないものであった。

マゾヒスティック・パーソナリティ障害の敗北

DSM-Ⅲまでに確立され、今日まで続いているパターンをみれば、APAの診断づくりには終わりがないことがわかる。新しい診断を加え、診断基準を修正し、そして診断を削除する営みは、マニュアルの周期的改訂の間もコンスタントに続いている。「自己敗北型パーソナリティ障害(SDPD)」は一九八七年出版のDSM-Ⅲ-Rの特別付録の中で、戦いに備え政治的支援を蓄えていた。翌年、DSM-Ⅳの仕事が始まり、戦闘は再開した。

三つの要因により、SDPDをめぐる新たな戦闘が不可避となった。一つは、それが政治的妥協として「さらなる研究が必要であると提言された診断カテゴリー」という表題の付録に入れられていたからである。スピッツァーたちはSDPDをマニュアル本文に転進させることを望んでいたので、そうするかそれとも削除してしまうかをめぐって論争が起きた。第二に、DSM-Ⅳ実行委員会の主要な課題の一つが、診断の採用を決める科学的な査定に委員会が関与することであったので、遅かれ早かれSDPDには科学的な証拠が不十分であると見なされることは避けられなかった。より説得力を持つ新しいデータが必要となった。第三に、女性批判者はこの屈辱的診断がマニュアルに入るのを阻止するために、公的手段に訴えようとしていた。DSM-Ⅳ作成の間、SDPDはその生存をかけて戦わなければならなかった。

決断のイデオロギー

ＤＳＭ－Ⅳ作成の早期に、ＤＳＭの決議にはこれまでの版以上に科学的データが重要となる、という警告が与えられた。これは、次の版はこれまでのような暫定的な作品ではなく、医学の一分野としての精神医学のイメージを高めるものになる、という多少広告的要素を含んだ発言であった。ＤＳＭ－Ⅲ－Ｒ実行委員会のメンバーであり、パーソナリティ障害の専門家のアレン・フランシスは、ＤＳＭ－Ⅳではパーソナリティ障害に注目が集まるだろうことを見越して、ＤＳＭ－Ⅳ実行委員会を率いることとなった。さらにＤＳＭ－Ⅳの研究コーディネーターとして、心理学者のトーマス・ウィディガーの参加が取り付けられたことで体制が整った。ウィディガーもパーソナリティ障害について幅広い業績があったからである。

種々の問題に対処するために作業グループが結成された。一九八八年、ノースイースト精神医学会の精神科医スーザン・フィースターは、ＳＤＰＤに関する問題を再検討する仕事を割り当てられた。ポーラ・カプランはフランシスから、フィースターと連絡を取って外部コンサルタントとして働くように指示を受けた。カプランは指示に従い、「自分はＳＤＰＤのために適切な文献をレビューする計画をしている。作業グループのコンサルタントとしてこの仕事ができることはうれしい」とフィースターに述べた。後にカプランとＤＳＭの委員会の関係は泥沼化するのだが、この時点では無邪気な関係だった。しかしやがてカプランは、マニュアル作成という一見開かれた科学的プロセスで、「誰が何をしているのか」「いつどのようになされたのか」を知ることがどれほど難しいか思い知らされることになる。

カプランはずし

フランシスらとのやりとりを受け、カプランは文献のレビューを熱心に手伝おうとした。しかし彼女は関与の方途が見つからず、欲求不満を募らせていった。フィースターとの連絡から六ヵ月がすぎたが、彼女の元にはSDPDの作業グループが集めていた資料は届かず、何の指示も来なかった。カプランは一九八九年五月にフィースターに宛てて「自分はSDPDについて広範囲の文献レビューをしていて、それを採用に反対する人たちに公開する準備をしていた。しかしフランシスに招聘されたので、作業グループと敵対するのではなく、むしろ一緒に働きたいと考えていたのだ」、と憂慮の手紙を送った。カプランはフィースターに、SDPDを公式診断として確定することを正当化できる科学的研究を未だにほとんど見いだしていないと告げた。カプランの手紙は「私は作業グループからの排除を感じているぞ」という警告でもあった。「もし作業グループが、私を黙らせるためにコンサルタントに選んだのなら、私はすぐにでも公衆とメディアの元に行く気です」と彼女は述べた。三年前、彼女たちは、SDPDをマニュアル本文から付録の中に押しだすために、そうしていたのである。彼女はフランシスにも手紙のコピーを送った。

カプランはただのコンサルタントに過ぎなかったので、議事決定の予定表の中に彼女の名前はなかった。フィースターは作業グループのメンバーで、確かにコンサルタントからの情報を受け取り、定期的に彼らに資料を送っていた。しかしコンサルタントの役割は作業グループメンバーのそれと全く異なっていた。この違いによってカプランは蚊帳の外におかれている気がしはじめた。そして、事実そうなのであった。すでに彼女はSDPDのレビュー原稿を完成させていて、それを作業グループの長であるジョン・ガンダーソンに送りつけた。ガンダーソンは彼女に感謝した。しかし、届くのが遅すぎた。「グループはすでに、存在している証拠だけではSDPDを本章のどこかに入れることはできないと考えている」とガンダーソンは彼女に伝えた。パーソナリティ障害の作業グループはまだSDPDの取り扱いに迷っているので、決定のための新しい証拠を採用することになるだろう、とガンダーソンは言った。

フランシスはカプランのレビュー論文を受け取ったことを認めた。一九八九年一〇月の手紙で、フランシスはカプランに「証拠についての公平なレビューによっても、科学的な支持が充分に証明できないから、SDPD診断はひっこめられるだろう。熱い論争は必要ないと思う」と伝えた。驚くべきことに、スピッツァーが公式診断にSDPDを入れるために必死で戦ったその二年後には、以前の彼の参謀だったフランシスが、「診断を捨て、新たな論争は避けたい」と示唆したのだ。しかもその相手はカプランである。フランシスは彼女に、「あなたが反対しなくても、その診断は科学的な証拠の欠如のために死ぬ」と保証したかったのだ。

それでもカプランは、SDPDの作業グループについての関心をフランシスに表明し続けた。フランシスは彼女に(一九九〇年二月の手紙で)、「あなたの声は届いており、私はSDPDがDSM—Ⅳの論争の種になるとは思っていない」と保証した。一九九〇年一一月、カプランはSDPDグループと縁を切り、コンサルタントとして名前が載らないよう要請した。フランシスは「DSM‐Ⅳで採用されている細心の方法に対するあなたのしつこい誤解には、ずいぶん苦労しました」と書き送って、彼女の辞表を受理した。

フランシスは実際には、カプランよりもSDPDの命運を見通していたかもしれない。しかしカプランにしてみれば、APAの男たちが「どのようにデータを生産し、反証を無視して、己を通そうとしたか」という観察に六年の歳月を費やしていた。DSM‐Ⅳの作業グループは、自分を「活動の中心に近づけない」ように、だが「女性の批判者からも十分なアドバイスを受けていたと後で主張することができる」ように自分を扱おうとした、と彼女が信じていたとしても不思議はないだろう。

最終決着

フィースターのSDPDに関する科学的な証拠についての結論は、カプランが五年前に仕上げていたそれ（つまりマニュアルにSDPDを入れる必要性を示唆する科学的な証拠がほとんど存在しなかったという結論）と大差なかった。スピッツァーたちによる小さな実地試験研究の後に、他の研究も行われていたが、結果は混乱していた。フィースターは次のように報告した。

SDPDの性質を説明する試みに進歩はあったものの、過去数年にわたって行われた研究には限界がある。……妥当性を証明するデータがほとんどない。例えば、関連する特徴、障害、併発症、なりやすくなる要因、家族歴、生物学的なマーカーなど。臨床、法廷、あるいは他の状況で、この診断が使われることにより生じる弊害についても正式なデータがない。その診断は、経過、予後について何かを示唆するのか、あるいは、経過や予後や治療結果について何ら研究がなされていない状況下での治療に際して、その診断告知が役立つかどうかについての情報がほとんど、あるいは全然ない。加えて、この障害を採用することで生じる否定的な効果を憂慮する声があがっている。

フィースターは、SDPDをこのまま「さらなる研究を必要とする障害の付録」に入れておくか、それともフェミニストの批判者が言うように「完全にDSMから排除する」ことを示唆した。このような結論が出るのは、DSM–Ⅲ–Rの出版以降ですらも証拠となるような研究結果がどれほど乏しかったかを示している。

一九九一年九月、APAは「DSM–Ⅳオプションブック」を一〇ドルで発売した。この本には、DSM–Ⅲ–Rにおいて示唆された変更と、考慮中であったオプションが反映されている。パーソナリティ障害のセクションでは一ページがSDPDに充てられているが、「証拠が不十分なため、この障害は公式診断とはならないであろう」と素っ気ない。SDPDへの熱意は冷め切っていた。

一九九三年三月、DSM–Ⅳの次の草案が（一七・五〇ドルで）利用可能となった。この本の、パーソナリティ障害についてセクションには、SDPDについての言及は全くない。付録として公式診断から漏れた診断のリストが掲載されているが、ここにもSDPDは載っていない。八〇年代半ばに論争をもたらした提案は、DSM–Ⅳの最終稿では脚注と同じ扱いを受けることになった。

「自己敗北型パーソナリティ障害（SDPD）」の「敗北」は、ほぼ完全であった。

しかしまだ、APAの中の若干のグループは敗北を認めていなかった。DSM-Ⅳについて議決が予定されていた一九九三年五月のサンフランシスコでのAPAの総会において、DSM-ⅣにSDPDを残すという公式の改正案が提案された。激しい討論の後、DSM-Ⅳそれ自体は集会から賛同を得たにもかかわらず、改正は三七％対六三％の得票で敗北した。二ヵ月後、APA理事会はDSM-Ⅳに最終承認を与えた。DSM-Ⅳが一九九四年に出版にされたとき、SDPDは一〇年の論争を経てついに捨てられていた。

パートナーの登場——妄想優位型パーソナリティ障害

SDPDの削除をめぐる争いのさなか、コンサルタントの立場を憂慮していたカプランと社会学者のマルグリット・エイヒャーは、フランシスに手紙（一九八九年五月）を書いた。DSMに新たな診断、「妄想優位型パーソナリティ障害（DDPD）」を入れるよう提案したのである。カプランとエイヒャーは、自分たちの提案は、スピッツァーの提唱する採用基準に従ったものだと説明した。すなわち、記述的ではあるが無—論理的であり、その障害はさほど珍しいものではなく、かつ有害なものである。DDPDは「パーソナリティ障害を構成する。なぜなら健康であること、人間関係を愛すること、という点で不適応である。……社会病質者と同様、高収入で高い地位にあるときは適応的である」と彼女らは指摘した。彼女らはAPAに、DDPDの有害性について精神保健の専門家や大衆に教育する機会を設けるよう勧告した。さらに提案を実現させるべく、レビュー委員会をつくることを申し出た。そしてこの話題に興味を持っていた四三人の専門家に提案のコピーを送った。彼女たちが書いた手紙には、次のような一四項目のＤＤＰＤの診断基準も含まれていた。

・感情の強さを見極めて表現することができない
・親密な関係に対する感情や要求に対して適切に反応できない
・対人関係の葛藤的な場面で、力や沈黙や回避を用いる傾向
・自分の重要性を示そうとする過剰な要求
・女性が知性をあらわにすると、ひどく脅かされていると感じる傾向
・妄想的な考えの存在。例えば、女性は苦しむのが好き、ポルノグラフィーと性愛を扱った文学は全く同一である、対人関係上の問題の解決方法として腕力が最善であるなど
・つきあっている女性をひけらかすことによって、自分の社会的重要性をアピールしたいという欲求。その女性は、身体的魅力にあふれ、自分より若く、自分より身長が低く、自分より体重が少なくて、自分よりも従順な女性である

この提案は、伝統的な男らしさという社会的価値観と、その有害性について、正面突破を図ったものであった。この有害性は一般にあまり気づかれていない。なぜならＤＤＰＤは、「われわれの社会において力のある人々が持っている特徴である」からだ。パントニーとカプランは、ＤＤＰＤは「男性に最も一般に見られ」、それは「伝統的な精神保健の専門家や軍人、大会社の経営者など

リーダーや、多くの国の強力な政治的指導者」に特徴的な傾向である、と提案の中で示唆した。提案の初期の目的は、「何が正常か、何が健康かについて考え直してもらう材料としてDDPDを使う」ことにあった。ところが、その提案の論理が、APAがすでに支持していた他の診断の論理と同じだったので、本当に採用される運びとなったというわけである。

彼女らは、（特に女性の）性役割についての紋切り型の行動が、調査もされないまま憶測で、どれほどDSMによって病気化されているかを公表したいと望んでいた。男性の紋切り型の行動を病気化して、カプランたちはうまくポイントを稼いだ。例えば、彼女らがDDPDに設けた「女性が知性をあらわにすると、ひどく脅かされていると感じる傾向」という診断基準。主に男性で構成された委員会が、知性的な女性たちによるちょっと強引な提案に、反応しようがあったろうか。手に余って拒否する？ 怒って却下する？ この行動を否認する？ その提案に、彼らが「ひどく脅かされている」ことを匂わせないで、何かできたか？ DDPDの多くの診断基準によって、性役割の紋切り型が精神障害の見方にどれほど影響を与えるか、自己批判が生じることになった。

DDPDによって性役割についての偏見をアピールした上で、カプランたちはさらにステップを進めた。彼女らは、典型的な男性の行動が男にも女にも有害であり、機能低下を招いていると論じた。提案がこの局面に達したことで、事態は一層深刻化した。なぜなら、診断基準をいじるぐらいのことでは扱えない問題になったからである。精神障害の概念についての集中的な検討が必要になった。もし普通の男性の行動が、機能低下を招き弊害があるのなら、理論的にはマニュアルにそれらを入れることができる。彼女らは、実際にそのような事例をつくって論文にする作業を開始した。

パントニーとカプランの論文は、ＤＤＰＤの存在を確立することからはじまっている。[文献4] 六つのパーソナリティ障害の診断基準とＤＤＰＤの診断基準で構成された七五項目のチェックリストがつくられた。そして医者だけではなく、自分自身や自分の配偶者についての記述ができる人々に、それを配った。回収後、彼女らはＤＤＰＤの診断基準がクラスターとして群生したかどうか、またＤＤＰＤが、自己愛パーソナリティ障害や反社会的パーソナリティ障害のような、既存のパーソナリティ障害と重なったかどうかを吟味した。

次に、ＤＤＰＤの基本的な特徴とバラエティーを記述した。ＤＤＰＤの診断基準は女性より男性に多く認められる、という社会科学論文が引用された。例えば、「意味のある対人関係を確立し、それを維持することができない」という基準の例として引用されたのは、「男性の社会化とは、しばしば関係を持つ能力の発展を妨げ、同時に分離自立や独立独行を迫り、他人以上の力が必要なのだと教える。そして同性の友人とは情緒的に親しくならないようにし、うまく他の男たちとつきあうかではなく、うまく他の男たちと競いあうことに男らしさの価値を置くよう教えられる」と書かれた有名な論文だった。「自分や他人の感情を認めたり、表現したりすることができない」という基準については、「黙っていることを男らしいとみなし、弱点の感情、恐れ、無力さと悲しみを断ち切るために、怒りを用いること」を示唆する報告が引用された。

このような方法で、カプランたちは一四項目のすべての基準を吟味していった。いくつかでは引用文献はわずかだったが、有力で妥当な文献が数多く引用されたものもあった。

さらに彼女たちは、ＤＤＰＤの弊害を記述した。彼女らは、伝統的な男らしさの方が伝統的な女らしさより欲望に忠実なので、そこに男たちが「男らしさという紋切り型」を受け入れる素地があると論じた。本人はなかなか気づかないが、男らしさの紋切り型には多くの弊害がある。例えば男性は、女性ほど自分のことを語らない。防衛的で緊張しがちである。結果としてストレスが生じ、潰瘍、高血圧、心臓発作、慢性病が高率となる。さらにそのストレスが高じると、犯罪、殺人、自殺、覚醒剤やアルコールの乱用などにもつながるだろう。男性は女性より寿命も短い。男性は、親密になったり、社会的サポートを利用するのが苦手である。男たちは競争に夢中になり、度を越して攻撃的となり、ストレスをため込み、それをうまく処理できない。

そしてもちろん、彼女らはこう付け加えることを忘れない。男たちがこのようにして被る被害は、当然、周囲の者にも影響する。ＤＤＰＤ患者と一緒に暮らす女性や子供たちは、良くて不快であり、最悪の場合、怒りと暴力を浴びることになる。

彼女らはＤＳＭの性差別を示し、そのアンバランスを正すにはＤＤＰＤを公式採用するのがよいと結論した。精神科医は、その女性にＳＤＰＤというラベルを貼る前に、その女性がＤＤＰＤを病む男性にうまく対処しているかどうか判断しなければならない。

カプランたちによる分析は、ＤＳＭ–Ⅳ実行委員会で働く人たちのお気に召さなかった。その時の実行委員会のメンバーだけが、何が正常かをはっきりさせるためにパンドラの箱を開けることに気が進まなかったわけではない。ＤＳＭ作成者たちは、七〇年代初期の同性愛論争から、その話題に懸命にふたをしてきた。フランシスは、一九八九年六月のカプランへの手紙で、困ったものだと言い、強権的なアドバイスをした。

私は、あなたがDDPDの提案で何をしようとしているのかわかりません。あなたは真剣なのですか？　私たちは、DSM-Ⅳに新しく診断を採用することについては、厳しく当たるつもりです。そのやりかたにはあなたも賛同してくれることでしょう。DDPDがDSM-Ⅳの採用に足る科学的基盤を持っているとは、私には思えません。ジェンダー・バランスを欠く診断基準（特に依存性、および演技性）を変えるほうが、あなたが強調したい問題を解決する近道だと私は思います。そのような変更が必要であることを示唆するデータを、文書にしておくことが有用だと思います。

カプランはガンダーソンに宛てた手紙でこれに答えて、「私はとても真剣です」と語った。彼女は、DDPDの科学的研究のほうが、「DSM-Ⅳに残っている診断カテゴリーの科学的研究より、遙かにましです」と主張した。フランシスは七月の手紙で、再びカプランを強く落胆させた。

私たちは、新たな診断の提案に対して、今までの基準を適用することはできないと考えています。既存の診断については充分に研究する時間がなかったし、これ以上、分類をいじることは破壊的だからです。新しい診断が、既存の診断と同様に支持される（あるいは不支持される）かどうか、という議論には重点をおきません。新しい診断は、より高い基準に適合しなくてはなりません。

フランシスは、この点についてのカプランの主張、つまりDDPDが既存の診断よりも科学的研究によって高い支持を受けているという主張については、否定はしないが、重要ではないと主張した。彼はこれまで科学的研究が重要であると言い続けてきたのに、である。フランシスは二つの驚くべき主張をすることによって、この明らかな非一貫性を説明しようとした。まず、既存の診断を研究するに足る十分な時間がなかった。次に、診断システムをこれ以上いじるのは破壊的だ、と主張したのである。フランシスは、新しい診断には、既存のそれよりも、多くの時間と注意深さが必要であると考えていた。既存の診断も、患者に強い影響を与えているにもかかわらずである。また、既存のDSM診断は、一〇年来マニュアルにあったわけだから、その妥当性を検討する時間は充分にあったはずである。また、DSMをいじりまわすのは避けたい、とする彼の主張は虚偽であった。なぜなら、APAは七〇年代からずっとマニュアルをいじくり続けていたからである。

カプランが、後援者団体からの支援を報告したのに対し、フランシスは「強い後押しには興味がない。科学的支持こそすべてです」と言って却下した。たった数行前、既存の診断は、科学的支持は必要なく、「単に誰かが強く押せば」よいと彼自身が主張していたのに。矛盾に気がついたためか、フランシスは、DDPDの科学的研究をレビューすることには意味があるから、自分も資料をレビューしようと申し出ている。最後に、「落胆させているように聞こえるかもしれないが、そうではないんです」と書き加えている。「そうではない」とは、誰にも読めないのだが。

後の一〇月の手紙で、フランシスはカプランに「あなたは幻滅に出会う運命にあったのだ」と言っている。なぜなら診断の採用の基準が以前よりも高くなっているし、DDPDを支持する「広範囲にわたる臨床的な伝統も、重要な臨床的な文献も」ないから、というのである。そしてついに、新しい診断を考慮する時期は過ぎてしまったから、とまで述べたのだった。フランシスは、DDPDの提案者に対してハードルを上げていた。「今では『強い後押し』では十分ではない」という第一の主張。「新しい診断には、既存のそれより、確固たる科学的研究の基盤が必要である」とする第二の主張。その上に「臨床的な伝統が確立されていること、臨床論文が必要であること、さらに時間的期限があること」までもつけ加えた。かなりの難行である。新しい診断には、その言葉の定義からして、臨床的な伝統や文献があるはずがない。実際、ＤＳＭにその新たな診断が採用されてはじめて、それが妥当なものかどうか臨床的に吟味されて伝統となることが可能となるのである。新しい診断が採用される前に臨床的伝統が存在していなければならないとするフランシスの要求は、事実上不可能な条件である。

カプランは固執した。一九九〇年二月、彼女はＤＳＭ－Ⅳ実行委員会が、いくつかの診断の実地試験を行うための資金を求めていたことを知った。彼女はフランシスに、ＤＤＰＤの提案の実現に要する資金の獲得方法を尋ねた。フランシスの返事は、ぶっきらぼうなものであった。「ＤＤＰＤ専用に使える資金はない」。そして、提案を再検討する手順について自分は全く知らないと付け加えた。さらに「新しいパーソナリティ障害、特にＤＤＰＤを加えることに自分は大反対だ」と述べた。「私は、作業グループがＤＤＰＤへのいかなる資源も提供することを勧めない」。明らかにＤＳＭの責任者は、自分のアドバイス（彼自身は気がついていなかったが、矛盾に満ちたアドバイスだった）に従わないこの女性に、うんざりしていた。

カプランたちにとっては、期待はずれの連続だった。ＤＳＭ－Ⅳ実行委員会からは、なんの激励も、援助も、資金提供もなかった。絶望的な状況下で、彼女らは「精神障害としてＤＤＰＤは正当である」ことを示唆する活字になった証拠を集める、という巨大な仕事にとりかかった。

そして、誰もいなくなった

DDPDの資料が、APAの作業グループによって検討された痕跡は全くない。DDPDについては、その後のDSM関連の出版物でも言及されなかった。DSM-Ⅳの第一稿、第二稿でも触れられていないし、「将来研究に値するかもしれない障害」を挙げた付録においてすら言及されなかった。SDPDの場合は、DSMのインサイダーによって擁護され、DSMという家の中に快適な居場所を見つけようとする作業グループからの機敏な援助を受けた（結局は失敗に終わったが）。だがDDPDは一度も家に入れてもらえず、施しすら与えられなかった。カプランたちが真剣であると見抜くやいなや、DSM作成者たちはドアをバタンと閉めてしまった。カプランは扉の前から立ち去って、一般の人々に対してAPAがどうやって診断をつくっているか、語りはじめた。

DDPDの死は誤解されやすい。この話は、新しく提案された診断は正当なものだったが、ジェンダーに対する偏見のために不公平にも拒絶された、という教訓物語ではないのだ。DDPDは、その提案が部分的にせよSDPDをめぐる政治的闘争から生じた反応だったという事実のために、再検討もされなかった。確かに、DDPDの概念の一貫性にも、その診断基準の安定性にも問題はあった。だが、今少し時間と手段さえあれば、DDPDの信頼に足るケースが得られていたかも知れない。少なくとも、SDPDや境界型パーソナリティ障害（次の章で言及する）、さらに別のパーソナリティ障害程度には信頼に足るケースが。

この物語の教訓は、DDPDとSDPDが、DSM-Ⅳ実行委員会によって異なった扱われ方をしたところにあるのだ。SDPDの場合、事実上なんの検討もされぬまま、素早くDSM-Ⅲ-R

の草案に入れられた。ＳＤＰＤが卓越したインサイダーによって、ＤＳＭ作成過程に持ち込まれたときには、障害としての一貫性について信用できる科学的根拠はほとんどなかった。この障害の妥当性をめぐるヒアリングが開催されたのは、それがマニュアルにこっそりと入れられたことを知って、精神医学内外のフェミニストが騒いだためなのである。反対が続き、科学的に不確かな証拠しかなかったために、やがてＳＤＰＤは敗北し、ＤＳＭ－Ⅳから排除された。

ＤＤＰＤのほうは、全く違った扱われ方をした。なぜならそれは、ＤＳＭのジェンダーについての偏見を問題にした外部の者によって、挑戦的に提案されたからである。ＤＳＭ－Ⅳ実行委員会は最初、ＤＤＰＤの提案を、単にトラブルを起こすために部外者フェミニストによって仕組まれた巧妙なペテンと見なした。あらゆる証拠がまだ検討されないうちに、提案は却下された。カプランたちには、提案を通すために必要な援助や情報は、何一つ与えられなかった。

ＤＤＰＤには、一度も機会がなかったのだ。証拠があろうがなかろうが、そうだった。だが、ＭＰＤには機会が与えられていた。証拠不十分でも。

［文献１］ Caplan, P.: *The Myth of Women's masochism*. Singer: New York. 1985.
［文献２］ Kass, F., MacKinnon, R. and Spitzer, R.: Masochistic Personality: An Empirical Study. *American Journal of Psychiatry* 143, 216-218, 1986.
［文献３］ Spizer, R., Williams, J., Kass, F. and Daviers, M.: National Field Trial of the DSM-III-R Diagnostic Criteria for Self - defeating Personality Disorder. *American Journal of Psychiatry* 146,

1561-1567, 1989.
［文献4］ Pantony, K. and Caplan, P.: Delusional Dominating Personality Disorder - A Modest Proposal for Identifying Some Consequences of Rigid Masculine Socialization. *Canadian Psychology* 32, 120-133, 1991.

［原注1］ タイム誌によれば、アメリカ心理学会のスタッフ、ガーフンケルはこのヒアリングを聴いて次のように語った。「知的努力があまりに低い水準なので、がっくりきちゃったわ。診断がレストラン選びみたいな感じで、決まっちゃうのよ。『あんたはイタ飯がいいのね』『私は中華がいいわ。でもまず、どっかでコーヒーでも飲みましょうよ』こんな具合……」

第6章

境界紛争
――あるいは、いかにして彼女は主治医を誘惑したか

◎

ある診断がDSMに入るか入らないかは、患者にとっても治療者にとっても重大である。いったんDSMに入ってしまえば、専門家のお墨つきがもらえたことになり、科学的なものとしてあがめられ、いつのまにか当初の目的からは予想もできないことが起きることがある。同性愛という診断をめぐる長い戦いや外傷後ストレス障害の新しい予想を越えた使用法、それに結局は使われなかったマゾヒスティック・パーソナリティ障害などの例をみると、アメリカ精神医学会（APA）がDSMの改訂に際して何をしようとしているのか、監視しておく必要がある。

それぞれの精神障害を定義するのに使われる診断基準は、根拠に乏しく頼りない。お粗末な科学的根拠によって、新たな精神障害が決まってしまう。だから、いったん診断基準ができてしまうと、それが乱用されても不思議ではない。病気とするのが妥当かどうか疑わしい診断であったり、治療者にとって使いにくい診断であったりするので、現実には、ある診断の乱用が意図されたものかどうかを見分けることすらできないのである。

DSMの中のパーソナリティ障害は、持続的で柔軟性のない、非適応的な行動パターンを特徴とする精神障害とされていて、一時的な状態である外傷後ストレス障害のような疾患とは区別される。パーソナリティ障害は一生の間続くものと定義されているので、一度この診断がつくと、それから先ずっと、当の患者には非常にやっかいなことになる。本章では、そんな診断カテゴリーの一つである「境界パーソナリティ障害（ＢＰＤ）」の診断基準と、その診断の使われ方を検討する。まずは精神科医の目でこの基準を見てみる。次に、男性の治療者が女性患者に不満を言われた時に、彼がこの診断を使って相手の女性患者の信用を貶めてきたことを明らかにする。精神科医の過失を弁護するために、患者の側を非難するなど、あらゆる手段が使われていることが明らかになるだろう。

研究室で生まれた診断

一九八〇年にＤＳＭ－Ⅲが世に出たとき、このマニュアルにはいくつもの新しい診断が含まれていた。「境界パーソナリティ障害（ＢＰＤ）」もその一つである。ここで研究者たちがとった、洗練された統計的手法に基づいて新たな診断をつくるというやり方は、その後の方法のひな形となった。ＢＰＤという診断は、こうやってできた診断が、どのような運命をたどるかを雄弁に語っている。もちろんそれは今に始まったことではないが。

ＢＰＤという診断が公認されたのは一九七九年である。この年、アメリカ医学会の精神医学誌にスピッツァーらによる「『境界』を境界パーソナリティと境界スキゾフレニアに分ける」と題された論文が発表された。[文献1] この論文で、新しい診断の発明者たちは、そのやり方を述べている。それまでは、精神科診断上、「境界」という語はふたとおりの意味で用いられてきた。一つは境界スキゾフレニアと呼ばれる状態であり、これは最終的にはスキゾタイパル・パーソナリティ障害（ＳＴＰ

表6－1　スキゾタイパル・パーソナリティ障害の診断基準（DSM-III）

以下のことが患者の現在、及び長期にわたる活動の特徴であって、疾患のエピソードに限ってみられるものではなく、社会的または職業的機能の著しい障害または主観的苦悩の原因となっている。

A．以下のうち少なくとも四項目

⑴　魔術的思考、例えば迷信的であること、千里眼、テレパシー、「第六感」、「他人が私の感情を感じることができる」……

⑵　関係念慮（妄想ほど確信的ではないが、できごとやものや他の人々がその人に特別の意味づけを持っているという考え）

⑶　社会的孤立、例えば親しい友人または何でも打ち明けられるような人がいないこととか、社会的接触は不可避な日常の仕事上のことに限られていること

⑷　反復する錯覚、実際には存在しないはずの力や人物の存在を感じること（例えば「死んだ母が自分と一緒に部屋にいると感じた」）……

⑸　風変わりな会話（……や滅裂はない）例えば、会話が脱線しやすい、曖昧、凝りすぎ……

⑹　狭い不適切な感情のために、対面した他人との関係に置いて疎通性が不十分になること、例えばよそよそしい、冷淡

⑺　疑り深さ、または妄想様の観念

⑻　ゆきすぎた社会的不安を抱くこと、または現実にある批判や自分で勝手に想像した批判に対して過敏であること

B．統合失調症の診断基準にあてはまらない

D）と呼ばれるようになる。もう一つは、「不安定な」パーソナリティを持つ患者に対して使われていて、こちらが最終的にBPDと呼ばれるようになる。この二つの新しい診断がDSM－IIIに入るのであるが、さらにこれらは他の一〇個の診断と一緒になって、パーソナリティ障害という大きなカテゴリーにまとめられた。（これら二つの障害の診断基準を表6－1と6－2に挙げておく）

　この二つの障害は、それまでにも議論があったが、DSM－IIには収録されて

表6-2　境界型パーソナリティ障害の診断基準（DSM-III）

以下のことが患者の現在および長期にわたる活動の特徴であって、疾患のエピソードに限ってみられるものではなく、社会的なまたは職業的機能の著しい障害または主観的苦悩の原因となっている。

A．以下のうち少なくとも5項目

(1) 衝動性または予測不能性で、自己を傷つける可能性のある領域の少なくとも2つにわたるもの、例えば、浪費、セックス、賭博、物質常用、万引き、過食、身体的に自己を傷つける行為
(2) 不安定で激しい対人関係のパターン、例えば著しい態度の変化、理想化、軽蔑、操作（自分自身の目的のために他者を使う）
(3) 不適切なはげしい怒り、または怒りの制御ができないこと、例えばしばしばかんしゃくを起こす、いつも怒っている
(4) 同一性の障害、それは自己イメージ、性的同一性、長期的目標または職業選択、交友パターン、価値観、誠実さのような同一性に関するいくつかの点における不誠実さとして現れるもの；例えば……
(5) 感情易変性：正常気分から抑うつ、焦燥、または不安への著しい変動で、通常2、3時間、まれには2、3日以上続いて正常気分に戻る
(6) 孤独に耐えられないこと、例えば、独りになることを避けるためのきちがいじみた努力、独りでいると抑うつ的になる
(7) 身体的に自己を傷つける行為、例えば、自殺のそぶり、自傷、事故のくり返し、または喧嘩
(8) 慢性的な空虚感または退屈さ

B．18歳未満の場合は、「同一性障害」の診断基準にあてはまらない

いなかった。APAは、DSM–IIの潜在性統合失調症がDSM–IIIではBPDになったと言っている。今度はしかし、BPDは統合失調症関連障害には含まれないという（DSM–III、三七九頁）。アメーバのようにちぎれたり、一つのカテゴリーから別のものへと移ったりすることは、改訂のたびにDSMに起きることである。BPDが統合失調症との境界にあるものではなくなり、他の病気との境界にあるものでもなくなったのだから、この用語の文字通りの意味はなくなっ

てしまった。しかし、診断に使われる用語を一般人にわからないものにすることは、精神医学の用語法の発展にとってはうま味がある。つまり、専門用語としての格が上がるのだ。なぜなら、特別の訓練を受けた専門家だけが、それを「翻訳」できるのだから。

スピッツァーらが、どうやってBPDをつくったかをみてみよう。まず、彼らは文献を渉猟して、BPDを研究してきた研究者に相談した。それを情報源にして特徴的な行動を選び出し、九つの診断基準を含んだ予備的なリストを作成した。その基準とは、「アイデンティティの障害、不安定で強烈な対人関係、衝動性、自己破壊的な行動、怒りの制御困難、情動の不安定さ、一人に耐える力の弱さ、慢性的な空虚感、仕事と学業の達成の低さ」である。これらの特徴を選び出すと、研究者は治療者たちに、彼らのそれぞれが境界パーソナリティ構造を持っていると考えている患者に、この基準をあてはめてみるよう依頼した。同時に、治療者のよく知っている患者で、境界例でも統合失調症でもない患者にもこの基準が適用された。こうして一八人の境界例患者と一五人の対照群が得られた。

この研究の目的は、診断基準を洗練して、臨床家がBPDの患者をきちんと同定できるものにすることであった。これはDSMのような分類システムを発展させる上で基本的な要請である。結果は、次のようになった。従来の境界例患者はみな、九つの基準のうち少なくとも三つを満たし、境界例ではない一五人の対照群のうち基準を三つ以上満たしたのは三人だけだった。研究者たちは小規模な追試も行ったが、結果は似たようなものであった。

BPDとSTPDに対して以上の手続きを行った後、スピッツァーらは次のように報告した。

「研究の結果、境界例というカテゴリーに含まれていた主要な二つの障害の、それぞれの特徴を持った個人を識別できることが示唆された」。研究がこれで終わったわけではない。もっと多数の精神科医と患者に対してこの基準がどのように使われるか、この基準によって別個の障害を相互排除的に識別できるかを評価しようとしたのである。ある意味で、彼らは、BPDとは何かということについて臨床家の間に一致があるかどうか調べようとしたのだ。

研究者たちは、APAから四〇〇〇人のメンバーを無作為に選び、STPDとBPDの行動の基準をすべてのせた質問票を送った。そこには、それまでの境界例概念と関連するとされてきた五つの項目も追加されていた。選ばれた精神科医は、何らかの意味で境界例という診断がついている自分の患者一人と、境界例ではない対照例を選ぶよう指示された。慢性統合失調症と診断されたことのある患者は除かれた。四〇〇〇人の精神科医のうち、八〇八人から返答があった。

参加した精神科医は、二二の項目のうち自分の症例にあてはまるものをチェックし、さらに他にも境界例的な行動があれば書き記した。結果は統計分析にかけられ、その分析に基づいて、研究者たちは、すべての境界例概念を操作的に定義できたと結論した。参加者が境界例と考えた症例のうち、九三%がSTPDとBPDという新しい操作的診断基準にあてはまった。しかし、対照群の二五%が、境界例ではないと慎重に選ばれた患者であるにもかかわらず、いずれか片方の診断基準を満たしてしまった。障害を持っていないはずの者が、その障害の診断基準を満たしてしまったのである。このような結果は、DSMのあらゆる障害につきまとう問題である。ところがスピッツァーらは「境界例概念が曖昧だったことを考えれば、この研究で得られた感度と特異性は非常に高いものであり、充分臨床に堪えうる」と結論した。

さらに彼らは、自分たちが期待したとおり、境界例を二つの下位概念に分けることができたと考えた。しかし実際は、境界例症例の半数以上が、ＳＴＰＤとＢＰＤの両方の基準を満たしていた。そこで、彼らの結論は「この二つは独立したものであるが相互に排除するものではない」ということになってしまった。最終的には、ＢＰＤの診断基準は八つになった。最初の基準には含まれていた「職業と学業上の達成の低さ」という項目が、統計分析によって支持されなかったため、リストからはずされたのである。

境界例的障害をはっきりと二つに分ける作業に失敗したにもかかわらず、スピッツァーらは、この区別は妥当だと言いつづけた。データによる裏づけが不完全なものであったのに、彼らの論文は精神科診断の新時代を告げるものとされた。従来は、新しい診断というものは臨床例の提示をもってはじまり、次の報告が続いて、ついには臨床家も研究者も認めるものになっていく、という経緯をたどる。新しい診断はいつも生き生きとした臨床報告に始まるのであって、複雑な統計的分析によって生まれるのではない。一九七九年のスピッツァーらの論文が転機となって、精神保健の領域で、新しい診断が公式に認められるには、経験科学の手法による支持が必要となった。だが皮肉なことに、マゾヒスティック・パーソナリティ障害の歴史で明らかになったように、診断基準も集められるべき経験的証拠も、それほど説得力のあるものである必要はなかった。ＤＳＭに関しては多くの場合、シンボルは実態と同じくらい、あるいはそれ以上に重要である。[原注1] 診断基準と「データ」は、科学の重要なシンボルなのであった。それらがどのような代物であれ、いったんＢＰＤがＤＳ

Mの中に入ってしまえば、さまざまな利用価値が生じる。そして、そのすべてが「患者のためになる」というわけではない。

グーサイル博士の仮説

「境界パーソナリティ障害（BPD）」という新しい診断は、精神科医を燈火にたかる蛾のように惹きつけた。DSM–Ⅲに入れられて以来、BPDには過大な関心がよせられてきた。最近、APAの広報誌はこう書いた。「近年、BPDはもっとも研究されているパーソナリティ障害となっていて、有名な雑誌のトピックに占める件数では主要精神病に迫りつつある」。

BPDについて書かれた多くの論文では、「他の障害と区別する境界」についてではなく、「適切な行動や適度な関係の境界をどこに引くのか」ということに興味が集まっている。精神科医は、正常な行動が病的な行動に変わる境界を判定する専門家であることを求められている。患者がこの境界をわきまえるようにすることが、治療者の重要な任務なのだ。

BPDは、対人関係で適切な境界を守れない患者と考えられているので、治療者にとって治療が難しい患者であるとみなされることが多い。実際、BPD患者は、他人との関係で境界を踏み越えてしまうことが多いと非難されてきた。それは精神科治療者との間でも起こる。BPD診断を用いることで、患者が貶められ、精神科医の不適切な行動が正当化されるという見事な例に、一九八九年にアメリカ精神医学誌に掲載された論文がある。ハーバードの精神科医、グーサイルが書いた

「境界パーソナリティ障害、境界の踏み越えと患者—治療者間のセックス：法精神医学の陥穽」と題された論文である。[文献2]

精神科診断は、患者の行動を説明するのに用いられることが多い。グーサイルの論文は、「男性治療者の不適切な性的行動は、女性患者のBPDという診断によって説明がつく」というとんでもない主張をしている。さらに彼によれば、女性患者が主治医の行動を非難する場合、ますますBPDという診断は確かなものになり、彼女の告発は、第三者から見れば根も葉もないものである可能性もあるのだという。このような精神科診断の目新しい使い方は、研究してみるに値する。

「精神病患者に魅了されることはないし、神経症患者は判断力がしっかりしているから医師と性的関係を持つような愚かなことはしない。したがって医師と性的関係を持つ余地があるのは、診断が十分でないときのBPD患者である」とグーサイルは書く。この診断不備で生じるセックスは、BPD患者が治療者を誘惑する理由の説明になっていないことは、グーサイルも承知していて、彼はその過程を追いかけていく。つまり、BPD患者は「性的な行動化も含めて、あらゆる種類の境界突破を試みる」。BPD患者が治療者を性的行動に走らせるのは、次の四つのBPDの特徴から説明できるとグーサイルは言う。それらは「BPD的憤怒」「困り果ててすがりつく様子」「自他境界の混乱」「気をひくための操作性」である。

グーサイルのもっとも新奇な主張は、BPDの特徴の中でもとりわけ魅力とは縁のない「怒り」に、治療者が患者と寝る最大の理由があるとしたところだろう。「BPD的憤怒には、経験をつんだ治療者でさえ震え上がり、彼らは恐れを通り越して、患者の要求に突き動かされるかのように行動してしまう」とグーサイルは言う。要するに、ＢＰＤ患者に脅かされて、精神科医は性的関係を強いられているというのだ。

治療者が反応しているのは、ＢＰＤ患者の怒りばかりではない。彼女らの怒りを前もって察知して、境界を越える治療者さえいるのである。グーサイルによれば、治療者は「患者の潜在的な怒りを感じとり、罠にはめられたか精神的プレッシャーを感じたように思って、社会的に不適切なことをしてしまう」（五九八頁）のである。自殺するという脅しは、たとえそれが「ほのめかし」に過ぎなくとも、ますます精神科医を怖じ気づかせてしまうだろう。

ふつう、怒りには催淫効果はないものだが、ＢＰＤ患者にはまってしまった精神科医には効果があるとグーサイルは主張する。治療者は心理的にうち負かされて服従してしまっているのだ。治療状況でセックスが行われれば、ふつう私たちは性的虐待かレイプと考えるのだが、グーサイルは、治療者は虐待をする患者の犠牲者であるとまで言うのである。

治療者を性的な過失へと引きずりこむＢＰＤの魅力的な矢筒には、他にもいろいろな矢が用意されている。困り果ててすがりつく様子もそれである。「初心者によくある救済者幻想は、薄幸な家なき子のごとくふるまうＢＰＤ患者を治療する際、特に賦活されやすい」とグーサイルは述べる。ＤＳＭのＢＰＤの診断基準にはこのような特徴は挙がっていないのだが、彼は診断基準の一つと考えているらしい。このようなタイプのＢＰＤ患者は、先ほどの怒りっぽく執念深いセックス強要タイプとは全く違ったパーソナリティの持ち主のようにみえる。だが行きつくところは同じ、すなわち治療者の性的逸脱行為だというのだ。ある種のＢＰＤ患者は、他の精神科医が「黄金幻想」と呼ぶものに似た願望を心に抱いているのだとグーサイルは主張する。「黄金幻想」とは、治療者が治療上のことのみならず、あらゆる望みをかなえてくれるという願望充足的信念である。この幻想のなかでは、治療者は色男の「足長おじさん」の役を演じ、色っぽく魅力的なみなし児ジルーシャに満足を与えてくれる。

患者―治療者間のセックスに至るさらに他の要因には、自他境界の混乱がある。さらにこの場合も、引き金を引くのはＢＰＤ患者なのである。「ＢＰＤ患者がストレスにさらされると、自他境界を見失ってしまう。その時、同じ混乱が治療者にもおこる。対人関係の規律をぼやけさせてしまう患者の自他境界のあり方が、このような混乱を引き起こす」。自他境界の混乱には伝染性があり、「もし治療者が患者と共謀すれば、(知覚は) ＢＰＤ患者がきまって抱いている強い感情や願望によって、強烈に影響されねじ曲げられるだろう」とグーサイルは警告する。つまり、ここに述べられたことは、患者の強い感情が治療者に伝染して、治療者は受け身的に反応しているということである。

患者―治療者間セックスに至る最後の理由は、ＢＰＤ患者は治療者が自分にかかりきりになるように強力に操作をするということである。「治療者は最初のうちこそＢＰＤ患者が性的に言いよってくるのを、職業上の理由で拒絶するが、結局は屈服してしまう。その様子は、アルコール依存症者が酒屋の前をうまく通り過ぎたことに気をよくして、祝杯を挙げに戻るようなものである」(五九九頁)。

過ちを犯した治療者は、カンファレンスや相談の時に、きまって同じことを言う、とグーサイルは言う。「普通私はこんなことはしない」とか「本当はこんなことはしちゃいけないと思っていたのだが」というような言いわけは、おそらく「ＢＰＤ患者との心理的な紛争地帯に巻きこまれていることをあらわしている。なぜなら、患者によって『ふだんの私ではない』行動が引き起こされているように見えるからである」（五九九頁）と彼は断じる。精神科医が同僚に「ふだんから患者とセックスしてるんだ」などと言うわけはないと私たちは思うのだが、このような反論にもグーサイルはひるまない。

ＢＰＤ患者は、自分は特別であるという感覚を抱いており、この状況もそれに起因していると考えられる。このような感覚は、治療者も共有したがるものである。この特別であるという感覚によって、治療者は、（患者、治療者双方に）例外を許してしまいがちである。自己愛的な誘惑のために、医者はただでさえ理想化されているのに、さらに患者の特別さを分かちあいたいと思わされてしまうのである。（五九九頁）

ＢＰＤが患者—治療者間のセックスの原因である、というグーサイルの仮説に対して、犠牲者を鞭打つものだという批判があがった。批判者は、「ＢＰＤ患者は治療者に境界を越えるよう誘惑し、そそのかす」という主張に反論した。これは「レイプの犠牲者に対して自分から誘ったと言い、性的虐待を受けた子どもに対して誘惑のそぶりをしていたと言って中傷するのと同じことだ」と批判者は指摘する。「グーサイルの主張は、女性患者を言葉の上でも診断面でも虐待してきた精神医学の歴史につらなるものである。このような虐待は、患者が治療者の性的逸脱のことを話しはじめようとすると『精神病性転移』とラベルを貼り、フロイトが『ヒステリー患者は近親相姦があったと想像している』と主張した時代からあった。そして、『治療者から性的虐待を受ける患者はBPDと診断できる』という命題にも吟味が必要である。われわれの経験では、この考えは誤っている」と批判者は言う。このように、グーサイルの説が男性医師の過失を正当化するために使われ、BPDという診断が女性の側にも非難されるべき点があるということを示すために使われるのではないかということを、批判者たちは危惧していた。

グーサイルの反論には、全く説得力がない。アメリカ精神医学雑誌の「編集部への手紙」欄に寄せられた批判に対して、彼はそっけなく答えている。「二つの矛盾する考え方を持ちつつ、それらをきちんと機能させることが、成熟した知性のしるしである。そのような知性をもって反論を試みてほしかったものだが……残念ながら、わかりきったことをさらにわかりやすく説明しなければならないらしい」。彼は手紙の主に対し、「あなたの意見はフェミニスト的立場からのものであり不快である」と述べる。彼が下したわかりやすい結論というのは、「医師が非難されるべきで、患者は非難されるべきでないとしても、両者とも自発的に寝たのだ」というものだ。彼は他の批判者もおしなべてけなしている。「真剣に教えようとしている大学教師の立場としては、私は一人でもポイントをはずした生徒がいるとがっかりする……今は批判者にがっかりさせられている」と言う。「私が論文に書いた医師たちは、倫理的法的違反、過失、信頼関係の破壊、力関係の乱用を行っている。だがそこに患者がある程度関与していたかもしれない、というこの複雑な可能性を、批判者たちは理解できないのだろうか。患者の役割があったからといって医師の有責性がなくなるわけではないのに」とグーサイルは問いかけ、「頭を冷やしなさい」と批判者を挑発している。

この挑発にどう応えたらよいのだろうか？　一つは彼が言っている通りにしてみればよい。つまり、彼がどのようにこの問題を研究し、主張のもととなったデータを吟味しているのかを、慎重に調べてみることにする。以下の節では、グーサイルの二つの主張の根拠を評価する。一つは、BPD患者は治療者を誘惑するという説。もう一つは、BPD患者は患者―治療者間のセックスがあったという虚偽の告発をする患者の大部分を占めている、という説である。彼の意見には、それほど確たる根拠があるのだろうか？

根拠を吟味する

グーサイルの仮説を検証するにあたって最初に問わなければならないのは、彼が情報をどこから得たのかということである。どのくらいの事例数にあたったのだろうか？　グーサイルはあまり多くを語らない。一九八九年の論文では「本稿では、匿名の実例を扱うが、これらは私が医療過誤訴訟（二八例）や、治療者あるいは患者による司法相談（多数）で見聞したものである」（五九九頁）と記されている。すなわち、少なくとも二八例だとわかるだけで、全数を知ることができない。こんな具合だから、グーサイルが調べた事例が、治療者と性関係を持った多くの患者を代表しているとはとても言えないのである。彼が事例を選ぶ、あるいは患者が相談にきたのかもしれないが、そのやり方にもバイアスがかかっている可能性がある。グーサイルの事例は、治療者に不満を持った患者の一部である。治療者と性交渉を持った患者のうちでも、それを公にした患者はごくわずかなはずである。公にしている患者は、そうしない患者とは違ってはいるのではなかろうか？　前者が後者よりも怒っていると考えるのは、さほど的外れではないだろう。怒りはＢＰＤの診断基準の一つなのだから、ＢＰＤというラベルが都合よく原告に貼られてしまうのは想像に難くない。

バイアスのかかり方は、他にもある。グーサイルは医者の不適切な行為に、患者も部分的には責任があると考えているのだから、医療過誤訴訟において、彼は原告の患者よりも被告の医者の証言に肩入れしている可能性がある。彼は、両側から相談を受けたと言っているが、その比率はわからない。彼のデータは被告である精神科医から得たものではないかと私たちは疑っているのだが、もしそうなら、かなり偏っているはずである。なぜなら、被告は犠牲者である患者について「怒りっぽく不安定で誘惑的である」と軽蔑をこめて語るに違いないからである。これらはすべて、ＢＰＤの特徴とされるものである。どのくらいバイアスがかかっているのか、私たちは知りようがない。グーサイルが選択の偏りを認めて、それを是正しようとした痕跡が、全くないからである。

したがって、グーサイルの主張の根拠を得ようにも、私たちには何も知る手だてがない。どのくらいの患者を調査したのか？　どのように症例を選び、どうやって彼らの情報を得たのか？　どのような手段でそれを分析し、どのようなテストをして自分がした一般化の正しさを証明したのか？　どの論文から手がかりを拾ってみると、彼はどうやら精神科医やそのカルテから直接に得られた非体系的な情報によって書いているようだ。したがって、彼が挙げている事例は、自分に都合よくバイアスがかかっていて、自説を支持するもっとも強力な証拠になっている可能性がある。彼は議論を肉づけるために一〇の事例を挙げているが、もちろんこれらは、論拠にはならない。だが、こうした事例を検討することで、何か糸口が見つかるかもしれない。

事例はすべて、男性精神科医と女性患者の組み合わせである。グーサイル論文にある唯一の具体的描写だから、注意して見ておこう。

患者―治療者間のセックス　グーサイルは、実際に患者と治療者の間でセックスがあった事例は、二つしか呈示していない。一例目は「治療者が孤児のような患者に抵抗できない」という彼の主張を説明したもので、「みなし児ジルの解剖学授業」と題されている。グーサイルの記述をすべて引用しておこう。

> その精神科医は、あるBPD患者がセックスについて何も知らないというので、お互い裸になって解剖学の講義を始めた。性交に至らずにやめている限り、彼らの行為は本物のセックスではなく、したがって許されるものであると彼は思っていた。当然、何度目かのうちに結局はセックスをすることになってしまった。(六〇一頁)

たとえこの事例で、患者の精神障害が、専門家として訓練された医師の過失を引き出したことに、何とか肯くことができたとしても、二つ目の事例では無理である。BPDという障害が精神科医に身の破滅を導いたとはとても思えない。この事例は、「真夜中の治療者」と題されている。

ある精神科医はBPD患者に毎日二時間から四時間の面接時間をとっていた。が、忙しさを理由に、

時には夜中の二時から朝の六時に及ぶことがあった。面接はとうとうセックスを含むようになった。（六〇一頁）

この事例では、診断以外に患者の特徴には何もふれられていない。この夜行性の医者が患者とベッドを共にせざる得なくなった経緯を示す情報がないのだ。

二つの事例ともに、患者が治療者を誘惑したやり口について何も語っていないにもかかわらず、グーサイルは、明らかに診断と結果に関連があると主張する。治療者が境界線を踏み越えてしまうとき、彼は患者のベッドへと転がり落ちてゆく（ベッドではなく分析用の長椅子かもしれないが）。次の例からみても、転がる先に性的関係があることはまず否定できない。

境界線の踏み越え　グーサイルの例示は、患者―治療者間のセックスではなく、単に治療の境界を越える行為の説明になっている。彼は、治療者がこのようなルール違反をしてしまうのは、BPDの患者が治療者を誘惑し挑発して、逸脱行為へとけしかける能力を持っているためだと考えている。

ある治療者は、治療以外に、BPD患者に何百ドルかを与えた。そして自分のために使っていた手持ちの薬を与え、住居を失いそうになった患者を自宅の客用のベッドルームに泊めた。彼はその扉の前の床に寝て、彼女が出ていきそうになるのを防いでいた。すべては、必要に応じてしたことである、と正当化されていた。（六〇〇頁）

この事例では、精神科医の行為は混乱の極みとは言わないまでも不適切なものと考えうる情報は、そこそこある。しかし、患者の側については、BPDという診断が下されていることだけはわかるが、彼女がどのようにして治療者の行為を引き出したのかについて、何も記されていない。

続く二つの事例では、患者の怒りに対する治療者のおそれが、治療者の行動を説明する手がかりにはなっている。しかし、それにしてもグーサイルの憶測を支持する根拠とはならない。私たちは、結論に至った理由を知らされぬまま、彼の主張に同意するよう求められているのだ。ある事例について、グーサイルは、「ある精神科医は、入院中の患者に、自分の所有するゲストハウスを、患者が退院するまでのリハーサルとして無料で使わせた」と書いている。別の精神科医は、一週間の不在の埋めあわせとして、特別の予約を与えた。「この精神科医は彼女を失望させたくなかったのだ」とグーサイルは述べており、彼女の逆鱗に触れるのを怖れたとは言っていない。

この二例に見られる規則破りは、先の事例と比べると、患者のパーソナリティや彼女の要求とはほとんど関係がないように思われる。「治療者が、自分の家族が寝静まった深夜に、BPDの患者と電話していた」という事例も挙げられている。グーサイルの説明では、「その精神科医は、深夜の電話という行為に潜むエロチックな雰囲気に気づかず」、「自分自身の個人的な結婚生活や財産の問題を患者に話していた」という。わずか一行の事例呈示もある。「ある精神科医は、編集の才がある患者に、自分が書いた専門書の校閲を依頼していた」(六〇〇頁)。グーサイルはこの二例にも先の二例と「同じ展開」を見いだしている。つまり、「患者と治療者の間で、現実的にも象徴的にもプレゼントの交換が行われている」のである。

たとえ精神科医がBPD患者の甘い誘惑に乗ってセックスするのではなくても、つまり性的ではない境界線の乗り越えですら、やがては坂を転げ落ちていくのだと、グーサイルは警告しているのだ。治療者がこのような境界線の踏み越えに注意を向けていなければ、虚偽の告発を受ける危険が待っている。最後の三つの例は、グーサイルがBPDの怒りに関係すると考えている、もう一つの特徴を示している。つまり、これらの患者は、治療者とセックスしたという虚偽の告発をして、治療者に復讐しようとしているというものだ。

虚偽の告訴　「境界パーソナリティ障害（BPD）」の患者は、患者と治療者の間のセックスに関して虚偽の告訴を行う患者の大部分を占めているという憶測は、もっとも深刻な影響を引き起こす。この説は、BPDと診断された告訴人の信用を傷つける強力な根拠となってしまうからである。もし、ほとんどの虚偽の告訴がこれらの患者によって行われるのであれば、患者と治療者の間のセックスに関してBPD患者が行う申し立ては、診断名だけで信用できないものになってしまう（ここでは事後診断という問題点については保留しておこう。しかし、グーサイルはいくつかの事例で、それが訴訟の被告によって彼のところに持ち込まれてから、BPDという診断を下しているようだ）。

グーサイルの説は、検証することができない。いったいどのくらいの数の虚偽の告訴があるのか、調べることは到底できない。虚偽とわからないままで裁判が行われた例がどのくらいあるのかも知りようがない。虚偽であるとわかった訴訟のほとんどが、BPD患者によって提訴されていたということを証明することが、グーサイルに可能なもっともよい方法である。これまでにも明らかにしてきたように、彼の挙げるエピソードだけでは、実りある結論を出すには不十分である。それでは、彼はどのようにして自説を支持するような呈示を行っているのだろうか。彼は次のような基準を呈示している。「どの申し立てが真実でどれが虚偽かということは非常に難しい問題なので、すこしでも妥当性を高めるために以下のようにした。すなわち、患者自身が虚偽であると認めて申し立てを撤回した場合か、あるいは中立の第三者が申し立ては疑わしいと言うのを患者が認めた場合に、虚偽の告訴であったとした」(五九九頁)。

グーサイルは、虚偽と認められた事例数を報告していない。しかし、彼がどうやって虚偽と結論したかがわかる事例を三つ挙げている。一つめはこうである。

BPDの患者が、治療者にぞんざいに扱われたと言って激怒していた。彼女によれば、「生活保護受給者のように扱われた」というのである。その後彼女は、性的いやがらせのかどで治療者を訴えた。証拠調べの段階で、患者に顔を知られていない調査官が嘘を言って彼女宅を訪問し、(おそらく非合法的に)彼女の話を録音した。そのテープには、彼女がずっと治療者に腹を立てていて、彼を「こらしめる」ためにこの話をでっちあげたという告白が録音されていた(五九九頁)。

この事例の覆面調査員は、中立の第三者ではない。グーサイルも言っているように、非合法的に告白を録音したこのテープに、証拠能力はなかったであろう。それでもグーサイルは、これが患者が虚偽の告発を行ったという科学的な証拠として妥当であるというのだろうか。おそらくこの事例には、もっといろいろなことがあったのだろうが、ここで呈示されているのは、根拠としては頼りないものでしかない。

次の例でも、同じような問題がある。ある精神科医は、患者が祝日に会いたいと言うのを、家族の事情を理由に断った。怒った患者は「性的虐待とその他のもっともらしい申し立て」で訴訟を起こしたが、「嘘であることを友人の患者にうちあけたために、訴訟代理人に漏れてしまった」（五九九頁）。前のケースと同様、この場合も「告訴した者が中立の第三者にうちあける」というグーサイルが決めた基準にあっているかどうか疑問である。患者仲間へのうちあけ話が、中立の者への信用のおける告白と見なせるかどうかは、意見が分かれるところであろう。このケースでもいろいろあったのかもしれないが、やはり呈示されている情報は、グーサイルの主張を支持する根拠とはなっていない。この場合でもやはり、彼の証拠は被告人である精神科医から得られたものに基づいているのである。

虚偽の告発についての三つ目の例示は、「非常に幼稚なＢＰＤ患者」の治療の最終回の「混乱と逸脱」の記録である。彼女は「精神病性の退行の既往があり、事実と幻想、親しさと性的接触を混同する。幼少時、家族から性的虐待を受けたことがあり、ある時は、注意を引くために性的な告発をねつ造したことがある」（六〇〇頁）。治療の経過中に、精神科医と他の医療スタッフたちは、褒美の意味で何度も患者を抱擁していた。「社交的な抱擁」「励ましの抱擁」「さよならの抱擁」「祝福の抱擁」などである。最後の面接のおしまいに、医者はさよならの抱擁をしてほしいとせがまれて、彼女を抱いた。すると彼女はあえぎ、腰をすりよせ、ハンドバッグからバイブレータを取り出した。医者は彼女を落ち着かせ、彼女の願いを入れて車で家まで送り、誤解があるといけないということで、もう一度彼女と会うことを申し出た。その後、彼女は「診察室と車の中で性的関係を強要された」と言って医者を告訴した。しかし、結局は申し出を取り下げたのである。

これまでに挙げた事例報告は、二例が性的関係、三例が虚偽の告発を記述しようとしたものであるが、これらがグーサイルが自分の主張の根拠としたもののすべてである。このアメリカ精神医学誌の論文での彼の二つの主張とは、ＢＰＤの患者は精神科医を性的関係へと誘惑しそのかすということと、彼女らが治療者と性的関係を持ったと虚偽の告発を行う患者の大部分を占めているということであった。

その後の論文で、グーサイルは二つ目の主張をさらに強めて、「この種の虐待されたという虚偽の告発は、ほとんどすべてＢＰＤ患者によってなされている」と述べている。えせ科学的な専門用語を駆使して、彼は真摯な症例研究からはるかに逸脱してしまった。さらに、男性治療者と性関係を持った男性の患者には別の診断を用意している。「男性治療者に虐待を受けた男性患者についての私の経験では、患者たちは孤独でややシゾイド的であり、結婚していたとしても性的に未熟で、同一化すべきカリスマ的な父親像を欠いている」とのことである。

ここでもまた、グーサイルは、新しい一般化の根拠となるものを呈示していない。唯一述べられているのは、哀れな患者の一言を引用した、一行ばかりの症例報告である。それによると、その患者の主治医は彼のことを「私のかわいい青い目のビーチ・ボーイ」と呼んでいたという。グーサイルは、この言葉づかいは、「(本質的に不道徳な)患者の所有欲と、胎児の姿勢を取りたがる傾向」を表していると言う。彼は、男性精神科医と関係を持つ女性患者とくらべて、男性患者はずっと受け身的であると考えているようだ。

グーサイルの論拠の乏しさやその循環論法、それにそれぞれの事例の疑わしい部分を棚上げにしたとしても、まじめな研究者が実質的な根拠として受け入れることができるようなものは何もない。事例を額面通り受けとったとしても、患者に誘惑の素質があるとは思えないし、治療者の行為が間違っていることがわかるだけである。さらに驚くのは、この論文を書いたのが、ナンセンス心理学の本を売り歩く、風変わりな伝道師やセールスマンくずれではないということである。これを書いた人物は、ハーバードで研鑽を積んだ精神科の専門医であり、現在はハーバード医科大学の教授なのである。彼には一〇〇編以上の論文や著書があり、その世界ではひとかどの人物なのだ。しかも前述した彼の論文は、APAの重要な雑誌に載っている。この雑誌の論文は、その分野の専門家による審査を通っている。この論文だけでなく、その後も同じ雑誌やその他の有名な雑誌でも、彼は同じ主張を繰り返している。

グーサイルの意見を擁護する治療者もいる。ある精神科医は、「APAの倫理委員会での経験では、性関係の訴訟の大部分は、BPDやその特徴をそなえた患者から起こされている。関係しているのは、この種の患者を扱い慣れていない未熟な治療者か、やり慣れないことをした治療者である」と述べている。あるグーサイルの支持者は、「ある種の女性患者がその種の過ちに対して彼女自身も責任を負う、とするグーサイル博士の確固とした記述は、フェミニストの議論を補強するものである。彼は賞賛されこそすれ、侮蔑されるべきではない」と書いた。

グーサイルは、被告となった精神科医を庇うつもりはなく、自分の目的は無防備な同僚を教育することだと主張する。「もし自分の論文が『弱々しく、自信がなく、無知で動揺しやすい治療者』を一人でも、患者を虐待することから護れたら、これにまさる論文の価値はない」とも言っている。彼は「私の生き生きした教育的なアプローチは、搾取と横暴を意識して行う治療者には役にたたない」と認めているが、「幸いそんな治療者はごくまれにしかいない……」と言う。だがこれは虚しい美辞麗句である。人助けにたずさわる専門家が、自分たちの行いが利己的で横暴なものだなどと、認めるわけがない。しかし、患者の方は、たいてい治療者とのセックスは利己的で有害なものだと考えている、とガトレルらは報告している。[文献3]

このアメリカ精神医学雑誌に載った調査では、患者との性的接触についての質問に応じたほとんどの精神科医は、患者に誘惑されたとは言っていない。無作為に抽出した精神科医に匿名で調査したところ、六・四%が患者と性的関係を持っており、その三分の一が「複数の患者と性的関係を持ったことがある」という。そのような関係を持ったことがあると答えた医師に、もっとも最近の経験を訊いたところ、約三分の一の三一・七%が「患者からさそわれた」と答えた。半分以上の五七・三%は「自分と患者の双方から関係がはじまった」と言い、残りの一一%が「自分が主導した」と答えた。その動機については、七三%が「愛か喜びのために」と言い、ごく少数が「コントロールを失って」「判断を誤って」あるいは「つい衝動的に」性的にまきこまれたと述べている。いずれにせよ、患者と性的関係を持ったと認めた精神科医のなかですら、ほとんどの者には「患者にさせられたのだ」というグーサイルの弁明は必要ないのである。

告訴された治療者のための法的弁護

患者—治療者の性的関係を扱ったグーサイルの論文が、その主張を支持する科学的根拠を欠くにもかかわらず、専門家の間に広く認められ、支持を得ているのはなぜだろうか。彼の主張が、治療者の過誤を正当化するものだからではないだろうか。ひょっとすると、患者への性的虐待のかどで告発された精神科医に対して、報道や法廷で投げかけられる非難を和らげるのに、彼の論文は役に立っているのかもしれない。

グーサイルははっきりと否定しているが、彼は密かに（時には堂々と）治療者の弁明の手助けをしている。治療者との性的関係についてBPD患者が果たす役割についての彼の確証のない結論は、治療者側の弁明に役立っているのだ。APAの精神医学年次レビューで、彼は共同執筆者とともに、過誤を犯した精神科医を正当化するために彼が発展させてきた複雑な理論を説明している。その章は「専門家の意見：治療者—患者間に性的な過誤があった事例」と題され、架空の事例の短い病歴があげられている。[文献4] その後に、患者と治療者の双方の見解が書いてある。患者の方は、治療者との間のしだいに高まるエロチックな関係とそれが最終的に肉体関係に至った経緯を述べている。治療者の方は、患者と肉体関係を持ったことは否定している。ただ、患者が面接の終わりに抱きしめてほしいといつも懇願していて、「大雪の日に彼女を家まで送った際に彼女からキスをしてきたことが一度だけある」と認めている。この架空の裁判で、グーサイルは原告側に立った議論をし、もう一人の法精神医学の権威であるロバート・セイドフが被告側に立って論じている。

原告側に立ったグーサイルの議論は面白い。彼の任務は、原告女性の側に立って論じ、彼女に有利な説得力のある陳述を行うことである。しかし彼の議論は、いつの間にか、患者と精神科医のどちらを擁護しているのか、わからないものになってしまう。例えば、しばしば彼は、治療者に有罪の宣告をしながら、続いて慰めるようなことを言う。BPD患者は、治療者と寝るかどうかを決めることも含め、自分で決定する能力があると言い出すのもその一つである。「麻薬を使っていたり、意識がなかったり、精神病的であったりしてどうしようもないこともあるが、良くないことをしているとはっきりわかっていたり、混乱してではあっても、判断力を保ちながら治療者と性的関係を持つ患者も多いのである」(三三七頁)。グーサイルは医者が常に非難されるべきであると認めているし、患者が法廷に訴えるのは、彼女らが非常に混乱しやすいからだとも示唆している。「しかしながら、患者も治療者も、普通は程度の差があるにせよ法的には大人であり、成人としての責任がある」と彼は結論している。

グーサイルも分かっていたはずだが、たとえ精神科医が専門家の禁を破ったのだとしても、自発的に性関係に同意した患者が訴訟に勝つのは難しい。さらに、もし彼の主張どおりBPD患者がしばしば治療者を誘惑するのであれば、性的情事に彼女も荷担したのであり、法廷に損害を認めさせることはますます難しくなるだろう。

さらにグーサイルも知っているように、治療者が専門家の規則を破ったということを証明するだけでは十分ではない。患者は、精神科医が専門家の倫理を破ったことで損害が生じたことを見せなければならない。どのような損害が生じただろうか？　グーサイルの言葉を慎重に拾っていけば、彼はすべての性的接触は本来的に害悪があると言っている。「なぜなら、要するに誤った治療なのであり、時間を無駄にし、客観性を汚し、将来の治療を台無しにしてしまうからである」。さらに、「もともとあった病気が再発し、新しい病気ができあがることもある」。しかし、彼は「真の心的外傷はめったに生じない」とも言って、患者の立場を貶めるのである。「性的な過ちは患者からの搾取であり、虐待と言ってもよいかもしれない」と、彼は認めるが、「患者への逆らいようのない暴力」とは区別されると言う。どのような心的外傷が起こるか、については必ずしも精神科医の性的過失から導かれるものではなく、「関係が終わって、その関係の真に利己的な性質が暴かれた時に生じるのである」(三三七頁)。つまり、性的関係そのものが必ずしも心的外傷となるのではなく、患者を傷つけるのは、「精神科医が患者との関係を終わりにして患者を見捨てる時である」とグーサイルは言っているのである。

グーサイルは、治療者が性的関係には一線を引いているときですら、彼らがしてはならないことをしたと濡れ衣を着せられることが多いという。このような主張も、彼が明らかに治療者に同情していることを示す一例である。「私は、治療者には過失がないと思われる場合でも、保険会社が原告と話をつけてしまうのを何度も見てきた。なぜ保険会社がそうするのかというと、『他の多くの規則を破った治療者が、ベッドルームのドアの前にだけは一線を引いていた』と陪審員に信じさせるのは不可能だ、と会社側が考えてしまうからなのだ」。グーサイルは精神科医に、きちんと一線を守るよう警告しているが、その反面、無害な規則破りもあるはずだと考えている。実際には彼が言うように「小さな違反は適切であるばかりか、場合によっては必要ですらあるかもしれない」(三三九頁)。さらに「前もって言っておくと、事例ごとの評価に必要な分析の複雑さは、原告代理人が法廷で行う単純化にはたいてい負けるのである」(三三九頁)。

この後も架空の事例の分析が進んでいくのだが、グーサイルはどうしても精神科医側の擁護をせざるをえないらしい。原告の語りから医療過誤は明らかであると結論しながらも、グーサイルの議論には熱がこもらず、説得力は全く乏しい。一方、彼の討論相手は、架空法廷でもっとストレートな陳述を展開している。セイドフははっきりと精神科医の側に肩入れした。彼は精神科医の味方となって抗弁し、しかも、しばしば相手方であるグーサイルの議論をなぞって使っているのである。

セイドフの議論に新しい分析は見あたらないが、少しばかり興味深いレトリックを使っている。一つは「精神科医が法的に窮地に追い込まれるのは、診断の誤りからくる場合がある」というのである。「何人かの熟練した治療者の告白によれば、彼らはBPDという診断を一度も考慮したことがなく、たいていは不安障害や演技性障害と診断していた」と、架空論争後に、セイドフは述べている。「もし正しい診断がBPDであるとわかっていたなら、患者が一線を越えてきた時に、私は、あんな浅はかな行動はとらなかっただろう」と、その治療者たちは口をそろえた(三四三頁)。ひょっとしたら一部の精神科医は、患者に無分別な行いをすることが、診断次第では許されると考えているらしい。

セイドフのもう一つのレトリックは、「拒絶と見捨てられは、BPD患者がもっとも恐れることだと、よく知られている……法廷に持ちこむことによって、患者は治療者とのつながりをとり戻し、完全には見捨てられずにすむのである」という主張である。このような患者は「以前の治療者と会うことができる法廷や聴聞を楽しみにしているのだ」とセイドフは言う。つまり、患者の動機は復讐ではなく、関係を続けたいという望みなのだ。セイドフのこの主張の根拠はどこにあるのか？彼は「同じような多くの患者が訴訟を重ねてきており、その陳述を評価してきたので、このシナリオは確かなものである」と言う（三四五頁）。

これで事は振りだしに戻ってしまった。つまり、セイドフはグーサイルと同じように、「誰が」「どれくらいの」患者を評価したのか、など、学者が経験を一般化する際に私たちが期待するデータを出さないのだ。しかし、これまでに見てきたように、患者がいったんＤＳＭのラベルをつけられると、違った基準で「確からしさ」が決まるのである。特に、患者が医師に文句をつけた場合は、なおさらである。確かにセイドフらは、何人かの患者がそう述べるのを聞いてきたのかもしれない。だが、診断が同じかどうか定かではないような個別の患者の報告をもとにして、いきなり一般化してしまうのは明らかに行き過ぎである。

「境界パーソナリティ障害」の問題点

ここからは、グーサイルやセイドフの仮説が根拠に乏しいということよりも、もっと重大な問題にふれる。それは、ＤＳＭによって科学的であるというご神託をいただいた専門家の主張が、それ相応の信頼を得てしまうということである。彼らが主導的な学術雑誌に書いた論文が、これらの意見に科学という後光をかざすのである。

ＢＰＤがはっきりと区別して同定できる診断であり、どの治療者が診ても一致する信頼性のある診断であると、グーサイルは信じて疑わない。だが、ＤＳＭの初期の研究では、ＢＰＤの診断妥当性は確立できなかったし、複数の精神科医がＢＰＤの認識に一致できることも示されなかった。この診断に信頼性があるという証拠はほとんどなく、それどころか「ＤＳＭのパーソナリティ障害はすべてあまり信頼性がない」という証拠がたくさんあるのだ。精神科医は、診断を下す際、ＤＳＭの基準から離れようとする傾向があるので、この信頼性問題はますますやっかいである。例えば、グーサイルらがＢＰＤの診断を下すときの二つの主要な特徴は、「みなし児のような依存性」と「人を惹きつける魅力」であった。どちらの特徴もＤＳＭ－Ⅲ－Ｒの診断基準には挙げられていない。これらの特徴を持つ患者は、ＢＰＤ患者のなかでも目立ったサブグループとなっているのかもしれないが、現在の最新版であるＤＳＭ－Ⅳでも、ＢＰＤの診断基準にはなっていないのである。

診断の正確さは、グーサイルとセイドフによる『精神医学と法レビュー』一九九二年版の彼らが書いた章で、さらに踏みにじられている。ここでグーサイルは「無実の精神科医が告発を受けてはじめてＢＰＤの正確な診断が下せる」と言っているようにみえる。後づけ診断は、全くもってご都合主義である。告発された治療者は、グーサイルの仮説を都合よく自己弁護に使うだろう。グーサイルによれば、治療者をセックスに誘惑する患者はまずはＢＰＤなのであり、この障害があれば、治療者を濡れ衣で告発することもあるだろうと言うのである。こうして告発された治療者は、患者にＢＰＤというラベルをつけ、そうすることで彼女の信用を貶めるのである。治療者と性関係を持ち、すぐに訴訟を起こしたがる患者は、一つのカテゴリーをつくっている。グーサイルの奇妙な三段論法を用いてみる。「治療者に過失があれば、患者はBPDとされやすい」。しかし「もし彼女がBPDであれば告発は虚偽であるかもしれない」。これは不条理小説なみに見事な推論だ。もし患者が告訴すれば、それは彼女がBPDである証拠にされるのである。もし彼女がBPDならば、彼女が嘘をついていて、告訴は虚偽である可能性がある。被告席の精神科医にとって、実に巧妙な抗弁である。

これまでにみてきたように、スピッツァーの公認によってDSM-Ⅲに入れられて以来、BPDの診断妥当性はずっと疑問視されつづけてきた。はじめから、はっきりとした精神障害とは認められていなかったのである。STPDから区別するとなるとさらに難しい。演技性パーソナリティ障害や自己愛パーソナリティ障害との区別も難しいし、うつ病や不安障害のような他のクラスの診断との区別すら難しいのである。

このような科学的な論争は、グーサイルたちにとっては痛くも痒くもないらしい。彼らにとって、BPDの診断などたやすいものなのだ。彼らにならえば、たやすくBPDの診断ができる。BPDの多くは女性である（七六％にのぼるとも言われる）。女性が怒りをあらわにするなら、おそらくBPDである。もし彼女が不適切な性行為のかどで彼女の精神科医を告発し、精神科医を訴えることで復讐に出るならば、彼女はまずBPDに間違いない。

BPDの診断は、客観的な証拠や理性的な議論の必要性を葬り去ってしまった。他の診断名と同様、DSMに登場したとたん、この診断ラベルは行動の説明としてとんでもない使われ方をしている。診断自体に罪はなくてもだ。多くの精神障害の原因は不明である。精神科診断というラベルは、なぜ人がこのように行動したのかということを説明しはしない。ラベルは、ある種の行動がある精神障害を構成するという主張のもとに受け入れられているとしても、単にある種の行動の組みあわせを同定しようとしているものにすぎない。したがって、行動の説明として診断を用いるのは、循環論法である。例えば、ある人が「うつ病であるから彼女は悲しんでいるのだ」と言ったところで、なに一つ理解できたわけではない。同じように、もしBPDの診断基準に衝動性があるならば、「彼女が衝動的なのはBPDだからだ」と言っても何にもならないであろう。ましてや、患者がBPDであるからといって、その治療者までが衝動的性関係を持つようになることを説明できようはずもない。にもかかわらず、グーサイルは治療者が性的な過失を犯すのは、患者の診断に原因があるのだと私たちに信じこませようとしている。グーサイルは巧妙にDSM-Vに新しい診断を提案したいのかもしれない。治療者を誘惑した患者は、「治療者誘惑性障害」であり「偽りの告発性障害」であるというように。ある治療者が私信でこんなことを語ってくれた。「BPDは屑かご診断なんだ。治療者が好きになれない患者や、やっかいな患者、診断がつきにくく治療に難渋する患者がこの診断をつけられる。BPDと診断された患者には、性的虐待や近親相姦の既往をもっているものが多いようだ」。「境界パーソナリティ障害」とは、「やっかいな患者」をさす隠語なのだ。心的外傷のほんとうの根源を扱わないで、患者の病理を語ったりBPDと診断してしまうほうが簡単なのである。

頼りない経験的根拠と不明瞭で融通無碍な境界からなる診断は、いともたやすく歪められて乱用される。BPDの診断は、治療の難しい女性の患者を貶めるラベルとして使われるようになった。このような診断がつくられようとしている時に、このことを世間に公表して疑問をぶつける権利擁護団体は内にも外にもなかった。パーソナリティが「ボーダー」であるとはどういうことかという疑問を、ねばり強く専門家に問いただす団体もなかった。ちなみに、「不安定なパーソナリティ」というう言い回しが含んでいるやっかいな問題は無視されてきた。そもそも、「パーソナリティ」についてのDSM-Ⅳの定義は、「経験と行動の持続的なパターン」つまり「広汎で変化に乏しく「長期にわたりずっと安定している」(DSM-Ⅳ邦訳版、六二九頁）というものであり、「不安定なパーソナリティ」では語義矛盾である。こうした問題を誰もきちんと考えてこなかったために、できあがった新しい精神障害は、「やっかいで攻撃的な女性が無辜の治療者をどのようにして誘惑したか」を説明するためのものになってしまった。似たようなやりくちは精神医学の歴史では馴染みがないものではない。次の章でみる、診断における「レイシズムの遺産」がそれである。

［文献1］ Spitzer, R., Endicott, J. and Gibbon, M.: Crossing the Border into Borderline Personality and Borderline Schizophrenia - The Development of Criteria. *Archives of General Psychiatry* 36, 17-24 (January) 1979.
［文献2］ Gutheil, T. G.: Borderline Personality Disorder, Boundary Violations and Patient - Therapist sex: Medicolegal Pitfalls. *American Journal of Psychiatry* 146, no. 5 (May) 597-602, 1989.
［文献3］ Gatrell, N., et al.: Psychiatrist-Patient Sexual Contact - Results of a National Survey: I.

Prevalence. *American Journal of Psychiatry* 143, no. 9, 1126-31, 1986.

〔文献4〕 Gutheil, T. and Sadoff, R.: Expert Opinion - A Case of Therapist-Patient Sexual Misconduct. *American Psychiatric Press Review of Clinical Psychiatry and Law* 3, 331-48, 1992.

〔原注1〕 もともと研究者たちは、この障害のことを「不安定パーソナリティ障害」と呼んでいた。しかし、最終的にはこの呼び名を研究者たち自身が捨てることになった。というのも、彼らが言うには、患者たちは「不安定という状態に安定している」から、この呼び名は誤用を招くというのである。一方、スピッツァーらはボーダーラインという呼称にこだわりつづけた。彼は、この呼び名には、「精神分裂病」のようにもともとの意味を失ってしまっても歴史的な意味があるという価値があるし、ときには精神病のような症状を示すので適切であると主張した。

第7章

精神科診断の中に生きつづけるレイシズム

◎

共和国家が成立してからも、精神の病気に対する国家の施策には、人種問題についての偏見がつきまとってきた。とりわけ広い意味での「診断」に、多くの問題があった。奴隷制を擁護する人々や、人種隔離政策・移民排除政策に賛同する人々は、精神の病気を新たに発明したり、[訳注1]黒人やマイノリティーに高率に異常が発見されると報告することによって、こうした抑圧を正当化し続けてきた。もちろん、自他ともに認めるレイシスト[訳注2]だけが、こうした発明や報告を行ってきたわけではない。黒人やマイノリティーを擁護する人々によってなされた精神医学の進歩もまた、いつの間にか人種差別的な考えの普及や迫害の強化につながってしまっている。精神障害の判定につきまとうレイシズムは、最新のＤＳＭにも生き延びている。その起源は、アメリカ精神医学の創立者にまでたどることができる。

ベンジャミン・ラッシュ

アメリカ精神医学の父であり、独立宣言の署名者でもあるベンジャミン・ラッシュは奴隷制の廃止論者だった。彼は奴隷制度廃止への道を敷き、一七九五年には奴隷解放を促進し人種環境を改善させる会議の初代会長となった。彼は解放活動に加え、黒人コミュニティのイベントにも参加し、自由黒人のための教会や農業共同体に経済的な援助もした。一人の医師としてラッシュは、奴隷制は黒人のメンタルヘルスに悪影響を及ぼすと主張した。彼は、奴隷制支持者による「アフリカ人はヨーロッパ人より能力が劣る」という主張に反対して、自由黒人と奴隷とは区別して考えなければならないと言った。なぜなら、拘束のために道徳心を失い、理解力が麻痺してしまった奴隷たちの能力を正確に評価することは不可能だからだ。

しかしラッシュも、レイシズムから完全に自由というわけではなかった。彼は、同化政策においては妥協し、隔離政策を推奨した。また彼は、黒人の医学についておかしな信念を持っていた。例えば、彼は黒人は黄疸に免疫があり、その皮膚の色はハンセン氏病で生じたものと考えていた。そしてその治療、すなわち黒い色の除去が、人類の統一に貢献すると思っていた。

しかしその業績をみれば、ラッシュは人種問題の改善に取りくんだアメリカ精神医学史上の貢献者といえる。だが残念なことに、黒人のありもしない欠陥を解説した彼の言説は後継者を生んでしまい、善意で行った処遇についても「平等、だが分離」というドクトリンの強化につながった。

一八四〇年国勢調査、異常なのはどちら?

精神障害の判定に伴う人種偏見についての最初の大規模な論争は、南北戦争直前に起きた。当時、アメリカでは奴隷制をめぐる闘争に政治的な関心が集まっており、同時に精神障害への関心も高まりつつあった。人種問題と精神の病気の問題が絡みあい、お互いに影響を与えあったのは、当然の成り行きであった。

公式に行われた最初の精神病者数の調査は、一八四〇年に実施された第六回合衆国一〇年国勢調査（以下一八四〇年調査）と同時に行われた。「白痴（idiot）」と「狂人（lunatics）」が、「精神異常者（the insane）」とまとめられて報告された。

精神の異常に関心が集まったのは、その発生が増えたためではない。合衆国が農業経済から都市経済に移行するにつれ、社会につきまとう病気の多くが、都市生活の結果であると説明された。一九世紀前半に起きたこの移行は、社会的逸脱の概念を大きく変質させた。異国や農村から来た新入りの都市住民は、慣れ親しんだ農村生活との落差に変調を来たし、精神の異常へと陥る危険があると考えられた。

当時、精神の病気は社会環境によって引き起こされると考えられていた。一八四八年にエドワード・ジャービス（アメリカ精神医学会〔ＡＰＡ〕とアメリカ統計学会の創設者）は「社会が精神障害の温床となる慣習を、確立し、助長し、許容する」と述べ、「社会はそれが生んだ障害を癒す義務を負う」と主張した。この義務を果たすには、精神科病院を建てることが必要であった。それらの施設は、治療が不可能な者たちの掃きだめではなく、病気の徴候を呈する人が送られる整備された施設と考えられた。改革者たちは、もし変調の危機にある人たちが、日常生活が保証され、単純な作業ができる施設に早く入ることができれば、健康を取り戻すことができると考えていたのである。

逸脱者とその治療についてのこうした考え方の変化は、一八三〇～四〇年代にかけての精神科病院の増加となって現れた。二つの情報が、施設の増加に弾みをつけた。一つは刑務所や慈善施設で行われていた劣悪な処遇（病者たちは地下室で鎖につながれていた）が、改革者たちにより公表されたこと。もう一つが精神障害者の実態についての統計である。一八四〇年調査で精神障害者の数を調べることになったのは、狂気という社会問題を解決する計画の裏づけとなる情報を得るためであった。

一八四〇年調査の時点で、精神障害者の多くは既に施設に入っていたが、まだ収容されていない病者を見つける努力も行われた。連邦保安官によって、各世帯が調べられた。この報告は、国務省の監修によって一八四一年に出版された。

報告書によると、合衆国の人口は一七〇六万九四五三人で、そのうち二九六万四六七人が黒人であった。そして一万七四五六人が精神障害者と判定され、そのうち一万四五二一人が白人、二九三五人が黒人であった。精神障害者の全人口に占める比率は、およそ九七八対一であった。黒人におけるその比率は、全体に比べ少し良く、一〇〇九対一であった。しかし、「精神の病気は必ずしも黒人に多いわけではない」というこの事実は無視され、黒人精神障害者数の地域格差が国際的な論争の源となった。

北部州には一七万一八九四人の自由黒人がいたが、そのうち一一九一人が精神障害者とカウントされていた。その比率は一一四対一で、不運にもこの数字が、南部州での比率、一五五八対一と比較されたのだった。二つの地域の間のこの一一倍の違いは、南部の政治家の興味を引くところとなり、彼らはそれを全世界に向けて宣伝した。

さらに極端な数字もあった。北部のメーン州では一四対一、ミシガン州では二八対一の黒人が精神障害と報告された。この比率は、南部のサウス・カロライナ州の比率（二四七七対一）や、ルイジアナ州の比率（四三一〇対一）と対照的である。まるで、黒人は北に進むと気が狂い、南に進むと正気になるように見える。ニューヨーク・ジャーナルは、この比率差は気候のためであり、「北部の冬は、それに慣れている白人の気質には影響しないが、熱帯から来たアフリカ人の脳には影響する」と論評した。この理論はフランス人の科学者によって一冊の本にまでなり、その後も何度も蘇ることになる。

南部人たちは別の説を主張した。奴隷制こそが黒人を正気に保っているという説であり、これが気候説にとってかわった。一八四三年の「南部文芸通信」に載った論文は、気候説を一蹴し、その比率の地域差を「道徳因」に求め、「黒人は奴隷制が廃止された土地では劣悪化している」と結論づけた。だが、その論文は、奴隷制を賞賛するのではなく、その反対のように見せかけている。

われわれは奴隷制に賛成ではない。われわれはそれを、わが国に与えられた最大の邪悪として嘆いている。だが奴隷制は、黒人にとって悲惨なのではなく、白人にとっての悲劇なのだ。奴隷である黒人は、自由な黒人よりも遙かに幸せであるだけでなく、この大陸のもっとも幸せな階級なのだ。

この論文は、奴隷解放の結果、起きるであろう災いを警告していた。つまり、凶暴な黒人を閉じこめる監獄や狂人の施設がないために、「狂人や重罪人だらけの土地には誰も住めなくなる」というのである。この論文は、次のような教訓で結ばれている。

どのような『自由状態』であれ、自由黒人が奴隷黒人と同様に幸せだとしたら、南部のわれわれも奴隷解放を検討してみることが必要だろう。だが、彼らがみな監獄や狂人収容所の住人になってしまうのなら話は別である。われわれはこの自立できない人種の破壊者にはなりたくない。

南部の「独自の制度」を正当化する伝統に、こうした新たな理論が加わった。奴隷制度は、経済や秩序のために必要であるだけでなく、他のやり方では狂ってしまう黒人の幸せを保証するためにも必要だというのだ。拘束を邪悪なものと認識しながらも、奴隷制度を恒久化して黒人の正気を守るのが「白人の義務」というわけである。

南部の政治家は、この奴隷制＝慈悲論をさっそく利用した。当時上院議員だったジョン・C・カルフーン（合衆国前副大統領）は、「だから奴隷制が必要なのだ。黒人は自立できず、自由という重荷で狂気に沈んでしまう。彼らを精神の死から守ることこそ慈悲なのだ」と断言した。一八四四年、彼は国務長官として、奴隷制廃止を求めるイギリスの圧力に対抗するために、一八四〇年調査の結果を使って奴隷制の利点を主張した。彼は、イギリスの外交官に次のような文書を送った。

この国勢調査と他の権威ある論文によれば、二つの人種の間の関係が変化した場合、全ての例で、アフリカ人の状態は悪質化している。彼らは不道徳や貧困に陥っていて、身体や精神の災難まで伴っている。一定の割合が必ず盲であり、聾であり、唖であり、狂であり、愚である。

しかし、実は当時、この調査のデータは信用できないことがわかっていたのである。最初に調査に反論したのは、当時有名だった精神科医、エドワード・ジャービスだった。最初彼は、奴隷制を擁護する南部の意見に賛成していたが、調査における北部黒人の精神障害者の比率があまりにも高いことに疑念を感じるようになった。彼は調査の数字を入念に見直し、全くでたらめであることを発見した。オハイオでは一六五人の黒人精神障害者が報告され、そのうち八八人が町在住とされたが、その町の黒人の人口は三一人であった。マサチューセッツ州ウスターでは、一三三人の黒人の精神障害者が報告されたが、その数字は州立病院在院中の白人患者の数を表していた。メーン州では、黒人のいない町にも黒人精神障害者がいることになっており、他の町でも同じようなことが起きていた。はっきりした間違いを拾いあげるだけで、一四対一という頻度は大きく変わってしまった。彼は、この発見の報告を次のようにまとめた。「以上のように、この文書は間違いだらけである。これは真実の使者ではなく、人々を混乱に陥れる虚偽の運び屋である」。そして「この調査は医学の進歩に貢献するどころか、取り除くのに何年もかかる障害となるだろう」と予言した。

ジャービスは調査の間違いを正すために精力的にキャンペーンを続け、他の論者も新聞や雑誌に批判を載せ続けた。多くの科学雑誌がジャービスの報告を掲載し、また彼は、アメリカ統計医学会が国会に提出する研究の立案に加わった。ジャービスら反撃者たちは、調査の数字を公的に修正するため、政府による検証を求めた。ジョン・クインシー・アダムスは「国は調査の誤りに気づきながら、それを使って英国やメキシコと論争していた」と非難した。

カルフーンは、議会の圧力に屈して検証に同意したが、彼が「徹底的で公平な調査」を依頼した相手は、一八四〇年調査の管理者だった南部人であった。まるで今世紀のウォーター・ゲート事件を予期していたかのようである。これでは検証結果は目に見えていた。一八四〇年調査に瑕疵はなく、その結果は国会に送られ、カルフーンは、一八四〇年調査への揺るぎない支持を宣言した。

信じるにたる二つの結論が出た。まず狂、盲、聾、唖の大流行があるという結論。そして黒人とヨーロッパ人との関係は改善されているのに、そうした障害が悪化しているという結論。彼らにとって解放は恵みではなく呪いなのだ。

この「公平な検証」によって、問題は公的には幕を閉じた。再検証は拒否された。一八四〇年調査の偏向の理由は公的には明らかにされなかったが、二つの理由がささやかれた。一つの原因は、黒人奴隷の主人たちが、自分の所有物を精神障害と判定されることを嫌がったことである。もう一つは、調査する側にペテンがあったのではないかということである。こちらのほうがもっともらしく語られていたが、どのようにでっちあげがアレンジされ、その責任者は誰だったのかは、わからないままである。

結局、何があったにせよ、ジャービスの結論だけは確かである。つまり、一八四〇年調査は、米国の精神障害者の正確な数の把握に失敗し、黒人の状況を大いに悪化させた。ある識者は、こうコメントした。

「黒人がクレージーなのではなく、調査がクレージーだった」。

黒人奴隷の精神障害に対する医学の反応

一八四〇年調査の偏向は、精神障害の診断にひそむレイシズムという問題とは直接の関係がない、と反論されるかもしれない。しかも、偏向を正したのはジャービスという医者ではないか、と。確かにジャービスの貢献は重要である。だが、自由黒人が精神障害になりやすいと主張した医者も多かったのだ。そしてジャービスが調査の偏向を暴露した後でも、北部の医者も南部の医者も調査結果を信用していた。例えば一八五一年のアメリカ精神病雑誌は次の新聞記事を掲載した。

明白な結果である。次の表（一八四〇年調査）からわかるように、自由黒人には白痴と狂気が蔓延しており、白人や奴隷のそれを上回っている。メーン州の黒人の一四人に一人が狂人だということは、明白な事実である。

ジャービスは繰り返される議論に反論し続けたが、神話はしつこく続いた。その当のジャービスでさえ、「黒人は文明化されていないので精神の病気が起きにくい」という別の神話に加担した。一八五二年四月のアメリカ精神病雑誌に、ジャービスは「文明化が精神病を引き起こす」という論文を載せた。彼はデータを用い、文明国での精神障害の増加率がその国の人口の増加率より高いことを証明しようとしたが、有意な統計的証拠を見つけられなかった。そのために、フランスの精神科医エスキュロールやドイツの博物学者フンボルトの説、それに「作家や旅行者や医師達の一般的な意見」を強引に引用して、「未開では精神病はめったに見つからないが、文明地では頻度が高いことが知られている」と述べた。ジャービスは「奴隷制が精神病を予防する」という考えは否定したが、「未開国と文明国では精神病のかかりやすさに差がある」という信念を強化してしまった。

他の医師たちは、「奴隷制は精神病を抑えるために黒人にとって有益である」という理論を単純に支持していた。ジャービスらが一八四〇年調査に対する反論を出版してからずっと後、ルイジアナ州の施設の監督は北部人たちに次のようにレクチャーした。

われわれの奴隷が発狂することは非常にまれである。この事実は北の同胞たちの中にいるえせ博愛主義者にとってはショックであろう。（奴隷たちが）狂気から免がれているのは、その状況のおかげである。法律が保証する保護、緩やかな強制労働による抑制、現在や未来についての不安からの自由、アルコールや麻薬など自由黒人がのめり込んでしまう不摂生の抑制……。

一八四〇年調査のジャービスによる暴露の一四年後、スタンフォード・チャイル（ニューオーリンズの内科医）は、自由黒人に比べて奴隷は精神障害になりにくいという説を再び発表した。彼は、北部の施設では黒人精神障害者は偏見の目でみられているのだと考えていたので、北からの批判に強く反発した。南北戦争（一八六一—一八六五）終結後も、専門家たちは、黒人は奴隷制による特別なケアと管理を享受していると主張し続けた。

奴隷の精神障害

南北戦争以前、奴隷は発狂しにくいと主張する医者がいる一方で、奴隷たちに精神的欠陥や新たな精神障害を見出した者もいた。一八四三年、内科医のサミュエル・カートライトは黒人の脳は不完全であると報告した。

大脳は、サイズも重さも一〇%小さく、彼ら（黒人）は、他人種より強く本能や動物性に影響されており、思慮が足りない。精神は気まぐれそのものなので、節制を強要し本性の爆発を抑えなければ理性が回復しない。

一八五一年、カートライトは名門誌『ニューオーリンズ内科外科雑誌』に黒人に特有の二つの新しい精神障害を報告した。一つは、「出奔症（ドラペトマニア）」で、もう一つは「黒色異常感覚症」である。カーライトは、ドラペトマニアという語を、ドラペーツ（ラテン語の「逃亡奴隷」）とマニア（狂気）から造語した。彼はこの病気は、医者には知られていないが、「その徴候、すなわち仕事を放棄して行方をくらますことは、農園の経営者や監督官には周知のことだ」と述べた。彼は黒人が逃亡する原因は、「他の精神変調と同様な精神の病気であり、治療可能である」と断定した。発病を防ぐために彼が勧めた対策は、「彼らを鞭打って悪魔を叩き出す」ことであった。彼は奴隷のオーナーに、患者を「子供のよう」に、慎重に、親切に、毅然として扱うように勧め、「過酷すぎる鞭打ちや寛大な措置は出奔症を誘発する」と警告した。彼は「適切な医学的助言に厳密に従えば、この多くの黒人の困った習慣、つまり逃亡は、ほぼ完全に予防できる」と保証した。

黒人の精神障害は、逃亡だけではない。「所有物に注意を払わないので、仕事道具を壊す」、「したい放題にして怠ける」、これらは黒色異常感覚症の徴候である。カートライトは、「監督官が『無頓着』などという誤った見方をしていると、不適切な取り扱いを招き、ほとんど治癒は望めない」と忠告している。

カートライトは黒色異常感覚症を、虚弱呼吸によって生じた組織の酸素不足によって起こる黒人特有の病気と考えた。治療法は、血液を脱炭酸化するために内蔵や皮膚を刺激することであり、そのために新鮮な空気のもとでの重労働（薪割り、のこ引き、重い物体の運搬など）が処方される。「白人の強制力によって、ものぐさの黒人に活発なエクササイズをさせて、肺を活動させ、その結果活性化した血液が脳に送られる」のである。脱炭酸治療には別の方法もある。それは「鞭の打ちこみ」で、薄くオイルを塗った皮膚の表面を、紳士的に鞭で打てばよい。そうするとオイルが浸潤して、組織の炭素を破壊する。

カートライトがつくった黒人の精神障害は、英語圏の国々に広く公表された。彼の「発見」は、奴隷制の弁明と受け取られていたわけではない。ダニエル・テュークによってそれが公表されたとき、全世界の喝采を浴びたのである。

悪の形態学――南北戦争後のレイシズムと精神疾患

奴隷解放宣言の後も、レイシズムは精神障害の判定に影響を与え続けた。南北戦争の後、「他人種の狂気」に対する恐怖が新たに生じ、黒人の精神障害への関心は相対的に薄れてしまった。この新たな恐怖を理解するためには、人種という概念を広げてみなければならない。人種は、もはや皮膚の色で分けられるグループではなく、宗教、階級、祖国に基づいて決められるものになった。ヨーロッパ人は三つの人種に分けられた。北方人種、アルプス人種、地中海人種である。「支配人種」である北方人種は、さらにアングロ・サクソン人とチュートン人の亜種に分けられた。

人種間に生物学的な差異があるとされ、それが文化の差や知的な差に関連づけられた。頭蓋学者は「頭蓋インデックス」を発明し、頭のサイズを測定した。北方人種は、長頭のドリコセファルスに、アルプス人種は円頭のブラキセファルスに分類された。北ヨーロッパ由来のプロテスタント、ドリコセファルスは、中央~東ヨーロッパ由来のカソリック、ブラキセファルスより都会生活に適応しており、成功に至る才能があり冒険心や創造性に富む、というような理論であった。こうした理論はほどなく科学的には否定されたが、人種差別的な法律や人種差別そのものを正当化する目的で、一世紀以上にわたって流布し続けたのである。一般市民とともに政治家も知識人も、貧しい東欧や南欧からの移民によって、北方人種がつくってきた遺伝的優越性が薄められてしまうことを恐れていた。「新入り人種」は精神障害、犯罪、さらには他の社会的逸脱に陥りやすい、という主張が繰り広げられた。

施設に入れることで精神障害は治るという一九世紀初頭の改革者達の希望は、施設から報告される高い治癒率は実はねつ造されたものであるということが暴露されることによって、深刻なダメージを受けた。すし詰め状態と虐待の実態が判るにつれ、公衆は施設に疑いの目を向けるようになった。精神障害の診断と原因が専門家の間でバラバラであることが知られ、人々はメンタルヘルスケアに幻滅してしまった。

改革が求められた。精神障害者の多くは治らないという見方が広がると、精神薄弱者と精神障害者とを分けた施設や、慢性患者と社会復帰可能な患者を分けた施設がつくられるようになった。断種法や結婚の制限、そのほかの規制が、精神病と精神薄弱の増加防止のために導入された。精神障害に対する大きな戦略が移民の制限である。多くの新しい法律が導入され、それには「人種的」締め出しが含まれていた。

精神障害についての種々の理論の煽動者は、やはり国勢調査のデータをプロパガンダに利用した。一八八〇年の国勢調査では、病者数の情報を得るために七つの分類システムが考案された。マニー、メランコリー、モノマニー、麻痺、痴呆、渇酒症、てんかんである。その調査報告書には、「第一〇回国勢調査に寄せられた、欠陥、依存、怠慢という種別についての報告」という精神障害を含む別巻があった。この巻は先進的な改革者であるフレデリック・H・ワインによって書かれた。彼は「ここに悪の形態学を報告しよう」と宣言し、「各地の州議会に情報を提供するために、われわれが戦ってきたすべての悪の広がりを知り、それを一つの報告にまとめて参照できるようにしておくことが重要である。それにより州議会は、ケアや治療のための適切な準備ができるだろう」と述べた。ワインは「精神障害の発現においては環境要因を第一に考えるべきだ」と考えていた。しかし、彼のこの視点は無視された。

遺伝を精神障害の主因とする思想は、一九世紀後半に幅広く普及した。この思想は、移民に対する畏れと精神科病院入院患者の激増により加熱した。人数の増加、イコール精神障害の増加であった。望ましくない特徴が不利な結果を招くことについての生物学的説明は、ダーウィン、メンデル、マルサスや、とりわけ「優生学」という名の創始者であるガルトンの理論から引き出された。

しかし、彼らが精神病の原因を社会的状況に求めようが、遺伝的欠陥を持つ人口の増加に求めようが、そのような学説の微妙さとは関係なく、ほとんどの論者は、後になって国に流入した劣等な「人種」が精神病の急増の主因と信じていた。移民の潮流を止め、精神的欠陥者を排除し、移民後に発病したと見なされる人たちを国外追放するための組織がつくられた。一八八二年、議会は、重罪人、狂人、白痴、一夫多妻主義者、てんかん、こじき、売春婦、アナーキスト、伝染病の罹患者、公的負担になりそうな人々などを排除する法案を可決した。が、措置の後も、貧困者や依存者、精神科病院入院患者の数は減らず、公衆の心配は癒えなかった。アジア人の排除法も同じで、一九〇七年の日本移民の停止を旨とする紳士協定も、たいした効果をもたらさなかった。

こうした煽動の陰で、強大な権力を誇っていたのが移民制限同盟であった。これはアングロ・サクソンの優等性という信念を持ち、他人種の存在が開拓者の遺伝的優位を損なうという思想を掲げる組織で、富裕なハーバードの卒業生によって設立されていた。彼らは自分たちの恩師、ヘンリー・カボット・ロッジ上院議員が発起した法律の制定を支援した。移民制限同盟の基本戦略は識字率法案の採択で、彼らはそれが欠陥者を排除する有力な方法だと確信していた。識字法は一九一七年に最終的に採択され、さらに厳密な条例が一九二〇年代に追加された。しかし、相変わらず精神科病院は満員であった。

この期間、多領域の科学者たちが、レイシストが関心をよせるような業績を次々に残していた。優生学の運動は、人類の問題に遺伝がどのくらい関与しているかという研究の焦点となった。遺伝研究を促進する大きな組織の一つに、アメリカ血統協会があった。著名な精神科医であるアドルフ・マイヤーとエミール・サウサードもまた、協会の委員会に参加して、精神障害の遺伝について研究していた。もっとも活動的なメンバーは、チャールズ・ダベンポートであった。彼は有名な生物学者で、優生学記録局［訳注3］を設立し、遺伝の影響を知るためにアメリカ人の一〇〇〇の家系の血統を追跡した。この研究は、鉄道王ハリマン一族とカーネギー財団の助成を受けていたが、悪い家系に病気が出現しやすいこと、良い血統の交配が良い結果を招くことなどの例を次々に提供した。この科学の名を借りた政治的活動は、一九三〇年代まで続き、最終的にはヒットラーのアーリア人種至上主義として結実したと言うことができるだろう。米国の学者と博愛主義者は、それに加担したのである。

科学的レイシズムの歴史、特に優生学の歴史は、多くの理由で曖昧にされてきた。少なくともホロコーストへの貢献という理由だけではない。優生学の展開にこのような歴史性が認められるにもかかわらず、近年の精神障害の原因追求における遺伝主義的視点からの発言は、優生学とは関連づけられてこなかった。精神障害の遺伝的説明に反対する者たちですら、こうした考えの歴史的背景を見落としてきた。私たちは今日でも、生物学的理論の大流行を背景に、統合失調症や注意欠陥多動性障害などの説明に遺伝学を用いている。「まだ直接的な科学的証拠がない」と、提唱者たちですら認めているのに、そう言ってしまう。テクノロジーの進歩が劇的なので、私たちは科学的な証拠が見つかるのは時間の問題だと確信してしまっている。同じような主張が、衰えることなく一世紀以上にわたって繰り返されてきたのだ。

専門家は、新しい人種の流入増による生物学的脅威の研究に没頭していた。黒人のアフリカからの流入は南北戦争前に止まっていたにもかかわらず、黒人に関しても相変わらず研究が続けられていた。奴隷制の有用性、奴隷解放後の黒人の精神状態の悪化は、周期的に繰り返し主張された。精神病の治療に新たな展開があるたびに、黒人の精神病の生物学的原因についての新理論ができるという具合であった。一八八六年、ミシシッピーの精神科医が、黒人の精神障害の増加、つまり五七九九人に一人（一八六〇年調査による数字）から、一〇九六人に一人（一八八〇年調査による数字）への増加について分析した。彼はこの増加を、奴隷解放後の貧しい生活環境に起因するもの、そして身体的な病気、とりわけ結核によるものと考えた。結核は精神障害の原因になると考えられていたのである。彼は精神病と文明化には関連があるとし、さらに「黒人は白人文明のレヴェルには到達しない。それは病理学者が主張しているように、黒人では頭蓋縫合が他人種に比べ早く閉じるという生物学的な欠陥があるからである」との新説を加えた。頭蓋学者たちの説を繰り返して、彼は「脳の成長は頭蓋骨の圧力によって拘束される」と報告した。

一九世紀の遺伝学的研究の最大の成果である進化論もまた、黒人の狂気への脆弱性を説明するために使われた。適者生存というダーウィンの理論は、アメリカ精神病雑誌の一九〇一年六月号の巻頭エッセイにおいて基礎理論として紹介されている。このエッセイでは、「進化論」と「頭蓋学」と「外国嫌い」が組み合わされ、北ヨーロッパのクリスチャンに知的優位性があると主張されている。黒人の情緒的知的発達の欠如については、次のように結論されている。

文明化と脳の発達は並行してなされるので、文明化に浴したことのない低級人種は永遠にそれに適合しない。黒人は早すぎる移住者の生き残りであり、彼が一人取り残されれば、例外なく祖先の暮しに逆もどりする。その色と体格のために、彼らはこの国の上流階級からは堕落して追い出される。文明化された環境での生存競争により変質を被り、犯罪、消耗、狂気は増加する。彼らは適者生存の規則に従って、確実に絶滅するであろう。

フロイトの来米

精神分析理論の合衆国への導入は、黒人の精神障害の分析を促した。フロイトの一九一一年の来米は、ダイナミックな変化の前兆となった。一九一四年、『精神分析レビュー』第一巻が公刊され、そこには三編の黒人についての論文が掲載されていた。

エバーツ（ワシントンDCの聖エリザベス病院の内科医）は、精神病は系統発生的な起源を持つと論じた。彼は精神病を人種発達のより初期段階への退行として解釈し、「有色人種患者は、はじめから白人に比べて低水準にある生き物なのだから、現実に現れた個人の病変は、本来の発達段階に達していない未熟さから生じているに違いない」と主張した。彼は、T・ルーズベルトのアフリカ旅行記から引用して、アフリカ黒人の生活を描写している。そして彼は「アメリカでの体験も全く黒人の生活を変えられなかった」と主張した。彼は「拘束は黒人にとって素晴らしい助けとなった」と報告し、自由の状態下では「発達」は「無限に難しくなるだろう」と警告した。

エバーツは、有色人種は「その歴史の有為転変」のため統合失調症にかかりやすいと主張した。彼は、その病気にかかりやすいことを示すために、聖エリザベス病院への入院率（一般人口に比し、黒人のそれは高い）を用いた。「しかし他の進歩した人種とはその障害の兆候が違う」とも彼は警告した。エバーツによれば、「自発的な注意や、難しい仕事をやり遂げる持久力が、もともとこの人種には欠けている。そのため、精神病状態での障害は、実際よりも程度が顕著である。その一方、ほとんどの黒人は他人に命令された手仕事を繰り返すだけなので、病気が進行した段階に達するまで、働き続けることができる」。つまり、「コーカサス人種では（仕事ができなくなるのが）最も早い唯一の兆候であるのに対し、黒人では日常の仕事をする能力が損なわれたときには、病気はすでに重症になっている」のだという。

さらにエバーツは、進歩した人種に見られる精神障害のいくつかは、黒人には見つからないと主張した。彼は、黒人には性的本能の抑制がないので、欲望が完全に満たされる結果、「平凡な性的倒錯（例えば女性のマスターベーションなど）」は滅多に見られないと主張した。フロイト派の力動的な理論は、それまで主流だった生物学的決定論を衰退させつつあったが、黒人に対するレイシストの考えを変えるまでには至らなかった。

『精神分析レビュー』の同じ巻の二番目の論文（「黒人における単純な願望充足としての夢」）はエバーツの同業者、J・E・リンドによって書かれた。フロイトは、成人の異常心理を理解する目的で子どもの夢の研究を進めていたが、リンドは「フロイトの国には、われわれにとっては身近な、その心理的性格特徴がシンプルでわかりやすい人種はいないらしい」と書いた。リンドは「いわゆる純血の黒人」の精神は白人よりも単純で野蛮人的なので、「アメリカ人研究者には、黒人は子どもよりも研究しやすいだろう」と推測した。

リンドは入院中の一〇〇人の黒人の夢を分析し、うち八四の夢が青少年時代の願望充足的な夢であったと結論した。八七歳の老人が「別荘を買う夢」を見ており、何人かの囚人は「自由になる夢」を見ていた。それらの夢は、リンドが言うには「内部センサーの活動によって複雑化されていない願望の直接的表現」なのであった（内部センサーの欠如は、黒人の単純で野卑な性格についての彼の仮説だった）。このテーマは他の論文でも繰り返し報告されている。

ユングは、一九一一年にフロイトと合衆国に同行したときに公立病院の一五人の黒人の夢と発言を分析し、「黒人の精神が系統発生的に原始的である」と発言した。彼は、黒人は「白人よりも歴史の層が薄い」と報告した。また彼は、黒人の子どもっぽさは伝染すると指摘し、その伝染性の障害を「アメリカン・コンプレックス」と命名した。彼は、腰のくねりからテディ・ルーズベルトの笑いまで、アメリカ白人のふるまいのすべてに、黒人からの影響を見出した。さらにユングはアメリカ人の性的な抑圧を、黒人に対する防衛として説明した。一九一〇年の第二回国際精神分析会議では、彼は次のように発言している。

この抑圧……特にアメリカン・コンプレックス……は、低級人種、特に黒人との共同生活によって生じるものであろう。野蛮な人種と生活することによって、白人が苦心して飼い慣らした本能に、暗示的効果が強力に加えられる。そのため強力な防衛が必要になり、それがアメリカ文化の特性となっている。

ユングはホロコーストの後、初期の人種差別的発言のいくつかに訂正を加えたが、完全に退けはしなかった。それらは活字となり、精神障害の判定におけるレイシズムに重要な権威として貢献したのだった。

メアリー・オマリーは、一九一四年にアメリカ精神病雑誌に黒人についての論文を書いている。入院中の八八〇人の黒人および白人女性について、彼女は五年間の調査を行い、有色人種には進化的欠陥があると決めつけた。

有色人種など、低級人種における精神病は、高級人種におけるそれと区別される。いくつかの特徴が必ず見出され、議論の余地はない。有色人種の精神病では、その低い精神発達のため、子どもの特徴や性格に近い現象がみられる。

オマリーは、入院中の黒人女性が、白人女性に比べ劣悪化していない面もあることを見出した。彼女は、黒人患者は白人患者のように不潔だったり、失禁したり、露出したりしないと報告した。オマリーによれば、黒人たちは進化していないので、悪化もしにくいというのだ。さらに、黒人は進化が遅れているのでうつ病にならないとも述べた。

一九一四年に発刊された別の雑誌でも、ジョージア州のサナトリウムの臨床監督であるE・M・グリーンが、黒人ではうつ病の頻度が低いと報告している。

黒人の精神は不快な出来事に長く煩わされない。彼らは無責任で無思考なので、いとも簡単に幸せに目覚めてしまう。彼らの不幸は一過性で、子どものように興味がうつろいやすい。白人なら嘆き悲しむであろう状況でも、めったにうつ病にならない。

「無責任で野蛮な幸せ者の黒人」というテーマは、一九六〇年代まで精神医学の文献や講義の中に見出すことができる。

精神薄弱、心理テスト、レイシズム

今世紀前半、科学研究を装ったレイシストの発言の場となったのは精神医学だけではなかった。むしろ、他の分野の社会科学者が、偏見と中傷に満ちた情報を活発に流布させてきた。実際、「精神科医は社会政策に無関心すぎる」と、しばしば批判されてきたほどである。

心理学は二〇世紀の初頭に学問として登場し、移民や黒人の生物学的劣等性の主張に多大な貢献をした。心理学者を他のメンタルヘルス従事者と区別する重要な特徴の一つに、心理テスト、主に知能検査がある。IQテストは、黒人や移民の劣等性の証明にしばしば用いられた。ほとんどの読者は、人種間には遺伝的にIQの差があるという主張（例えばR・J・ヘルンスタインとC・マレーによる「ベル曲線」におけるそれ〔訳注4〕）を何度も聞いているだろう。対象、方法、技術が変わっても、IQ得点と遺伝についての議論には本質的な変化は生じなかった。ユダヤ人が初めてアメリカに来たとき、彼らのIQの低得点は人種的劣等性のサインと見なされた。経済的、知的レベルが改善して得点が標準より高くなると、そこに彼らの遺伝的優秀性が反映していると主張された。

高名な心理学者たちが、みずから進んで人種的劣等性の証明をしようとしたことに注目しなくてはならない。IQテストを開発したターマン、バートなどは、黒人のIQ劣等性という神話に貢献した人物である。英国の心理学者シリル・バート（「教育的テストの父」と呼ばれ、その分野での貢献によりナイトの称号を受けた）による研究は、さらにひどい。彼はデータをねつ造し、アシスタントの偽名で論文を書いた。黒人の知的劣等性を主張してきた心理学者でさえもが、首をかしげるような見え見えの偽造であった。データが完璧すぎたので、一八四〇年調査と同様、いかさまは露見してしまった。

黒人の劣等性という神話は、心理学者たちの後押しで精神保健の隅々にまで広がっていった。最大の問題は学校で起きた。そこではIQが黒人の生徒を差別するために用いられた。白人に利用可能な教育資源を、彼らに与えない根拠となったのである。IQテストによる人種差別も、精神保健に二つの大きな影響を与えた。一つは、黒人がしばしば知恵遅れと間違って認識され、彼らの真の問題が見落とされてしまったことである。問題はすべて知的劣等性のせいにされるのであった。彼らは、不適切なクラスに入れられたり、回復不能な患者のためのプログラムを押しつけられたりした。そのため彼らは大抵悪化してしまった。二つ目に、黒人の患者が仮に正しく知恵遅れと判定されても、役に立たないプログラムを割り当てられてしまっていた。ＩＱは、患者の能力をア・プリオリに決めつけるために使われた。低いＩＱ得点は、教育的資源の提供を拒むための合理化として用いられ、さらには、非自発的な断種や厳罰主義的な処置を正当化するものとしても使われた。

ＤＳＭのような精神科分類においても、精神遅滞の判定にはＩＱが用いられている。ＩＱテストによって知性が計測できるようになると、知性こそが重要であるという信念がアメリカ社会に深く浸透するようになった。そのテストを施行する人々や、精神的欠陥者と診断された人たちのケアに携わる精神保健の専門家達が、その信念を補強している。

最近、発表された「ベル曲線」についての報告は、ＩＱ得点への関心を蘇らせてしまった。その本への多大な大衆的関心は、黒人やマイノリティーへの態度を決める上でＩＱテストがいかに重要であると人々が考えているかということを示唆している。「ベル曲線」の欠陥を論じることは、本書の主題から逸れてしまう。だが、ＩＱテストが特定の精神障害の診断に欠かせないものでありながら、それが黒人やマイノリティーに対するある種の態度を導き、結果として彼らの機会や資源やプログラムを制限してきた、ということを認識しておかなければならない。

モダンタイムズ

黒人と北ヨーロッパ以外からの移民の知的脆弱性を証明する目的で、疫学的データの操作が何度も行われてきた。精神科診断におけるレイシズムの歴史を詳しく知るには、世紀の初頭に周期的に行われた国勢調査と、一九六〇年代までの疫学調査研究についての分析が必要である。例えば、市民権運動の開始後も、「バージニア州立精神病院への黒人の入院率の増加は、労働組合や共産主義者が煽って、人種差別廃止が進んだせいである」という主張がアメリカ精神医学誌に掲載されていたりする。南北戦争以前の神話、すなわち奴隷解放が精神病をひき起こすという神話の復活であるこのような主張は、精神障害の判定がいかに紋切り型の主張に結びつきやすいか、そしてこうした主張の非科学性が明らかにされても、いかに根強く残ってゆくかを如実に示している。これは、レイシストの神話を永続させてきた、調査データや報告の誤用の歴史である。いくらでも例が挙げられるが、基本的なポイントはこれである。「精神科診断はしばしば人種的不公平を促進するために用いられてきた」。

さあ、今度は第二次大戦後に飛んで、今日、精神科診断がレイシズムに与えた影響について分析してみよう。

DSM、疫学、そしてレイシズム

連邦政府が、最近、精神科疾患の実態を全国的に調査したのは、カーター政権の時代だった。彼は、メンタルヘルスの問題を評価して必要なサービスを計画するために、メンタルヘルス大統領委員会（PCMH）を設立した。委員会は、効果的なメンタルヘルスのシステムを構築するための資料（疫学調査によるデータなど）が十分でないことを発見した。精神科治療のニードや、その現在の到達状況が分からないままでは、政策立案者はどうすることもできない。

役人たちは、エドワード・ジャービスらが一五〇年前に直面したのと同じ問題を扱うことになった。以前と違うところは、問題の範囲と解決の次元が広がってしまったことである。一九世紀の改革者たちは、精神病や重度の器質性疾患だけを相手にしていた。現在では軽症の人も精神的な病気に数えられ、その概念には、薬物乱用なども含まれるようになった。こうした最近になって認識された精神障害は、その解決法も当時とは異なっている。以前なら、精神病の患者に必要な入院施設の数を考えるだけで良かったが、今日では、各種専門家の養成や、それに必要な訓練を考えなければならない。病院のベッド数に加え、ケアの施設、外来患者へのプログラム、情緒障害児への教育的なプログラムなども必要で、さまざまな疾患それぞれについての莫大な情報も必要である。さらに政策立案者は、精神科医、心理士、看護師、ソーシャルワーカーなどメンタルヘルスの専門家たちを適切に配置しなければならないと考えた。

ＰＣＭＨは、これまでのデータでは、疫学、社会資源、マンパワー、設備拡充計画等について役に立たないと判断した。第二次大戦後になされた種々の研究は、異なった基準を用いて行われており、ある調査では罹患率が九〇％、別の調査では一一％といった具合であった。それぞれの研究は、違ったものを探求していたとしか言いようがない。一九五〇年から一九八〇年までの政府による精神障害の大規模な疫学研究を再検討し、ＰＣＭＨは次のように結論した。

研究結果がことごとく食い違ったため、何が達成され、何が不足し、その不足の結果何が生じているか、を検討する資料をつくることはできなかった。精神障害の定義や診断の標準化がなされていないので、精神保健サービスのニーズを見積もる作業と、データを関連づけることもできなかった。

この問題の解決のために、国立精神保健研究所（ＮＩＭＨ）は精神疾患についての最大の疫学調査研究（明らかに国勢調査の歴史は無視されていた）を立案し予算化した。この新しい取りくみは疫学区域研究（Epidemiological Catchment Area Study：ＥＣＡ研究）と名づけられた。調査は、一つはノースキャロライナの農村部と都市部、他にはニューヘブン、セントルイス、ボルチモア、ロサンジェルスの都市部で行われた。約二万人が面接され、マイノリティーを含む全てグループから十分なサンプル抽出ができるよう努力された。黒人についての情報を集めるのにも多大な努力が支払われた。

かつて直面した問題を避けるため、ＥＣＡ研究の方法は、注意深く検討された。信頼性を高めるため、データ収集には「診断面接スケジュール（ＤＩＳ）」が用いられた。これは、当時新しく出版されたばかりのＤＳＭ-Ⅲに基づく診断法で、妥当な情報が得られるようにデザインされていた。研究者たちは「ＤＩＳの妥当性はＤＳＭにより保証されている。ＤＳＭはウィリアムズとスピッツァーら医学的権威によって保証されている」と述べた。疫学者の間では、ＥＣＡ研究プロジェクトは科学的研究として一定の水準を満足していると見なされている。次章で、私たちはＥＣＡ研究をより幅広く検討するが、ここでは引きつづき黒人の精神障害の判定の問題に注目を続けることにしよう。

精神障害における人種差の問題を取り扱っているうちに、ＥＣＡ研究の研究者たちはジレンマに陥った。彼らは、注意深い社会科学者でさえもレイシズムによる無意識的偏見を持っていることに気がついた。情報が一般に公開されている公的施設においてさえ、マイノリティーに関連する数字が過大もしくは過小になっていた。この理由には少なくも次の二つのことがある。まず、マイノリティーの精神障害の発生率が過大となってしまうのは、精神保健システムの中で彼らが偏見に基づいて処遇されるので、公的な病院や治療プログラムの中ではマイノリティーが相対的に多くなるからである。反対に、過小となってしまうのは、マイノリティーでは重症の精神障害がしばしば犯罪行為と見なされるためである。

人種や階級に関する別の問題も研究に影響した。例えば、ＥＣＡ研究が行われていた間に、保守的なレーガン政権ができた。Ｗ・Ｗ・イートンら研究者は、当時の政治的圧迫を次のように語っている。

レーガン政権発足当初の財務削減下で、ＥＣＡプログラムが生き残れたのは、その医学的指向性のおかげかもしれない。削減は、「社会問題」の領域で特に強く指示され、例えばレイシズムや社会階層についての研究は骨抜きにされた。だが、ＥＣＡ研究のような、厳密に医学的な、例えば病人の数などの調査には重点的に配分された。この研究計画のうちでも、レイシズム問題などリスクファクターの研究の分野は、切りつめられてしまった。こうした不平等な配分のおかげで、一九八三年の財務削減下、ＥＣＡ研究は安定した予算を得ることができたのかもしれない。

ＥＣＡ研究の報告は、細部では黒人と白人の間の意義深い差異にふれているにもかかわらず、最終的に次のように結論した。「精神科疾患の統計上の偏りは、人種の違いによるものではなく、偶然によるものである。精神障害の発生率における黒人と他の人種の違いは、概して小さく統計的に有意でない」。

最初のＥＣＡ研究の報告は、三つの調査地から得られたデータによってなされ、その時点では残り二つの地域、ノースキャロライナとロサンゼルスからのデータは公表されていなかった。一九八七年に、黒人に特有な精神保健の問題を取り扱った最初の報告書が出た。「南部農村におけるアルコール乱用と依存」と題された論文中で、ブレーザーらは、ノースキャロライナでは、農村部に住む黒人にアルコール乱用と依存が多いと結論した。彼らは人種とアルコール症の間の統計的相関には気づいたが、自分たちのデータではその理由は分からないと報告している。だが、彼らは「わからない」と言う一方で、一つの仮説を提供する。

いくつかの可能性がある。農村では近親婚が多いという仮説には、好奇心をそそられる。合衆国では、遺伝性疾患を持つ家族に近親婚はまれであるが、これは背景となる一般人口中の近親婚の率が非常に低いためである。一方、ノースキャロライナの農村では近親婚が都市地域よりも高いことが知られており、アルコール症には部分的遺伝性があることが知られているので、この仮説は無視できない。アルコール症に遺伝性があり、遺伝子が田舎の家系に集中しているとしたら、この高発生率にも説明がつくであろう。

ブレーザーらの仮説は、アルコール症における近親婚と遺伝性についての根拠のない憶測によって成り立っているが、このような雲をつかむような仮説を導くために、アルコール症の科学的な疫学データが用いられたのだ。彼らはこの説明、つまり性的放蕩と遺伝的欠陥についての古くさい言い伝えに「好奇心をそそられた」らしい。彼ら自身「この仮説を検証するデータはどこにもない」と認識していたにもかかわらずである。

彼らは別の仮説も提出した。農村に住む黒人は貧乏なので、「孤独感から過剰にアルコールを摂取するだろう」というのである。さらに彼らは、アルコール症気味の黒人は、都市部では生活できず、農村部へと漂流してゆくと推測する。この移住理論もまた、北部黒人の精神障害の発生率の高さについての説明の焼き直しにすぎない。アルコール乱用は南部農村の黒人間では、他の地域よりも容認されやすい、という彼らの他の説明もまた、一九世紀のご神託の追想である。

実は、ノースキャロライナ農村部の黒人におけるアルコール症の発生率は、他の調査地（ニューヘブン、ボルチモア、セントルイス）での全人種における発生率と変わらない。このデータを、彼らは議論の最初では無視しておいて、ほとんど補足で触れただけだった。つまり、真実はこうなのだ。「ノースキャロライナの『都市部』に住む黒人と白人のアルコール症の発生率は、他の調査地での発生率より低い」。

この論文は、精神障害の判定におけるレイシズムのパターンを繰り返している。彼らの考えは仮説ですらない。その結論部のうち、まあ正しいのは、「ECAのデータは、環境と個人の間の複雑な関係を示唆する豊かな素材である。それは南部農村におけるアルコール症という特殊な問題についてのわれわれの理解を補足するであろう」というくだりぐらいのものであろう。

　こうした研究者たちは、奴隷制という「特殊な制度」を取り扱わず、黒人のアルコール症という「特殊な問題」を取り扱った。そして彼らはその貧しいデータから黒人の欠陥をひねりだし、ポジティブな情報を無視した。疑り深い読者は、人種差別的なたった一編の報告だけで、精神障害の診断には広範囲に偏見が存在すると主張することはできないと言うかもしれない。私たちがこの論文を分析したのは、精神保健の従事者たちが偏見からの自由を主張する現代においてすら、レイシストの紋切り型の考えが、いかに精神障害の議論に侵入してしまうかを描写するためであった。もちろんこの論文だけでは、精神科診断におけるレイシズムの遍在性を証明できないが、他にも多くのデータがある。

臨床の中のレイシズム

　レイシズムが個々人の診断に及ぼす影響について、興味深いデータがある。ローリングとパウエルは、APAなど精神科医の全国団体から四八八人の精神科医を、白人男性、白人女性、黒人男性、黒人女性の四者が均一になるようにランダム抽出して調査した。選ばれた精神科医には、人種と性別が同じ二つの事例を載せた質問票が配布され、それぞれに六つのDSM診断のうちの一つをつけるか、「六つとも違う」と回答するよう求められた。他の全ての情報は同一だが、事例の人種と性別を変えた質問票と人種と性別の情報がない質問票がつくられ、結果的に、それぞれの人種と性別の精神科医が、一定の割合で、白人男性、黒人男性、白人女性、黒人女性、および人種や性別の情報がない事例、あわせて五種類を評価するようになっていた。

結果は、一般的に「その精神科医の性と人種が、事例の性と人種に一致するとき、精神科医は、性や人種の情報がないときと同じ診断を選ぶ」ということになった。唯一の例外は、白人女性の精神科医の大部分が、白人女性の事例に、より軽い診断をつけることだった。もっとも衝撃的だったのは、どのカテゴリーに属する精神科医も、「黒人男性の事例に、他より重たい診断をつける傾向があった」ことである。研究者らは「黒人男性は、どのタイプの精神科医からも、妄想型統合失調症と診断されやすい」と報告した。さらに、黒人男性と黒人女性の両方ともが、白人に比し、妄想型パーソナリティ障害と診断されやすかった。報告は次のように結論している。「精神科医は、暴力やうたぐり深さや危険さを、黒人事例に見いだしやすい。その事例の中身が白人のそれと全く同じであっても」。

この研究から、患者の人種と性によって、治療が違ったものになる可能性が浮かび上がってくる。さらに別の指摘もなされている。

もし診断が、性や人種により影響を受けるのなら、精神保健に対するわれわれの認識も変えられてしまうだろう。「精神障害の現実の姿」は、今日ますます病院からの報告や疫学的報告に依拠するようになっている。もし個々の診断に際して、性や人種による偏りが生じるなら、この偏りは公的な統計にも反映され、いつのまにか一般化されてしまうことだろう。

ローリングらは、レイシズムの遺物が引き起こす現実の動きを明らかにした。DSMのような一見レイシズムとは無縁にみえる診断システムが、実際には人種偏見の影響を受けるのなら、マイノリティーの集団で起きた精神障害の事件についての大衆の認識にも影響してしまうだろう。その認識は、人種の劣等性についての信念体系をより堅固なものとし、発展させてしまう。

彼ら自身の声——精神障害に対する黒人からの視点

ここまで、精神科診断におけるレイシズムについて、主として白人の視点に焦点を当てて検討してきた。取り上げた発言も、黒人の精神的欠陥を主張した白人のレイシストに限られている。もちろん、こうした主張に反論した白人もいる。だが、その数は驚くほど少ない。黒人もこれらを無視してきたわけではない。彼らは繰り返し強く反論してきたが、その訴えは取り上げられなかった。論争の歴史が語られる際も、黒人の発言はほとんど無視される。次の例は黒人がこのような論争に参加したとき、何が起きるのかを示している。

最初の例は、黒人の医師、J・M・スミスの努力である。スミスは合衆国上院に、一八四〇年調査に異議を唱える嘆願書を提出した。彼は、一八四四年にニューヨークで開催された黒人の大集会で、嘆願書の中身について熱弁をふるった。集会はその嘆願書を採択したが、上院はそれを無視した。一八四〇年調査が今世紀に入って無効なものと周知されてからも、注目されたのはジャービスであって、スミスなど黒人の努力に触れたものはほとんどなかった。南北戦争前のアメリカで科学を装ったレイシズムを果敢に攻撃したスミスのことは、あまり知られていない。彼は、一八四〇年調査に対する反対運動に加え、カートライトなど頭蓋学者の唱える理論に立ち向かった。さらに、ベンジャミン・ラッシュのような黒人に同情的な人たちによる、黒人の隔離社会をつくる運動にも反対した。

二つ目の例は一九二七年に、Ｅ・Ｆ・フレーザー（黒人の社会主義者）が「人種偏見の病理」という論文をフォーラム誌（社会政策についてのリベラルな雑誌）に発表したときのことである。この論文で、フレーザーは差別を助長する白人の心理に注意を向けた。彼のテーゼはシンプルであった。「人種偏見によって動機づけられた行動は、狂気による行動と全く同じ性格を有する」。人種偏見と狂気の関連を示すために、フレーザーは当時主流だった心理学概念、特にフロイトの理論を用いた。彼は人種差別の背景にある基本的メカニズムを「意識の解離」と解釈した。

> 南部の白人たちは、法の尊厳を説き、人権の神聖さを説き、民主主義の利点を説く……次の瞬間、彼らは対黒人暴力、参政権剝奪、黒人差別待遇を弁護する。他の点では親切で遵法的な白人が、黒人に対しては残虐行為にふけるのだ。

フレーザーは「黒人を尊重するという観念全体が、通常のパーソナリティから解離している。そしてより重要なのは、黒人蔑視の観念はパーソナリティの制御から免れていることだ」と述べ、この解離メカニズムの情緒的部分を「黒人コンプレックス」と命名し、このコンプレックスは「狂気コンプレックスと同様に強烈である」とした。

フレーザーは、黒人コンプレックスは外見上妄想の形を取ることがあり、精神病的であると述べた。妄想的な人間は、その妄想の一貫性を保つために事実を歪めることがある。例えば、統計的には完全に否定されているのに、九〇%の黒人が梅毒だと主張する南部人である。また彼は、レイシストが妄想的な考えによって、白人女性を守る手段として私刑を弁護したり、告発された黒人に無罪票を投じた白人陪審員に暴力をふるうことを正当化したりすることを指摘した。彼は精神病者の妄想と南部白人の妄想の唯一の違いをこう指摘した。「精神病者は一般の人たちから排除されるが、レイシストの妄想は彼らのコミュニティから支持される」。

フレーザーの主張は無視されなかった。騒動が起きたため、彼はアトランタ州立大学のソーシャル・ワーカーの職を解雇されてしまった。彼は夜間、防護のための銃を携えて、都市部から逃げ出さねばならなかった。南部の石頭たちは彼を重大視したが、精神科医や心理臨床家が彼に与えた勇気はほんのわずかだった。ずっと後になって、フレーザーは歓呼を受けた。アメリカ社会学会の会長になった最初の黒人となったのである。だが今日でも、レイシズムの病理についての彼の業績は、取り上げられることはほとんどない。

レイシズムを病気として認識しようという潮流は、フレーザーで終わったわけではない。一九七五年、黒人精神科医の委員会は、DSMに精神障害としてレイシズムを入れるよう要求した。スピッツァーは、精神障害の概念を持ち出して、婉曲に拒絶した。彼は黒人の精神科医たちに、自分たちのグループは「いまだに精神障害とは何であるかという問題を検討中なのだ」と伝え、専門部会による最新の定義を引用して、「レイシズムは特殊な環境でのみ生じるから、精神障害の定義には合わないだろう」と述べた。彼は「レイシストは、好戦的愛国主義者や狂信的な宗教者と同様、『脆弱性（vulnerability）』として認識されるべきだろう」と結論した。

黒人の精神科医たちはDSM-Ⅲの専門部会にも説明を求めたが、断られた。スピッツァーは専門部会の部員になるには「精神障害の分類の卓越した専門家であること」が必要であると述べ、侮辱的にも「そうした専門性を持つマイノリティーの部員を考慮する際には、差別撤廃措置（affirmativeaction, 1965）の原則とみなしている基準を適用した。その結果、何人かの女性が専門部会の部員になった」とつけ加えた。スピッツァーは、彼の考えるところの差別撤廃措置の基準を満足させるため、黒人と女性を十把ひとからげにしてしまうことに何の問題も感じていなかったのである。唯一の救いは、スピッツァーが黒人の精神科医と接触を続けるよう委員会に命じたことである。「専門部会には黒人精神科医はいないが、この問題やDSMに関連した問題を議論するのために、君たちの代表者と懇談するのは大歓迎だ」。

スピッツァーは、レイシズムが病気として顕在化する「特別な環境」について、黒人精神科医たちが重要な発言をしてきたことを認めた。そして彼は、「APAは、(個人がある環境下でのみ障害の症候を呈するという）『脆弱性』に関連する不適応の例として、レイシズムを取り上げるだろう」と彼らに告げた。しかしこの予言は実現しなかった。レイシズムについての議論は、DSM-Ⅲにも DSM-Ⅲ-RにもDSM-Ⅳにも存在しない。

試みがなかったわけではない。DSM-Ⅳの準備中、W・T・ハムリンはマニュアルに「レイシスト・パーソナリティ障害」を加えることを提案した。彼はそれが、可能性のある診断としてリストアップされる基準を満たすと主張した。彼は、この患者はしばしば著明な人格変化を呈し、病的な徒党を形成する傾向があると主張した。ハムリンの主張はたやすく批判されたにちがいないが、もっと悪い扱いを受けた。つまり、無視されたのだ。

個人や集団におけるありとあらゆる病的な行為の根底にレイシズムが存在し続けているが、それはいまだに精神医学による検討を受けないままでいる。人種偏見に基づいたリンチ、レイプ、襲撃、その他日夜報道されるレイシストによる傷害行為は、DSMのテーマにはなっていない。

文化的なバリエーションと文化結合症候群

APAは、民族や文化の問題を全く無視してきたわけではない。DSM-IVでは(1)それぞれの公式診断の記述の中で「臨床像の文化的バリエーション」について記載し、(2)「文化結合症候群の文化的定式化と用語集の概説」を付録につけ、批判に対応してきた。これを読むと、APAのレイシズム問題への対処のしかたが分かる。大ざっぱに言って一九世紀からそのアプローチは変化していない。

DSM-IVでは、各障害の記述項目の一つとして「人種と文化によるバリエーション」が挙げられている。そこには、観察された行為がその文化内で容認されるものであれば、それを病的と判定してはならないという、臨床家への注意書きがある。マニュアルの序文にも、「臨床家が、自分と異なった民族や文化出身の者をDSM-IV分類で評価するときには、特に注意が必要である」と記されている。
ここには暗黙の仮定、すなわち臨床家は優勢な文化出身で、患者はマイノリティーの出身という仮定がある。典型的な例が、次の妄想型パーソナリティ障害の診断における「特殊な文化的特徴」という議論にみられる。

社会文化的な文脈により影響を受ける行為は、妄想と取り違えられやすい。マイノリティーや移民や亡命者など異なった民族背景を持つ人々は、不慣れ（例えば、言語の壁やルールの知識の欠如など）のため、また多数集団からの無視や無関心に反応して、警戒的かつ防衛的な行動をする。このようなふるまいは、かかわりを持つ人たちに、怒りや欲求不満を生じさせる。そのため相互不信の悪循環がつくり上げられるわけだが、これを妄想型パーソナリティ障害と混同すべきでない。

臨床家と患者の間に人種や文化の違いがあるとしても、この説明が正しいとは限らない。当たり前の行為が、患者を恐れている臨床家によって、意味を取り違えられることはしばしばある。臨床家の側が「警戒的かつ防衛的な行動」をしているだけなのに、それが患者のせいにされ、患者の側の「文化的」背景から生じた困難だとされてしまうことだってある。患者と同人種の臨床家による診断の場合でも、次の例のように判定が難しいことがある。

ビガーは南部の町に生まれた。町では人種差別がひどかった。人種分離規則はとっくに撤廃されていたが、無差別待遇のために、学校やスポーツイベントで、強い緊張が起きていることに彼は気がついた。それは彼が成人してからも続いた。彼の家族は人種の対立に憤っていて、敵が襲ってきたら自

表7-1　妄想性パーソナリティ障害の診断基準（301.0）

A. 他人の動機を悪意のあるものと解釈するといった、広範な不信と疑い深さが成人早期に始まり、種々の状況で明らかになる。以下のうち4つ（またはそれ以上）によって示される。

(1) 十分な根拠もないのに、他人が利用する、危害を加えるまたはだますという疑いを持つ

(2) 友人または仲間の誠実さや信頼を不当に疑い、それに心を奪われている

(3) 情報が自分に不利に用いられるという根拠のない恐れのために、他人に秘密を打ち明けたがらない

(4) 悪意のない言葉や出来事の中に、自分をけなす、または脅す意味が隠されていると読む

(5) 恨みを抱き続ける、つまり侮辱されたこと、傷つけられたこと、または軽蔑されたことを許さない

(6) 自分の性格または評判に対して他人にはわからないような攻撃を感じ取り、すぐに怒って反応する、または逆襲する

(7) 配偶者または性的伴侶の貞節に対して、繰り返し道理にあわない疑念を持つ

力で立ち向かえと煽っていた。ビガーは生涯、人種的侮辱が実際にあったり、あると思われて起きた争いに関係し、争いを見越して武器を携帯していた。地方の政治家は人種間の緊張を食い物にし、メディアは対立をドラマにした。ビガーが挑発なしにしかけた他人種への攻撃によって逮捕されたとき、彼は「やつらは自分を蔑んでおり、『もし自分が先にやらなかったら、やられてしまっていた』」と主張した。逮捕後、一人の精神科医が面接し、DSM-IVの基準に基づいて（表7-1参照）彼を妄想型パーソナリティ障害と診断した。その精神科医は(1)、(4)、(5)、(6)の四つの診断基準が当てはまると考えたのであった。

もしビガーが黒人だったら、その暴力は

即座に病気と見なされたことだろう。白人のビガーが、クー・クラックス・クラン（KKK）による爆破やリンチに参加して暴力をふるっていたとしたら、同じ診断を下すことはもっと難しいことになっていただろう。この逸話は、社会的に容認される残虐行為と、心の中の病理による暴力行為を見分けることがいかに難しいかを示している。DSM-Ⅳは、病理による暴力と、よろしくない行為ではあるがまずは正常な範囲とされる暴力とを見分けるための、適切な道具を提供していない。

DSM-Ⅳにおける「特殊な文化」の扱われ方の最大の問題は、この記載が「特殊な文化」とは何かについて全くふれていないことである。おおざっぱな注意書きが障害ごとにつけられているが、アメリカ白人文化以外の「特殊な文化」については何も触れられていない。

同様の問題は付録にも認められる。「文化的公式化の概説」では、文化的公式化は「多文化的環境でDSM-Ⅳ基準を適用する際に遭遇する可能性がある困難さを示すため」になされるとある。そして臨床家は、次の五項目について要約するよう示唆される。「個人の文化的同一性」「疾患に対する文化的な説明」「心理社会的環境と機能水準に関係する文化的要素」「個人と臨床家の間の関係における文化的要素」「診断や治療に対する全体的な文化的評価」（邦訳版、八〇五―八〇六頁）DSM-Ⅳはこれらの情報を、診断にどのように活かせばよいかを述べていない。マニュアルの本文には、評定結果の記載方法が、八つの実例とともにあげられているが（邦訳版、五〇―五二頁）、八例とも文化的定式化については記載されていない。

不明瞭という点では「文化結合症候群の用語集」（邦訳版、八〇七―八一一頁）はさらにひどい。世界各地から集められた二五の状態（五つは中国、五つはラテンアメリカ、他にはマレーシアやカリブ海諸国など）について簡単に説明しているが、全くシステム化がなされておらず、選択プロセスについての情報もない。それは単に「もっとも研究された文化結合症候群のいくつかと、北アメリカの臨床で遭遇する可能性のある『悩み事・苦痛』の慣用句」に過ぎず、異国情緒をくすぐる特異な反応の寄せ集めなのだ。例えば、コロとはアジアの国々で報告されるペニスの消失についての恐怖のこと、脳疲労とは西アフリカの学童に見られる精神消耗のこと、云々。こうした記載の特徴は、文化的な意味や文脈をいっさいはぎ取られていることである。

この用語集において、文化結合症候群は「反復性で、地域特異的な異常行動および問題となる体験の様式をいい、特定のDSM－Ⅳの診断カテゴリーに関連することもしないこともある」と定義されている。「地域特異的」とはアジアやラテンアメリカほどの広さまでを指すようだが、文化結合症候群は、どういうわけかDSM－Ⅳの障害とは異なるという。どのようにそれらが異なるか、次のように説明されている。

主要なDSM－Ⅳのカテゴリーに当てはまる病像は世界中で見出されるが、特定の症状、経過、社会的な反応は、地域の文化のファクターの影響を受けていることが多い。それに比べて、文化結合症候群は、一般的に特定の社会や文化領域に限定されており、地域的、民族的、診断的カテゴリーであって、それらは反復し、一定のパターンがあり、かつ問題を持つ一連の体験や観察についての整合性のある意味づけを有している。

この公式化は「DSM－Ⅳ診断には国際的なクオリティーがあるが、文化結合症候群の方にはそれがない（それが百万人以上の人々や、多くの文化を擁する世界で起きたとしても）」ことをほのめかしている。他方、ある種のＤＳＭ−Ⅳの障害（例えば神経性無食欲症や性機能障害など）が全ての文化に適用できなくとも、それらはやっぱり文化結合症候群とは考えられないのである。

それでもレイシズムは存在する

ＤＳＭ−Ⅳは、とにもかくにも文化的指向性に配慮はしているが、人種偏見の問題は解決されていない。マニュアルは人種と文化の違いすら認めようとしない。同じ文化を背景に同じ行動が見られても、それが異った人種によって行われていれば、異なった解釈がなされるのだ。貧しい南部の白人の小作人と黒人の小作人とは、彼らと中流階級出身の治療者の文化的背景との差の大きさに比べれば、同一の文化的背景をもっていると言ってよいだろう。だが、この二人の小作人の症状の解釈や診断は、異なったものになってしまう。これまでの議論で明らかなように、黒人に対しては、同じ症状の白人よりも重症の診断が下される。ＤＳＭ診断には、「レイシズムが存在する」という重要な但し書きが抜けているのだ。

［訳注１］　ここでは「アフリカ系アメリカ人」を「黒人」と訳出した。アフリカ系アメリカ人でない黒人も当然全世界にいるわけだが、読者の便宜を図った。
［訳注２］　レイシスト：人種差別主義者。

［訳注3］　優生学記録局：一九一〇年アメリカの鉄道王E・H・ハリマンの未亡人の支援を受け、ダベンポートが開設した。アメリカにはこれ以外にも、アメリカ優生協会、優生研究協会、ゴルトン協会、人種改良基金など多くの優生組織が生まれたが、この優生記録局は唯一、独自の建物、研究施設、専任職員を要する研究施設であった。

［訳注4］　ベル曲線：ハーバード大の心理学者R・J・ハーンスタインとマサチューセッツ工科大学の政治学者C・マレーは一九九四年、黒人のIQは白人のIQのスコアより遙かに低いとしてその分布曲線を発表した。

第8章

精神医学のバイブルを診断する

◎

一九九六年四月二三日、アメリカ上院議会は、健康保険制度の改正法案を、満場一致で採択した。同法案は、一ヵ月前に下院議会を通過していた。改正の目的は、異なる職種間でも通用する健康保険制度をつくることで、それにより労働者は健康保険の適用範囲が変わる危険に晒されることなく転職が可能になるというものであった。この法案が上院に諮られる直前、上院議員のドメニシとウェルストーンは、この法案に修正を加えた。この修正は耳目を集めるニュースとなり、国内に論争を巻き起こし、上院の委員会がこの法案に異を唱える危険が生じた。

ドメニシとウェルストーンによる修正案の骨子は、「精神科医療の保険の適用範囲も、保険の支払いや、治療の制限や、給付の限度額などに関して、身体科の医療保険と同じであるべきだ」というものであった。この意見を擁護する議員には、極端な保守派から革新派までが含まれていた。この奇妙な連合を可能にしたのは、重篤な精神疾患の患者を家族に持つ支持者たちだった。精神保健の従事者の組織や、ユーザーの団体は、こうした規定を長年求めていたのである。しかし、この提案は産業界からの強い反対にあい、新聞の社説や雑誌で論争が繰り広げられた。「まるで精神療法家の全員雇用計画の法律だ」と意地の悪い批判をするものもいた。いったいなぜ、そんな論争になったのだろうか？

保険会社や産業界からの答えは「費用がかかり過ぎる」であった。健康にかかる費用の高騰はすでに共通の認識となっており、保険の適用拡大は、さらにそれを押し上げると考えられたのである。中小企業では、最低限の保障がやっとであって、精神保健分の負担も増えるくらいなら、全ての医療保険を放棄するかもしれない、と懸念された。反対派は「保険範囲の全面的拡大は、アメリカ社会全体を衰退させる可能性がある」と主張した。

費用だけが問題ではない。まず、なぜ精神保健の保険範囲は、身体疾患のそれと違うのだろうか？　なぜ精神疾患では、身体疾患では問題とならない特殊な出費の問題が起こるのか？　なぜ精神保健を含めると、経済的破綻を来たす恐れがあるのか？　その結果、大衆の健康保険制度の改革そのものが危うくなるのか？　こうした疑問へ答えが、ＤＳＭの弱点の中に、そしてＤＳＭが精神障害の定義を拡大して、診断の乱用を招いた経緯の中に見出だされるのである。

ＤＳＭの症状

良い医者というものは、まず患者の明らかな症状を書き記すことから始め、その元にある原因と起こりうる結果を推論し、その上で治療法を提案する。ＤＳＭを改訂する目的は、迷信や世論やイデオロギーから精神疾患を取りだすためであり、ひいては精神医学を科学としての医学の世界にしっかりと位置づけるためだった。ここまでの章で、ＤＳＭがこの作業に失敗してゆくさまを、多くの例を挙げて示してきた。

冒頭で示したアニータ・ヒルの物語は、精神医学的診断が破壊的に作用する可能性を語っている。その経緯から、DSMが人々に精神疾患のレッテルを貼ってしまうこと、そしてそのレッテルが実に迅速に、行政や司法に侵入していくことが分かる。一流の精神科医たちが、ガンベルトからDSMという銃を抜き、人間の性格や真実を攻撃したり守ったりする殺し屋として利用された。また精神医学は、女性を苦しめる男性の側の問題は完全に無視したのに、女性の診断にはこだわった。DSMには、性差別や人種差別が忍び込んでおり、これがアニータ・ヒルが診断の集中放火を浴びせられた重要な原因であった。

DSMの問題点の核心は、DSMがありふれた行動から診断カテゴリーをつくっており、それがどんどん異常ではないふるまいを飲みこんで成長していることである。その開発と決定の過程はますます込みいったものになり、政治的なものとなった。提案がなされ、対案が示唆され、妥協が諮られ、最終的な決定が委員会の投票によって行われるというプロセスを、私たちは明らかにした。開発者たちは「科学とデータに基づいて決定されている」と主張する。だが、実際に行われていることは、科学という言葉にふさわしいものではなく、使われたデータもしばしば、平凡な意見ほどにも価値がないのである。

精神障害の定義においても、DSMには根本的な欠陥があった。同性愛論争では、この欠陥が直接的に攻撃を受けた。何の問題もなく暮らしている何百万もの人々を病気にしてしまう診断を生み出すために、また消し去るために、様々な政治的党派がどのように社会運動や策略を行なっているかを、私たちは明らかにした。この診断についての論争には、選ばれた少数の精神科医だけではなく、一般の人々も巻きこまれた。精神障害の診断は、例えばインフルエンザや結核や癌などの診断とは違い、外圧や時代の文化に影響されやすいことが露呈した。

同性愛という診断は外圧によってＤＳＭから消えたが、心的外傷後ストレス障害（ＰＴＳＤ）では、外圧がその採用を後押しした。この物語は診断カテゴリーをつくる政治学をよく例証している。精神科内部からの反対を、外圧が押し切ってしまった。まるでウォール街で話題の新しい公開株のように、精神科医療におけるＰＴＳＤの価値は急騰し、診断バイブルの改訂後も安定した地位を保っている。

新しい疾患の提案が全てうまくいったわけではない。ＤＳＭの開発者たちは、信用に値しない証拠をもとに、マゾヒスティック・パーソナリティ障害（ＭＰＤ）という広く適用可能な疾患概念を創ろうとした。フェミニスト団体や精神保健に関与する団体からの外圧が、再び、提案を撃退するのに決定的な役割を果たした。ここで得られた刺激的な教訓は、女性の社会的役割に関連したありふれた行動が、「科学的」な診断へと、いかに簡単につくりかえられるか、ということである。文化によっては是認され適応的でもある行動を、著名な精神科医たちは「病気」と捉え、診断基準を苦もなくつくってしまう。

それとは対照的に、男性の役割行動を精神障害と見なしうるかという問題に対しては、ＤＳＭの開発者たちは高慢な態度をとった。妄想優位性パーソナリティ障害（ＤＤＰＤ）は、たしかに臨床で取りあげられたことはなかったが、社会的には認められる根拠があった。だが、男性のそうした行動は病気とは見なされず、正当な精神医学の中へと送りこむ組織的な支援もなかった。そのため

DDPDの提案は、精神科医療における男性の優位性の中で、あっという間に消しさられた。

境界性パーソナリティ障害（BPD）でも、診断が創られたことによる影響が明らかになった。いったんDSMに定義されてしまえば、その使い方は精神科医に任されてしまうので、しばしば驚くべき適用がなされるのだ。例えば、医者の側の性的逸脱を説明するのに、高名な精神科医は、患者の診断であるBPDを使う。このように、診断とは精神障害を同定する手引きとなるだけでなく、専門家の非倫理的な行為を正当化することにも使われるのだ。

黒人差別の物語ほど、精神科診断の乱用が明白だった例はない。政府は一八四〇年の国勢調査の一環として精神障害者の数を調べ、そのデータを根拠に、黒人の幸福のためには奴隷制度が必要であると主張した。白人の優位性を守るためにデータをねじ曲げて解釈するというこの戦略は、優生学運動と反移民運動という形で生き残り、今日ではIQの遺伝についての論争として続いている。私たちが人種差別と呼ぶ醜い衝動は、恐怖と自信喪失から生まれ、社会的および経済的な私利私欲によって培われるものだが、科学的という言葉の魔術、確かなデータという幻想によって隠し続けられてきた。

精神医学においても科学という幻想がはっきりとある。その現実的な結果として、この国における精神疾患の患者数が決まり、そのデータから必要な財源が決定される。しかし、一八四〇年の国勢調査と今日の調査の違いは、その誤りが技術的な部分に埋没してしまうので、その誤りを見出すことがより難しくなっていることである。DSMの欠点から生じた調査の数字の誤りが、どれほど私たちに影響を及ぼすかが分かってはじめて、この章の冒頭で述べたような重要な政策論争の意味を知ることができるのである。

アメリカを病気にする

「人口の二四・一％、約四八〇〇万人のアメリカ人が、一二ヵ月の間に、何らかの精神障害に罹患する」。国立精神保健研究所（ＮＩＭＨ）による大胆な公式見解であり、マスメディアや精神保健の文献によって広く知れわたっている。一般大衆は、検証方法を持っていないから、データの信憑性は疑われはしない。人々は、このデータの意味を無視するか、もしくは自分たちは非常に多数の精神障害者の中で暮らしていると考えるだろう。こうした数字は、ＤＳＭの不適切な精神障害の定義に基づいた研究から生じている。そしてその数字は、連邦政府や州の精神保健政策や予算配分を具体化させただけでなく、まちがいなく産業界や保険業界を、冒頭の修正法案反対へと動かした。ＤＳＭは、「精神的に障害がある」市民の割合を引き上げることによって、国家の健康政策とその優先度に対して、直接的に影響を与えたのだ。

先の章で述べたように、一九八〇年代にＮＩＭＨがスポンサーとなり、巨額を投じた疫学研究、いわゆるＥＣＡ研究が行なわれた。目的はアメリカの精神障害者人口を見積もることであり、結果的にこの研究は、「精神障害の自然経過についての新しい情報の宝庫」として、そして「精神障害に関する最も完全な基礎情報」として絶賛された。著明な精神医学研究者たちをして感動的な功績と言わしめ、アメリカで行なわれた最も大規模で正確な調査としてお墨つきがついたのである。そしてそれは世界規模ではないものの、非常に科学的で学術的な報告として、価値あるデータの宝庫として、そして精神医学の発展の一里塚として、今もなお高い評価を受けている。

五つの大学から編成された研究チームが、無作為に選ばれた約二万人の成人に面接調査を行ない、調査開始前に刊行されていたDSM－Ⅲの診断基準に綿密に従がって、特定の精神障害の有無を厳密に判定した。診断はDSM－Ⅲに基づいたアルゴリズムを使い、コンピューターを用いて行なわれた。

この研究から、アメリカにおける精神障害のデータが次々と明らかになった。アメリカ成人の三二％が生涯に何らかの精神障害に罹患し、二〇％は常に罹患していた。生涯罹患率は男性は三六％で女性の二〇％よりも高く、若者の罹患率三七％は老人の罹患率二一％よりも高い。また黒人の三八％は他人種の三二％よりも高く、低学歴者の三六％は高学歴者の三〇％よりも高く、生活保護層の四七％は裕福層の三一％よりも高かった。年齢、性別、民族、特定の障害、その他の分布についても明らかにされた。私たちは「四五歳から六四歳までのスペイン系女性のうち、一・三％という高い割合が反社会的パーソナリティ障害である」などということまで知ってしまった。

この研究にお墨つきがついたことによって、これらのデータは、アメリカの精神障害者についての決定的な数字や文言を、年余にわたって供給し続けることとなった。政府の役人や、支持組織や、何かを企画する人々が、ある集団における特定の精神障害の罹患率やその集団に特徴的な疾患について知る必要があれば、彼らはこのECA報告書を読み、自分の主張にあった事実を見つけるのである。その統計の意味や、どのようにして得られた数字かということには、彼らは全く関心を払わない。

なぜ、ＤＳＭに則った精神障害者数調査を憂慮すべきなのだろうか？　まず、ＤＳＭの絶えまない改訂により、ＥＣＡ研究で使われた精神障害の定義の多くが、研究が公表された時には過去のものになっていたことが挙げられる。診断面接計画（ＤＩＳ）は、一九八〇年に出版されたＤＳＭ－Ⅲの定義に厳密に基づいていた。しかし一九八七年に改訂版が出版され、主な精神障害の診断基準は改変された。さらにＤＳＭ－Ⅳが一九九四年に出現したので、ＤＩＳは二世代分、時代遅れのものになってしまった。変化の中には、比較的小さくて有病率に大きな影響を与えないものもあったが、大きな影響を与えるものもあった。例えば、強迫性障害の生涯有病率は、（ＤＳＭ－Ⅲに基づく）ＥＣＡ研究では二・六％と報告されたが、この数字は従来の五〇倍であった。ＤＳＭ－Ⅲ－Ｒの診断基準は、ＤＳＭ－Ⅲより細かいので、それを用いれば有病率は相当に低いものとなるはずである。

ＥＣＡ研究以降、それに基づく論文が何百と出版され、アメリカにおける精神障害についての主張が大胆に行なわれてきた。しかしＥＣＡ研究の数字は、すべて既にすたれた診断基準に基づいてなされているのだ。診断確定に必要な症状の持続期間や項目の数、診断基準の言葉づかいを少し変えるだけで、その精神障害の有病率は、株価のように上がり下がりしてしまうのである。

第二に憂慮すべきことは、例えば発症年齢、生涯有病率、活動性の障害の存在、などといった一見簡単に見えて実は根本的に重大な用語の定義が、ＥＣＡ報告の内容を規定していることである。例えば、たまたまＤＳＭを読んだ人は、ある精神障害の発症年齢とは、その人が初めてその障害になった年齢、つまり「その人がＤＳＭで定義された診断基準全てを同時に満たした年齢」と思うだろう。これは、例えば感情障害などではその通りなのだが、他ではそうではない。統合失調症やアルコール症や不安障害における発症年齢とは、「後にその障害の他の診断基準をも満たすようになった人に、最初の症状が起こった年齢」と定義されている。例えば、アルコール乱用という生涯にわたる診断のためには、二つの症状の発生が必要とされる。だが、その二つは同時に存在する必要はないのだ。一つが若い時に起こり、二つめが三〇歳を過ぎて現われたとしたら、その二つが同時に存在した期間が一度もなくても、その人はアルコール乱用障害と診断される可能性がある。結果的に、精神障害の操作的定義に重大な概念上の問題が生じ、その上、発症年齢という用語の意味がわけのわからないものになってしまっている。例えばもし、インフルエンザの診断に、発熱と胃の不調という二つの症候が必要だとしよう。数日間の発熱が一九歳の時にあり、三五歳になって胃が不調になった人を、インフルエンザと診断するだろうか。そしてそのインフルエンザの発症年齢は一九歳だったとするのだろうか。こうした概念の混乱を理解してはじめて、なぜ二四%ものアメリカ人がアルコール乱用やアルコール依存症に罹っていることになるのかが分かる。さらに薬物の乱用や依存の場合は、発症年齢が違った意味で使われている。この場合の発症年齢は、違法な薬物が使われ始めた時であり、乱用や依存が始まった時ではない。違法な薬物の使用の開始は、違法薬物の乱用の始まりとは全く異なった概念のはずである。

一年間の期間有病率を算定するための「活動性の症例」を決定する方法も、吟味してみるに値する。直感的に言って、活動性の症例とは、その人が現在、その精神障害の最小限の診断基準を満たしている場合を指す。だがこれはＥＣＡ研究で使われた意味ではない。ＥＣＡ研究における活動性の症例とは、ある人が最低限の診断基準をかつて人生のどこかで満たし、その上で少なくとも一つの症状がこの研究の時に見られたことを意味する。つまり活動性の症例とは「その患者が人生のある時点で診断基準に当てはまり、面接以前の一年の間に、その精神障害の何らかの症状が存在した症例」ということなのだ。「その精神障害の何らかの症状がある」とは、過去の一年間に少なくとも一つの症状があったことに過ぎず、その一年間、その精神障害にかかっていたとは言えない。特に、不眠、イライラ、緊張などのありふれた単独の「症状」は、誰もが経験するものであり、それ自体が精神障害であるわけではない。結果として、一つの症状が存在することをもって活動性の症例と定義することは、精神障害の適切な判定の放棄を意味する。実際、この研究を企画した人たちは、患者数を膨張させるこの測定方法について、「活動性の症例を数えることは、精神保健サービスの予算を増やす上で有用である」と率直に述べている。こうしたやり方で有病率を上げれば、予算の拡大には成功するかもしれないが、同時に、アメリカ成人の二〇%が現在その精神障害に罹患しているという主張をも許してしまうことになる。だが、それが良い科学と言えるだろうか？

ＤＳＭの定義に基づいたＥＣＡ研究は、統計情報の貴重な宝庫であるがゆえ、今後も使われ続けるであろう。しかしそのデータは、引用されるのと同じくらいの頻度で、誤って使われ、誤って解釈されるだろうと私たちは思っている。ＥＣＡを読む者は、大量のデータによってこれが厳密なものであるとの幻想を抱かされ、これらの数字に含まれる概念と操作における重大な欠点を、正しく評価することができないであろう。

アメリカ成人の二〇%は、現在、精神障害に罹っていると言われている。だが、その数字は「時代遅れの診断基準に基づいて」おり、また「その正確さや信頼性は実証されていない方法に基づいて」いる。さらに、それは「ある選ばれた精神障害について」の数字であり、また「発症年齢のあやふやな定義に基づいた」数字であり、しかも、「活動性の症例についての水増しされた定義に基づいた」数字でもあるのだ。ECA研究の情報は、精神障害の研究に利用するべきではない。利用するのなら、精神医学診断の現状について研究する際に限るべきだ。

DSMの科学幻想

一九世紀が幕を閉じるころ、フロイトは夢を分析して、精神の障害のメカニズムを理解しようとした。フロイトの「夢の科学」は、私たちの思考に革命をもたらした。二〇世紀も終わりに近づいた今、新たな革命が私たちの思考を占拠しつつある。事例分析を重視せず、ありふれた行動や感情のチェックリストだけを用いて障害を判定し分類するという革命である。目的は精神科診断を科学にすることであり、この「科学の夢」は、DSM-IIIという形で具現化された。かつてのDSM-IとDSM-IIは、科学的書籍には見えない。それらは小さな無名の委員会によって出版された、管理を目的とするコードブックだった。対照的に今日のDSMは、精神障害についての知識の巨大な倉庫、主要な論文と実地試験の抽出物、一〇〇〇人以上の専門家と多くの委員会による作品などと見なされている。さらに、それは無数の論文に引用され、販売促進パンフレットによって宣伝されているのである。

最新のＤＳＭが大成功をおさめていることに異論はない。ＤＳＭはあらゆる精神保健の事業に組み込まれている。ＮＩＭＨから研究助成を求める人、異常行動についての教科書を書こうとする人、訴訟や利権に関わる弁護士たち。彼らはすべてＤＳＭを使う。学校、刑務所、福祉事務所、ラベルが必要な多くの社会機関においてＤＳＭは使用される。そしてもちろん、ほとんどの臨床家たちの机上にはＤＳＭが置かれている。アメリカ精神医学会（ＡＰＡ）にとってＤＳＭはドル箱だ。ＤＳＭ－Ⅳに限っても、最初の一〇ヵ月で一八〇〇万ドルの収益をもたらしたと言われている。

ＤＳＭが科学を謳う真髄は、具体的な行動のチェックリストからなる診断基準を使って精神障害を判定する方法にある。三〇〇を越える診断カテゴリーとその診断基準は、精神医学が直面している多くの問題に対するＤＳＭ－Ⅲによる解答なのである。こうした診断基準は、診断をめぐる混乱を終わらせ、医学の一領域としては頼りなさすぎるという精神医学の評判を拭うための試みなのである。ＤＳＭの「科学への夢」は、診断基準のこの構造に基づいている。それなのに驚くべきことに、最近のＤＳＭの開発者たちは、このようなありふれた行動の数百にも及ぶリストの意味について、ほとんど語っていない。ＤＳＭ－Ⅲ（一九八〇）の序章で次のように説明されているにすぎないのだ。

ＤＳＭ－ⅠとＤＳＭ－ⅡそしてＩＣＤ－９では明晰な診断基準が提供されていないので、臨床家は診断のカテゴリーの内容とその境界については、主として自分でつくった定義によってそれを行ってきた。対照的に、ＤＳＭ－Ⅲでは診断のガイドとして診断基準が設けられている。それによって診断の信頼性を高めている。しかし、ほとんどのカテゴリーでは、その診断基準は臨床的判断に基づいており、臨床経過、予後、家族歴、治療に対する反応などといった重要な関連するデータによって充分には妥当性を立証されていない。使用に際しては、そのことをよくわきまえていてほしい。間違いなく、将来の研究によって多くのカテゴリーの診断基準は改定されることになるだろう。（DSM－Ⅲ、八頁）

DSM－Ⅳでは、このような謙虚で慎重な言い回しは削除された。診断基準については、太字で「注意書き」と題された、独立した奇妙なページに書かれているだけである（この警告は、明らかに悪質な弁護士による使用を防ぐことを意図している）。

それぞれの精神疾患に対して、診断を下すための指針として特定の診断基準が用意されているが、それは、このような基準を使用することにより、臨床家や研究者の間で意見の一致が高くなることが示されているからである。……これらの診断基準とDSM－Ⅳの精神疾患の分類は、われわれの分野で進歩しつつある知見を今日的に大系化したものについて合意を得たものを反映したものである……（DSM－Ⅳ邦訳版、二九頁）

DSM－Ⅳはより断定的となり、診断基準は知識と合意に基づいていて、その使用は「一致を高める」と述べているのである。

最近のDSMを読むと、診断基準についての記述はあやふやだが、どうやら三つの異なった機能を提供するらしい。まずDSMは、診断基準が障害そのものを定義し描写すると示唆する。つまり、病気の「中身でもあり、境界でもある」という。同時に、それらは単に障害の「指標にすぎない」、つまり障害についての観察可能な症状や病理にすぎず、障害そのものではないかもしれないとも示唆する。また同時に、それらは単に臨床家間の一致を高めるためのガイドラインに過ぎず、「症状や病理の直接的表現でもないかもしれない」とも示唆するのである。これでは全く違った意味になってしまう。このように、DSM革命のまさに心臓部分において、このような行動のリストからなる診断基準についてのあいまいさが存在するのである。その機能が正確であるかどうかは別として、診断基準の有用性は、一つの障害を同定したり（これが「感受性：sensitivity」の基準である）、障害を持っていない人々を除外する（これが「特異性：specificity」の基準である）ことで、臨床家に役立つという点にある。もし診断基準にその能力がないのなら、科学的に優秀であるというDSMの謳い文句は幻想に過ぎない。

診断基準についてAPAが望んだことは、①精神障害の妥当なカテゴリーをつくり、②診断の信頼性を高め、③臨床家がどのように診断を使うかをコントロールすること、である。この本の前半で、私たちはこうした主張を、特にある種の診断カテゴリーについて、すべての局面で検討してきた。私たちはここで、存在する問題点を要約し、それがマニュアル全体に一般化できることを示すつもりである。

妥当性——これが精神障害だと確信できますか？

DSMは、妥当な分類システムだと自己主張しているわけではない。だが、そう言いたげな記載が多すぎる。かかわった専門家数百人のリスト、NIMHと助成基金についての記載、カンファレンスと委員会の名前、主要文献の検討、実地試験、データの再分析、APAの最高幹部会の出版認可……など。このような誇らしげな記載のすべてが、このシステムの妥当性をほのめかしている。

もちろんこの懐疑主義の時代において、「専門家のリストやそれらしい文言が多いからと言って意味があるとはかぎらない」ということを私たちは知っている。むしろ「一ダース以上もある委員会が概念的に一貫した文書をつくることはありえない」と考える方が自然だろう。

DSMの概念的な妥当性を評価することは、かなりやっかいな仕事である。なぜならその独自の精神障害についての公式の定義が、種々の障害の採否や診断基準の選別にあたって、一貫性のある用いられ方をしていないからである。だから各診断基準が、いわゆる精神障害と、「正常」や「病気ではないバリエーション」や「一般的な不幸」などと表現されるべき人間の問題とをきちんと区別できるかどうか評価するためには、診断ごとに調べていかなければならない。しかし、これまで再三述べてきたように、診断基準によって妥当な精神障害に辿りつけるのかという問いには、別に長時間DSMと睨みあわないでも答えられる。

説明しよう。具体例が必要なときは、本棚からDSM-Ⅳを取り出して、適当なところを開けばよい。もう、私たちは検討してこなかった一つの障害を見つけてしまった……「コード302・71 性的欲求低下障害」である。そこに記載された情報の量は、DSM-Ⅳ全体から見て平均的なものである。つまり、その障害の診断的特徴、病型、関連する特徴、経過、鑑別診断である。すべて権威的な文体で書かれており、それが本当の精神障害であるかのような幻想を抱かせる。

３０２・７１　性的欲求低下障害の診断基準

Ａ　性的空想と性的活動に対する欲求の持続的または反復的な不足（または欠如）。不足または欠如の判断は、臨床家が、年令およびその個人の生活の状況など性機能に影響する要因を考慮して行う。

Ｂ　その障害によって著しい苦痛が生じ、または対人関係が困難になっている。

Ｃ　性機能の不全は、他の第一軸障害（他の性機能不全をのぞく）ではうまく説明されないし、物質（例：乱用薬物、投薬）または他の一般身体疾患の直接的な生理学的作用のみによるものではない。

（ＤＳＭ－Ⅳ邦訳版、五〇〇頁）

ＤＳＭの真髄であるこれらの診断基準は、臨床診断を科学の名に恥じないものにしているだろうか？　二つの事例をＤＳＭに当てはめてみよう。

事例１：メアリー　三三歳の不動産業者として成功した人である。彼女のキャリアが花開くにつれ、夫に対する性的な欲求は徐々に減ってきた。夫は家庭医に、結婚生活における性的活動の欠如について苦々しく不満を訴えた。

事例２：ロナルド　四五歳のトラック運転手で一人暮らし。未婚。彼はときどき自慰行為をするが、性交にはほとんど興味がない。彼は自分の性的関心についてほとんど苦痛も懸念も感じていない。が、彼と関係する女性は、彼が性交に興味がないので、途方に暮れてしまう。

メアリーもロナルドも明らかに、性的欲求低下障害の三つの診断基準に合致する。彼らの性的欲求や活動は不十分であり、そのために対人関係に困難を生じている。そしてそれは他の障害や医学的状況のためではない。DSM-Ⅳにしたがえば、精神障害の診断に疑いはない。このDSMスタイルの「科学」に、何か間違いがあるだろうか?

間違いはメアリーやロナルドの性行動にではなく、診断基準の方にある。第一の重要な診断基準は、性的な想像や活動の低下である。この基準はその障害の名称を言いかえている以上の何ものでもない。正常なバリエーションから病的な欠如を区別するために必要な、標準についての情報がない。診断的特徴の解説文には、「年齢または性別に関連した正常な性的欲求の頻度や強さについてのデータが欠如している」とあり、この問題があることを自らも認識している。「臨床的判断」は「個人の特徴や対人関係の決定因子や生活の状況、および文化的状況に基づいて行わなければならない」(邦訳版、四九八頁)とある。正常な性的想像、欲求、活動についての知識がなくて、臨床家がどうやって個人の生活の状況から、それを判定すればよいのであろうか?

二番目の診断基準は、「障害が著しい苦痛や人間関係の困難を引きおこしている」というものである。ここでもまた、苦痛や困難の質や程度についての情報がない。苦痛や困難は、いくらでも幅を広げられる。すなわち、「苦痛」なら、穏やかな不快から、自殺を考える落胆まで。「人間関係の困難」なら、微妙なすれちがいから、殺人的な暴力にまで広げられる。たしかに、性的な欠如が問題を引き起こすポイントがあるのかもしれないが、この診断基準ではどこにそれがあるのかをほとんど教えてくれない。

三番目かつ最後の診断基準は、「別のカテゴリーを用いることができない場合に、あるいは身体的病気として説明できない場合にのみ、この診断を用いなさい」と指示する。これは特に有用な基準とは言えない。なぜならこの基準は障害そのものについては何も描写しておらず、分かったものを差し引いた、あとの残り物だと言っているだけだからである。

こうした診断基準で妥当な診断に達するだろうか？　基準が広くて曖昧なために、ある種の性的な欠如は、そのように望めばすべて障害と診断されることになるだろう。つまり診断基準の包含の幅が広すぎるので、あまりに多くの行動を精神の病気と見なすことを可能にしているのだ。

メアリーもロナルドも性的欲求低下障害の診断基準を満たしてはいるが、良い臨床家ならＤＳＭを無視して、たぶん彼らに精神科診断をつけないであろう。このような事例では、常識的な臨床判断の方が、ＤＳＭの診断基準よりもはるかにましな手がかりとなる。もちろん、足かせのない臨床判断こそまさしく、ＤＳＭが最小化しようとしたものである。ところが、最新版であるＤＳＭ－Ⅳも、折々に臨床家にルールの無視を許している。そのため、診断基準の導入目的は、妥当性確保という第一歩から挫折してしまっている。

ＤＳＭの開発者たちは、もし精神科医のグループが、通常でない行動のリストに合意するなら、その行動は妥当な精神障害と見なされる、と仮定している。このやり方を使えば、精神障害づくりというゲームで遊ぶことができる。あらゆる種類の行動の群（つまり症候群）を、マニュアルに入れることができるのだ。例えば、「スピード狂障害」はどうだろう？　その診断基準はたぶん次のようになる。

1　固執的かつ繰り返される自動車のスピード超過。超過の判定は臨床家によって、運転に影響する評価因子、例えば年令やその人の生活の状況などを考慮に入れてなされなければならない。
2　障害が著明な苦痛や人間関係の困難、あるいは身体障害の恐れを招いている。
3　スピードの超過は他の障害によってうまく説明されない。

サーキット・マニア、モーター・サイクリストの多くは精神的な病気となる。このようにすれば、DSMの診断基準が、他の現象から精神障害を区別するのにいかに不十分であるかがよくわかる。診断基準にまつわる避けられない問題の一つとして、それらがしばしば、行動、感情、認知を描写することがあげられる。例えば、抑うつ気分、不眠、自己価値観の上昇や低下、不安などはどこにでもあるものである。ある種の環境下では、こうした現象はまさに精神的な問題の存在を示唆するが、診断マニュアルの一番の役割は、どれが精神障害の結果であり、どれが人生の浮き沈みの結果であるかを、臨床家に容易に判定させることであろう。DSMとその診断基準は、この本来の役割に失敗している。

信頼性——どのように精神科医は合意に達しないか

DSMは二番目の主張をする。その内容はひどく当たり前に聞こえる。「診断基準は診断の信頼性を向上させる」。もし診断基準の妥当性という目標が目に見えない曖昧なものなら、信頼性の目標は明白かつ鮮明なものでなければならない。DSM-Ⅲの開発者たちもその重要性を知っていたので、信頼性の改善を試みたことを強調した。その結果、彼らはDSMがその目標を達成したと繰りかえし主張するほかなくなった。この主張には根拠がないということには、ほとんどの論者に見逃されているようである。幻想の進歩の裏には、その問題を解決せよとする政治的圧力、「信頼性の高さ」を決める条件のご都合主義的な低落、ＤＳＭの宣伝に効果的な科学的な表現を用いること、などが存在する。ＤＳＭの診断基準は、なぜ信頼性の問題の解決に失敗したのであろうか？

診断基準の採用とは、臨床家の自由裁量を制限することである。自由裁量は、診断の信頼性が低下する温床と考えられたので、ＤＳＭの開発者たちは、チェックリスト、構造化面接の手順、公式決定ルールを使うことでそれを制御しようとした。これらはすべて仮説であった。しかし診断基準を洗練する目的で準備された研究設定においても、研究者らは診断基準が曖昧であると訴えた。障害の診断基準の多くが、臨床家にとって多義的であることを示すことは簡単である。例えば、ＤＳＭ－Ⅳの気分変調性障害の診断基準には、食欲不振、気力の低下、自尊心の低下、集中力低下、決定の困難などが挙がっている（邦訳版、三五七頁）。このような診断基準は、「うつ」という言葉よりは特異的だが、やはり曖昧である。質の良い精神療法家なら、それぞれの症状の時間的な変化や性質について検討するはずである。その結果、例えば一人の人の食欲や集中力が「低下」していることや、人の気力や自己評価が「低い」ことについて、種々の違った意見が提出され、一致を見ないものである。

一見したところ、その問題を解決するには、診断基準をさらに特異的なものにすればよさそうである（ＤＳＭの後期の版ではその傾向が見えている）。例えば食欲低下は、摂取した食べ物の正確な量、一日のうちに空腹を感じた回数、体重減少の数字などで定義すればよい。不眠は、一日の睡眠時間とその質によって、より正確に定義されるだろう。こうやって特異性を大きくすれば、使用者間での信頼性は増すことになるだろう。だが、この信頼性についての強迫は、ばかばかしいものになるだろうし、実際には妥当性を減少させてしまうだろう。それに診断基準をさらに特異化しても、信頼性の改善にはつながるとは思えない。なぜなら臨床家は、障害の診断基準が当てはまるかどうかを判断するのに、多くのあて推量をしなければならないからである。

この重要な、だがほとんど無視されてきた問題を描写してみよう。例えば子どもの行為障害は、一五の診断基準で定義されている（DSM-Ⅳ邦訳版、一〇〇―一〇六頁）。他人を脅迫する、けんかをする、武器を使う、人や動物に残虐な行為をする、故意の放火、家出、窃盗、怠学などである。臨床家は、このうち少なくとも三つが診断面接に先立つ一二ヵ月の間に存在したかどうか、さらにそのうちの一つがこの六ヵ月の間に存在したかどうかを判定しなければならない。一つの事例をあげてみよう。

ビンは一四歳のベトナム難民で、ロサンジェルスに住んでいる。彼の家族は戦禍のために貧乏である。彼は学校心理士と面接するよう命じられた。彼が他の子どもを脅してものを盗み、捕まったからである。彼は窃盗グループに属し、最近は学校を怠けていた。

三つの診断基準（盗み、脅し、怠学）があてはまると臨床家たちは一致した。完全な診断的合意の結果であろうか？　たぶんちがうだろう。なぜなら基準の判定とは、まさに推測の開始にほかならないからである。DSMは臨床家に、行為障害は「問題となっているその行動がその人に潜在する機能不全による症状であり、今現在おかれている社会的状況に対する反応ではない場合にのみ、適用されるべきである」と警告する（DSM－Ⅳ邦訳版、一〇三頁）。だから、臨床家はビンに潜在する機能不全がある（つまり障害となる）かどうか、彼の行動が彼の社会的状況に対する反応である（つまり障害でない）かどうか、判断を要求されているわけだ。この判断は難しい。例えば窃盗は、家族が食べるためにビンをそそのかした結果かもしれない。仲間から馬鹿にされないための男の子らしい反応かもしれない。恨みを晴らす、彼独特のやり方かも知れない。端的に言って、彼の盗みにはいくらでも理由が見つかるのであり、内的な機能不全が必要とはかぎらない。同様に怠学は、学校で対立関係にあるグループから報復される恐れによるものかもしれない。あるいは、準備ができていないテストから逃げたいという思いからかもしれない。さらには安全な交通機関が確保できないからかもしれない。行為障害は、「今現在の社会的状況に対する反応」を除外して判定されるわけだから、臨床家は、ビンの貧困の程度とか、家庭環境とか、文化的環境とか、地域の規範とか、仲間からの影響について判断しなければならない。このような可能性が除外できたときにだけ、行為障害の診断が下される。それらが否定できない場合には、ビンは行為障害とは診断されない。残念ながら、DSMにはこのような本質的で複雑な類推をするためのガイダンスはない。複数の臨床家が、このようなことを考慮し、正確に同じやり方で検索し、優劣をつけ、同じ結論に到達して、その結果診断的合意に達するのであろうか？　「たぶん無理だ」としか言いようがない。

さらに、この事例における診断プロセスは、もっと複雑なものになるだろう。なぜならDSMの診断基準は、ビンの精神障害が、彼の社会的、学業的、職業的機能に重要な損傷を引き起こす原因になっているかどうか、その判定も求めているからである。つまり、臨床家はビンの精神障害が損傷を引きおこしているのか、それ以外が損傷を引きおこしているのかを判断しなければならないのだ。例えばビンの成績がビリだったとしよう。臨床家はこの成績不良の原因について、栄養失調、家族の解体、英語に不慣れなこと、学校に対する興味の喪失、人種的な差別、などを除外しなければならない。このような原因ではなく、内的な機能不全によって成績不良が生じていたときにのみ、臨床家は障害が損傷をひきおこしていると判断できる。ＤＳＭにはこのような複雑な作業についてのガイダンスもない。

このようなガイダンスの欠如は、行為障害という診断に限った問題ではない。マニュアル全体を通じて、臨床家はこのような複雑な推量を行わなければならないのだ。例えば、全診断基準の中で最も数が多いのは、それぞれの障害が「社会的、職業的（学業的）、その他の機能の重要な領域において、臨床的に重要な苦難か損傷を引き起こしている」というものである。ＤＳＭ－Ⅳの「序」は、病気ではない状況と精神障害を区別する際の、この基準の重要性を強調している。が、同時にそれは「実際、なかなか難しい臨床的判断である」とも認めている（邦訳版、一〇頁）。つまり、すべての診断の心臓部には、精神障害と、その人の苦難を直接的に引きおこす他の要因とを区別する、「臨床的な判断」があるのである。人がなす役割は多様であり、問題は多彩な要因で導かれる。複雑な推論をするためのガイドラインが欠如しているような状況で、研究者や臨床家たちが、同じ情報から異なった診断結果に到達する（非信頼性）のは当たり前のことである。臨床家がこうした複雑な推論をしているのか（しているとしてどの程度のものなのか）、それとも単にチェックリストに従ってやっているだけなのかを、外から判断するのは不可能である。

ビンの場合、どれほど特異的な診断基準をつくっても、臨床家はめちゃくちゃ大きく複雑で、偶然的で不規則なあて推量を強いられる。八〇〇ページにもおよぶ診断基準があるにもかかわらず、複数の臨床家たちは、対立するしばしば矛盾した診断に至ることを免れないのだ。例えば、レーガン大統領を狙撃したヒンクリーの鑑定の場合のように〔訳注1〕。

マネージド・ケアと診断のゆがみ

ＤＳＭ－Ⅳは、序の冒頭の段落で次のように述べている。「われわれが最も重視したのは、（マニュアルを）臨床家にとって実際的で有用なものにすることであった」（邦訳版、一五頁）。重視されているわりには、臨床家がＤＳＭをどのように使っているかについての研究が少なすぎる。ＤＳＭは実際に、正確な診断をするのに使えるのか？　臨床現場で誤診は少なくなったのか？　日常診断が科学的なものになったのか？

残念ながら、こうしたことについては限られた情報しかない。二、三の調査研究、文化人類学的な研究、小規模な文献から伺い知れることは、臨床家の大多数が、ＤＳＭが患者の問題を正確にとらえて個々の違いを明確化しているとか、治療計画の助けになるとは考えてい、な、い、ということである。多くの臨床家は、ＤＳＭは臨床の道具ではなく、管理の道具だと考えている。つまり、患者のサービス提供機関の利用をコントロールするために使われているのだ。ある論者は、「精神科診断は、影響されやすく多義的なものである。それにはしばしば医学的な価値ではなく、戦略的な価値がある」と言っている。長い間（ＤＳＭ－Ⅲの出版以前は）、臨床家は「慈悲的な診断」を患者に使ってきた。公式記録には、臨床的に正確な診断ではなく、スティグマのより少ない診断が用いられてきたのである。しかし、このような診断の誤用は、現在の精神科の臨床で起きていることと比べれば、まだ救いがある。現在の診断の主たる戦略的目的は、スティグマの最小化にはなく、財政的な部分にあるのだ。

最近まで診断は、精神科臨床の経済面には部分的にしか関与してこなかった。ヘルス・ケアの経費削減が叫ばれるこの時代では、DSMとは、ある論者に言わせれば「『医学的必要性』を保証する権威的なガイドである。それなくしては、どんなヘルス・ケアに対しても、そこにどんな理由があっても、誰に対しても、第三者による支払い保証は存在しないであろう」ということだ。私たちは制度同士の奇妙な結婚を目撃しているのだ。その結婚とは、現代精神医学の大勝利として宣伝されている診断的な企てと、精神保健に潜む復讐の女神として恐れられている新しい保証制度との間の結婚である。後者の名を、マネージド・ケア〔訳注2〕という。ある精神科医はこう言った。「もしDSMがなかったら、マネージド・ケアはそれを発明しなければならなかっただろう」。

現在、精神科医は日常的に、自分が患者に感じた臨床的な印象を、DSM診断とマネージド・ケア会社の要求の両方に合致させようと努めている。医者、患者、支払い者は、倫理的に怪しい、食うか食われるかのゲームを繰り広げているのだ。あらゆる臨床場面で行われているこのゲームのルールは、マネージド・ケア会社やその職員の好みに診断を合わせることであり、患者の病気に合わせることではない。

この現象を描写するのに、ある一人のインターン女性の経験を見てみよう。DSMの利用報告も登場する。そのクリニックは地域医療をうたっていて、子どもやその家族に対する治療を行っていた。学校で深刻な問題が生じて学習ができないような子どもが、クリニックに治療を受けにやってくる。七歳のアリスは典型的な事例である。

アリスは先生や級友に卑猥な言葉を使うことで、学校から二回の停学処分を受けていました。家や学校でかんしゃくを起こすので、彼女は叱られてばかりいたのです。ルールも無視し、大人の言うことは全く聞きませんでした。クリニックでの最初の評価では、彼女は悪意に満ちていて故意に人を怒らせ、自分の間違いを人のせいにする人間ということになっていました。

アリスとの初回面接に先立って、私は数分で彼女のカルテを斜め読みしました。彼女の困難のあらましを手に入れた私は、評価書類にある彼女のＤＳＭ診断、「３１３・８１　反抗挑戦障害」を一瞥して、その書類を閉じました。これから会うことになっている小学二年生のイメージが、私の頭に浮かびました。経験不足な私でも、アリスが手に負えない悪ガキで、たぶん激しい敵意を抱いてここにやってくるのだろう、と想像がつきました。その日の八日前のインテーク面接を彼女が拒否していたことを、私は知っていました。私は心配でいっぱいでした。

三時になって私は受付に歩いて行き、混血のそれらしい女の子を探しました。受付の女性が私をアリスと彼女の母親の所へ連れていってくれました。母親は髪がぐしゃぐしゃで、だらしない格好をした体格のがっしりした三〇歳半ばの女性でした。アリスはせんさく好きそうな茶色の瞳で私を見上げ「かわいいわね！」と言いました。「なかなかいいわ！」と私は思いました。彼女は私に興味を持っている。私はこの子とかかわりを持つきっかけになることなら、なんだってありがたいと思っていました。

アリスと母親との最初の面談は、混沌と表現するほかありませんでした。母親は三人の同伴者を連れてきていました。アルツハイマー病っぽい年をとった母親。二歳の幼児。重い障害のあるらしいアリスの兄。兄は別の子どもの母親に卑猥な言葉で話しかけていました。母親が三人にそれらしい素振りをしたので、私は母親に、二人だけで数分会わせてほしいと頼みました。

喧噪の集団が分けられ混乱が収まった後、私はアリスと母親と三人で会うことができました。でも、お供の幼児は一緒でした。私がアリスを安心させて関係をつくろうとしているとき、兄が部屋の中に飛び込んできて母親の注意をひきました。私は断固として彼を部屋から出しました。「アリスの時間なの。出て行ってちょうだい！」。私は母親に、アリスと二人で話をするから、幼児と息子といっしょに待合室で待っているように言いました。私は目の前の細身の女の子を見ました。彼女は、人形の家に夢中になっていました。私は少し驚きました。混沌とした家族の中で、自分のニードを通すために彼女は状況を操作している……。

アリスと私は、毎週プレイ・セラピーのために会い続けました。私は彼女に自分で遊びを選ぶように言いましたが、いつも彼女は私に、「(それを) してもいい？」と確かめてから遊び始めるのでした。彼女は、二人でいる間は、丁寧で協力的で返事もしました。しかし部屋を出て母親のところに戻ると、彼女のふるまいは完全に変わってしまいます。アリスは不機嫌で反抗的となり、帰宅をいやがって暴れました。私が部屋のドアの近くまで行くと、彼女は私の後ろを走り、手を振って微笑んでさよならを言うのでした。これが私たちの別れの儀式でした。ときどき彼女は私の手をとって私に抱きつきました。私は、彼女の正直さと素朴さと生まれついての善良さに感動しました。

五週間がたち、そのインターンは、アリスの家族がどれほど混乱しているかを知った。アリスの家は小さなアパートで、そこに彼女と二人の兄弟と、母親と、祖母と、伯父が住んでいた。家族は公的扶助の月七〇〇ドルで生計を立てていた。その半分以上は家賃だった。母親は最近アリスの父親と別れていた。父親は怒りっぽい気まぐれな男で、家族に心理的な虐待を行っていた。彼は心臓発作で倒れ、麻痺が残って車椅子生活を余儀なくされていた。アリスの目の前で、彼は自殺すると脅した。兄はアリスに性的ないたずらをしていた。通報があり、児童福祉事務所が調査をしていた。アリスの母親も子供時代に性的虐待の被害を受けていた。彼女の育児能力は低く、危機に巻き込まれるとわけのわからないことを言う性癖を持っていた。最近彼女は、アルツハイマー病に罹患している祖母の看護のことで父と弟とけんかした。彼女が言うには、みんな祖母の障害年金をかすめとろうとしていたからだ。兄の障害はひどかったので、彼は制限された環境で限られた行動しかとれなかった。家族の生活は絶え間ない混沌だった。

そのクリニックの診断と治療の手順は、そのインターンの記録によると「個人の病理あるいは個人の障害のモデルに従ってなされています」とある。家族と発達史についての情報が拡がってからは、ＤＳＭ－Ⅳは一つの特定の障害を診断するために使われた。「アリスのような子どもは、典型的な外来患者です」とインターンは書いた。「そのような子どもの場合、家族の放任やシステム的な機能不全の存在のために、病的行動が生じます。念入りに記録された評価用紙の七ページ目の郡の公式文書である『生物学的・心理的・社会的評価』は無視されて、ＤＳＭ－Ⅳの診断が用いられます」。インターンは次のような診断に達した。「アリスの示す症候や行動は、間違いなく問題行動です。ですが、彼女の混沌とした家庭環境を考えれば、それらは病的な反応と言うよりも適応的な反応群と考えられます」。彼女はよく知られた精神医学を批判する文章から引用した。

家族や、学校や、社会の中で問題を起こす子どもたちは、脳に障害を持っていることはほとんどない。彼の脳に実際の機能低下があるときは、扱いにくくなったり、危険になったりすることはない。典型的な困らせる子どもたちは、情緒的、身体的、性的虐待の犠牲者である。もしわれわれが、ネグレクトや、遺棄、貧困な育児、不適切なスクーリングそして貧困や性差別や差別の効果なども含めて考えるなら、精神保健の専門家によって見られる子どもたちのほとんどが、幼児虐待の被害者である。
（P・ブレギン＝G・ブレギン『子どもに対する戦争』一九九四）

なぜクリニックは、基本的に外側の、つまり環境要因によるアリスの問題を、精神障害と診断してしまったのだろう？　この疑問に対するインターンの答えがこれである。

それでは、なぜ、クリニックにやってくる子どもたちの生命をおびやかす社会的、環境的要因が無視されがち、あるいは良くて過小評価されてしまうのでしょう？　その答は簡単です。お金なのです。資金源から求められる説明責任が、サービスそのものを決めてしまっているのです。クリニックの資金は、その八〇パーセントが公的補助から成り立っています。特に公費医療保険制度と国の助成……その一部であれ全部であれ、治療費の補助を受けていない外来患者はいません。クリニックでのサービスを適正なものにするために、子どもはDSM－IVの診断を受けなければなりません（多くの診断が保険支払いに適合しないのです）。この子の機能低下の原因について正確な描写をするよりも、必要に応じてラベルを貼る、つまり臨床家は支払機関からの支払いを得るために、診断を操作することを強いられるのです。……クリニックに来る子どもの三分の一が反抗挑戦性障害と診断されます。……このような診断は、患児の機能低下を正確に描写しているでしょうか？　それとも、この診断はクリニックの資金獲得に奉仕しているのでしょうか？

私たちは、このようなことがどのくらいの規模で行われているのかを知ることはできない。臨床家がこの現象をどう考え、どう対処しているか、そして彼らが診断だけでなく臨床実践までも歪めてしまっているのではないかという点については、わからないとしか言いようがない。しかし、限られた証拠からも次のようなことがわかる。家族や、夫婦や、人間関係の問題が明らかなときでさえ、患者はＤＳＭ診断をつけられる。そして治療は、必要とされるものではなく、保険支払い可能な範囲に合わせて行われる。問題を抱えた個人は、ほんとうの診断ではなく、よりシビアで重症の精神科診断をつけられる。こうやってアリスは、メアリーは、ロナルドは、ビンは、精神医学的なラベルを貼られるのだ。どれも正当なものとはほど遠いのに。

このような診断の歪みは、ＤＳＭ自体の欠陥ではない。ＤＳＭは、科学を尊重することを謳った単なる道具である。だが、それは精神保健やそのサービスの提供を歪めるために使われているのである。この毎日起きているであろう経済的な闘争の場で、マネージド・ケア会社はＤＳＭを使い、その結果、臨床家もＡＰＡが夢見た診断の科学性とはおよそかけはなれたところでそれを使っているのである。

DSM–Ⅳの開発者の一人マイケル・ファーストは、「DSMを使えば、すっきりと気持ちよく、精神障害を管理統制している感じになる」と発言した人物だが、彼はこう告白した。「それは錯覚です」。DSMには、間違いなく多くの錯覚がある。一方、開発者たちの側には、それが科学的に優秀で役に立つという夢の実現を信じたいという願いがある。つまり、診断基準が臨床家によって使われた結果、診断の妥当性、信頼性、正確性が高まるという信念である。だが、私たちが評価したところでは、それはレトリックによる誇張にすぎない。議論と証拠によってではなく、権威とその複雑なプロセスをバックにして主張しているとしか言いようがない。

フロイトの「夢の科学」は論争として始まった。それはアメリカの精神医学の中心地に領土を獲得するにいたったが、結局やがて崩壊した。なぜなら、それができる以上のことを約束してしまったからである。DSMの「科学の夢」は、診断基準の幻想を追求することによって、同じ道をたどろうとしている。

苦い薬

アン・リネハンという初老の女性がいる。彼女は、家族の問題でトラブルを抱えながらも頑張っていた。彼女は、私生児である孫に会いたい一心で、その方法についてかかりつけの精神科医に相談していたが、このことについてのやりとりは、完全に秘密になっていると思っていた。だがそうではなかった。面談の詳細が、毎回コンピューターに記録されていて、ヘルス・ケアの組織にいる人なら誰でも（たぶんそれ以外の人でも）簡単に閲覧できること知り、彼女は狼狽した。このことがなぜ、リネハン夫人や私たちにとってやっかいなことになるのだろう？

私たちが注目していることの一つに、精神療法における守秘義務原則の低下がある。州法や判例において、治療者と患者の関係はすっかり変わってしまった。つまり、その関係はこころの聖域として尊重されなくなり、管理的な情報収集の場となっているのである。州議会、管理統制機関、法廷、認可局、保険会社、児童福祉の権威、警察などは、治療関係内でのプライベートな情報を開示するよう要求する。治療者たちは、児童虐待が想定されればそれを報告するように、暴力被害の可能性があれば警告するように、ＨＩＶ陽性の患者の場合それを知らない恋人を守るように、等々を命じられる。個々の場合の守秘義務の不履行にはそれなりの理由があるにせよ、第三者機関への報告を求める動向は、治療者たちの個々の患者に対する基本的責任を侵食し、それを国家やヘルス・ケア産業のニーズに向けた形に変えてしまう。

私たちの二つ目の関心事は、ヘルス・ケア産業の変質である。大多数の精神保健ケアもそれを通じて供給されるわけであるが、かつて治療者たちは、被保険者の治療に際しても、暫定的であいまいな診断を簡単な書類に記入するだけでよかった。しかし今日では、治療者は、マネージド・ケア会社の出納担当の職員に対し、患者とその治療についての詳細を報告することが求められている。

しかし、治療的な守秘義務原則の喪失は、アメリカ人の生活におけるプライバシー保持の全体的低下の一部として考えられるべきものである。いまや、個人の秘密の尊重など誰が信じるだろう？病院の検査データ、借金の処理状況、電話やファックスの記録、旅行の計画書などは、その気になってモデムさえあれば、誰にでも閲覧可能である。プライベート空間への公的な侵入は、日常茶飯事であり、また記録と情報の伝達は迅速なので、五〇分もあれば神聖なものではなくなってしまう。（精神療法だけが、その権威と重要性を低下させているわけではない。以前なら専門家、例えば医者、法律家、選ばれた公務員、大臣、教授などの人々を利他的な奉仕をする人間として尊敬していた一般大衆は、もはやそのような敬意を持っていない。専門家といえども無私のサービスなどはしないものと思われている。そしてその通りなのだが。）

アン・リネハンの発見は、守秘義務の崩壊以上の問題につながっている。最近膀胱炎にかかったこと、心悸亢進があることなどが閲覧可能であることを発見したとしても、たいしたことはないかもしれない。だが、飲酒習慣や、抑うつや、性的困難や、結婚問題や、個人的な癖についての情報が、誰にでも閲覧可能だとしたら、人権侵害だと感じて衝撃を受けるのではなかろうか？　自然に、そして即座に感じる、その違いの原因は何だろう？

膀胱炎にかかっても性格を問われることはない。仕事や投票権や運転免許には影響しないし、法的能力や財務管理能力が疑問視されることもない。膀胱炎は、州立病院への強制入院や、正規の教育プログラムから特殊なものへの編入措置や、公務員の資格剝奪にはつながらない。スティグマにもならないし、雇用の差別にもつながらない。そしてそれは子どもの養育権や保護権にも影響しない。端的に言って、身体的な軽い病気の診断は滅多に、精神的な病気の診断にみられるような社会的な結果をもたらさない。なぜなら、どのように考え、感じ、ふるまうことが、そして何を信じているかが、その人の「真の」自己を構成しているからである。それは人間としての本質である。他人を知ること、とは、彼らの考えや感情や他人に関与するパターンを知って理解することであって、彼らの心臓や腎臓や肺の機能が良好であるかを知ることではない。だからこそ、人々が精神療法家に語る秘密を保護しようとするのは正当なのである。なぜなら、そのような秘密には、血圧やコレステロールの値などとは違い、本質が含まれているからである。

実際、人々が精神療法家に打ち明けることは、しばしば全く医学的なことではない。そしてこのことが核心である。精神療法家は、患者の絶望や恐れ、低い自己評価、満たされない対人関係、そして不満のある自分自身について、傾聴し学ぶ。彼らは患者の友人や関係者のことを、親や子供のことを、配偶者のことを聴く。治療者は、患者の精神状態の観察者を越えた存在である。彼らは、患者の人生そのものの目撃者となる。それらがすべて語られることを通じて、治療者と患者は治療を始めたり、一時的な緩和を考えたりする。彼らは重要な対人関係を少し変えたり、個人的な視点を変えたり、手におえない感情をチェックして把握することで、小さい前進を試みる。これはふつう、人々がインターネットのウェブ上で閲覧を望むような情報ではない。だからマネージド・ケア会社がそのような個人情報を治療者から手に入れようとしていることがわかれば、人々は反対するのである。治療者は、マネージド・ケア会社の匿名の平社員に、かつてなら開示しなかった詳細を明かす。彼らはそうやって合法的に治療者—患者関係を損ねることに関与しているのだ。内科医ならたぶん、膀胱炎という病名と処方した抗生物質の名前だけを伝え、性格のことは埒外におくだろう。だが精神療法家は、虐待的な対人関係であっても、その詳細と患者がなすべきことについて記述しなければならない。さらに精神療法家は、患者の困難が「非常に重症で」「治療なしではやれない」と保険会社に確実に見なされるように、患者の物語を変えてしまう動機を持っている。そうでないと、保険支払いが拒否されてしまうからだ。

精神科のバイブルは数十年にわたって発展を続け、人間の困難を必要のないものまで「医学化」してしまった。マネージド・ケア会社は、ますます精神科の診断を疑問視するようになっている。彼らは、治療が「医学的に必要である」と認定することに責任を負っているのであり、生活上の困難を抱えた人を助けようとする治療者には、支払い義務がないからである。そして彼らは、人間の困難のすべてが、医学的な起源を持つ精神障害というわけではないことを、にもかかわらずそれらをDSMがたくさん隠し持っていることを知っている。リネハン夫人の孫を保護しようとする奮闘も、アリスの学校での困難も、ご近所さんの結婚問題も、友だちの飲酒習慣も、きたるプレゼンについてのあなたの心配も、強い苦痛を引き起こし、精神療法家による援助に値するかもしれない。しかし、その苦痛と援助の必要性を理解するのに精神科診断はいらないし、特殊な医学的治療も必要ない。

私たちは別種の診断システムを売りつけようとしているわけではない。そして精神医学における診断に、なんの価値もないといっているわけでもない。しかし私たちは本書を通じて、DSMにはひどい亀裂が入っていること、APAはその亀裂を全く無視しており、DSMの利用者もそれに気づいていないことを示してきた。私たちは、この問題を解決するための処方をいくつか用意している。だがそれは、APAにとって苦い薬になるだろう。

まず最初に、DSMは、各精神障害の定義と付随する診断基準をもっと狭くするべきである。内的な精神の機能不全の証拠があると科学的に合意ができているところまで、それを絞り込まなければならない。現在の診断基準では、困難を抱えてはいるが精神障害ではない人に、精神の病気のラベルが貼られてしまう。

二つ目は、こうして基準を厳しく絞った上で、なおかつ、DSMとそのスポンサーはマニュアルの科学性について、もっと奥ゆかしくあらねばならない。精神障害についてのDSMの定義には亀裂が入っており、マニュアル全体の妥当性と信頼性は当てにならない。しかも、ほとんどの精神障害の原因は未知である。研究者ならこのような発展途上の分類システムを使って研究してもかまわないかもしれないが、臨床家や一般大衆に押しつけることができるマニュアルは存在しないし、保険支払いの目的で使用できるマニュアルは存在しない。

三つ目に、臨床家はDSMを正直に使うべきであり、自分なりの診断と記録書類との間で妥協することを拒否しなければならない。そして個人的あるいは社会的なトラブルを、精神障害に無理矢理当てはめるような行いは避けなければならない。

最後に、もし今述べたような三つの勧告に厳密に従うなら、私たちの社会は、次のような課題を背負うことになる。困難を抱えた子どもや大人と家族に対して、彼らの困難に精神障害というラベルを貼ってそれを医学的診断や治療システムに預けてしまうことなく、それを援助することができるサービスを開発するという課題である。トラブルを抱えた多くの人が助けを求めて訪れるのは、医療保険の支払いが必要な精神科クリニックである。それに代わる援助システムは、いまのところ何もない。その人の問題が歪められて精神障害に当てはめられるのと全く同じように、この人たちの問題に対する経済的援助を与えるべきシステムもまた、歪められ誤用されている。このような二枚舌的な方便を許容し、促進するために、DSMが用いられてはならない。

精神障害という現象が存在しないとか、その存在はすべて神話であるとか、精神医学的な悪ふざけであるとか言っているのではない。肝腎なことは、精神障害とは、最近のDSMが描写しているもののうちの、ごく一部分に過ぎないということである。本書ですでに示したように、DSMの衰えを知らない領土拡大や、様々な個人的トラブルのすべてを医学の傘におさめて、それを科学的研究の名の下に正当化することによって、精神科医や精神保健の専門家たちは多いに利益を得ている。診断マニュアルは、生活上の、あるいは社会での「不快」、「悲惨」、「苦痛」が精神医学的に説明できるという幻想を、そしてそれが薬によって解決できるという幻想をまき散らしている。大多数の一般大衆は、そのような幻想の中で偽りの安心に浸ってしまっている。私たちはみんな、たくさん問題を持っている。だがたぶん、それを何とかするための無数の独自の方法も持っているのだ。多くの場合はうまくいかない。しかし、それが人生というものなのだ。

精神科のバイブルは、繰りかえし繰りかえし、私たちに精神障害のレッテルを貼り続けてきた。そのとき、私たちは、一人の人間として生きていたにすぎないのに。

むすび

一九九六年、APAは「DSM–Ⅳ：コーディング・アップデート」と称するニュースレターを発行した。診断のコード番号の一〇〇以上の変更と、次のような重要な予告が記されている。

DSM-IVの改訂版は、一九九九-二〇〇〇に発行されるように準備されている。診断カテゴリーと診断基準のセットには、全く変化がない見込みである。唯一の変化は、予防、経過、関連する特徴、などについての最新情報を提供するテキスト部分の更新となるだろう（一六頁）。

デジャ・ヴュ？ DSM-IIIの発刊直後に、改訂版の予告がなされた。ユーザーは、誤りが訂正され、新しい知見が加えられるくらいの小改訂にとどまると思っていた。だが、DSM-III-Rが出版されたとき、そのほとんどの診断には手が加えられていた。新しい診断名まで生まれていた。「DSM-IV：コーディング・アップデート」の予告は、DSM-IIIの改訂の予告とまるで同じである。[訳注3]

DSMの次の改訂版がどんなものになるにせよ、私たちは確信している。「APAは『精神障害をつくるMaking Us Crazy』努力を続けるにちがいない[訳注4]」と。

［訳注1］ 日本では、三つの違った鑑定結果が出て精神医学の信頼性について世間で揶揄されることになった「連続幼女殺害事件」が、同様の例として挙げられるだろう。しかし、本書の著者の真意がどのあたりにあるにせよ、臨床上は、この「臨床判断」の多様性と自由性こそが治療の要であり、これは本来身体医学でも同じことである。

［訳注2］ 直訳すれば「管理された医療」。アメリカで民間保険会社によって開発され広く適用されるようになった管理方法で、「患者の医療機関へのアクセス」「契約医療機関との間で取り決めた保険診療の種類

とコスト」「保険料と給付内容」が、徹底した情報管理のもとに細かく規定される。全体として、標準化された医療水準の維持とコストの削減の双方を達成しようとするものであるが、本書で指摘されるような危険は免れないであろう。

［訳注３］　二〇〇〇年、ＡＰＡはＤＳＭ－Ⅳ－ＴＲを出版した。－Ｒ（revised：改訂版）ではなく、－ＴＲ（text revision：テキスト改訂版）である。本書の著者の声が聞こえたわけでもないだろうが、診断名や診断基準には手が加えられておらず、もっぱらテキストに、その後加わった知見が書き加えられたり、書き直されたりしたものである。

［訳注４］　本書の書名「Making Us Crazy」のusは、われわれという意味でのusであると同時に、United Statesの意味でのusであろうと思われる。蛇足だが。

訳者あとがき

本書は、Herb Kutchins & Stuart A. Kirk, *Making Us Crazy: DSM - The Psychiatric Bible and the Creation of Mental Disorders*. The Free Press, 1997. の全訳（一部抄訳）である。副題にあるように、ＤＳＭ（*Diagnostic and Statistical Manual of Mental Disorders*）という名の精神科診断マニュアルがつくられる経緯と、それがアメリカ社会に及ぼした影響が論じられている。

一九八〇年にその第三版が出版されてから、ＤＳＭはまたたく間にアメリカの精神医学界を席巻し、狭い意味での精神科医療の範囲を越え、メンタルヘルスにかかわるすべての領域を支配するに至った。それは、まさにバイブルに喩えるのにふさわしい。さらに、かつて宣教師がバイブルを片手に植民地化の先兵として世界中に出かけていったように、グローバル化と称するアメリカ流押しつけの潮流に乗って、いまや世界中の精神医学界に布教されようとしている。

精神科医療の外部にいる人たち、つまり一般大衆にとってみれば、このマニュアルは、アメリカ精神医学会（ＡＰＡ）という学術的な団体がつくったのだから、これさえ使えばさぞや科学的で正確な診断ができることになると思うだろう。だが、本書を読めばわかるように、その内実たるや、利権、偏見、政治的取り引きだらけの妥協の産物なのである。その根幹に流れる思想は、悩み苦しむ人への共感や真摯な学問的探求ではなく、APAによる精神医学の権威づけと、医療経済上のご都合主義なのだ。

日本でもDSMについての批判がなされなかったわけではない。だが、議論は精神科医間での内部論争にとどまっており（たとえば、「ディベード：精神医学の対立点――操作診断の功罪」精神神経学雑誌、九九巻一〇号、七三〇―七六二頁、一九九九年など）、その内容も、臨床現場でDSMを用いた場合の問題点に限られていた。

本書に述べられているような社会的文脈からのDSM批判は、良識的な専門家が口にすることはあっても、公にはなされてこなかったのである。

DSMの問題は、精神医学の専門家だけの問題ではない。すでに日本の一般大衆も看過できない影響を受けている。たとえばマスコミである。この数年、耳目をひく事件が起きるたびに、メディアに精神科医が登場してコメントしているが、彼らが使う病名は、たいていDSMによるものである。ニュース、ワイドショー、週刊誌の見出しに、行為障害、人格障害（パーソナリティ障害）、ADHD、PTSDなどの「病名」が仰々しく並ぶ。なかには、災害や犯罪被害者のPTSDのように、社会が理解を深めなければならない問題も含まれているが、多くは大衆受けをねらったものに過ぎない。「あの人たちは私たちとは違う人です。病気なんです」というメッセージを送ることで、大衆の好奇心を満足させ、安心感を与えるためのレッテルを提供しているのだ。

たしかに本人に会ったこともない医者が断片的な情報をつなぎあわせて診断をなし、それを表沙汰にするというのは、DSMの問題と言うより倫理観の問題だが、そこにDSMが纏っている「科学的権威」が一役買っていることは間違いない。それぞれの人生を生きているに過ぎない人々が、そうやっていとも簡単に、精神障害という範疇に絡めとられてゆく。

社会現象からDSMを批判するという著者らの手法の基盤には、「社会構築主義」（「社会構成主義」とも訳される）がある。たとえば私たちは、「科学的な」ものが社会に害を及ぼしたとき、それは科学を使用した側の人間に誤りがあったのであって、科学そのものは「不偏不党」であり、それに責任はないと考えがちである。「社会構築主義」が批判したのは、近代以降私たちに染みついたこのような考え方である。

DSMは、作成者たちの言によれば科学を基礎とした精神医学の道具（テクノロジー）であるが、社会構築主義の視点からみれば、「そのようなテクノロジーは、ある社会的目標を実現する手段であり、当然特定の社会的グループの意図を反映しており、したがって、もっと違った方角から見れば、別の社会的グループの意図に対抗している」のである（佐々木力「二十世紀における科学思想の転回」『現代思想1：思想としての二十世紀』岩波書店、一九九三年）。本書の各章で紹介されるDSMの作成とその使用をめぐる数多くの論争や逸話は、それだけでもスリリングで知的興奮を誘う読み物であるが、その背後にはこのような思想的バックボーンがある。

本書は、このような思想を背景としたDSM批判の書である。しかし、日本では他にもいくつかの読み方ができる。まず日本の精神科医にとっては「DSMの由来」を知るための格好の参考書になるであろう。というのも、私たち精神科医の多くは、研修の初期段階でDSMの使い方を教わるが、その由来まで教えられることはほとんどないのだ。科学的といわれるDSMが、人間くさいドラマによって生じたことを初めて知る精神科医も多いだろう。スピッツァーやフランシスを中心としたAPAの指導者層が、批判勢力をなぎ倒しながら、手練手管でDSMを創り（「作り」とはとうてい書けない）あげていったのだ。

一方、この泥臭いドラマが記録として残されていて、それがこうやって露わにされうるという事実にも、日本の読者として感慨をおぼえる。この種の内部資料や告発は、日本ではほとんど表に出ないし、こうやって一冊の本になることもない。情報公開の先進国としてのアメリカの底力を見る思いである。

次に、本書はまさにそのアメリカという国を知るための資料として貴重なものとも言える。ベトナムの帰還兵をめぐる第4章の問題などは、中東に緊迫した状況が広がるなか、決して揺るがせにはできない問題である（同時多発テロの犠牲者や消防士たちのPTSDについて多くの記事が日本の新聞にも載った。不思議なことに戦火の広がるアフガニスタンの人々についてPTSDが語られることはない）。ほとんどすべての章で、私たち翻訳者は、アメリカにおける黒人やマイノリティー差別の歴史を改めて勉強することになった。逃亡する奴隷につけられた「精神診断名」である「ドラペトマニア」などは、ユーモアのようにも思えて苦笑しながら読んでしまうが、たいへんなことである。われわれが現在同じことをしていない、と言えるであろうか。例えば、つい先頃まで「登校拒否」はあたかも精神障害の疾患名として世間を堂々と歩いていた。

三番目に、本書にはマイノリティーや社会的弱者を理解する上で、参考になることがたくさん記されている。第1章のセクシャル・ハラスメントの問題、第3章の同性愛の問題、第5章の男性女性のステレオタイプな性役割の問題、いまもふれた第7章の有色人種や少数民族の差別の問題。これらはいずれも社会的に大きな問題であり、日本でも決して看過できない問題である。

最後に、本書では診断と保険給付（マネージド・ケア）の問題が大きく扱われている。現在、日本では国民皆保険制度であり、アメリカのように保険会社が治療を制限するということにはなっていない。しかし、財政の破綻が毎日のように報道される現在、この「診断名」による保険給付の厳密な制限はいずれ、日本でも現実化してくることが予想される。目前の人が精神障害であるかどうかはともかく、その一人ひとりに応じた自由で独創的な治療（あるいは対応）を工夫するのが、私たち精神科医療従事者の役割である。一抹の恐怖を禁じ得ない。

監訳者たちが本書について危惧する点もないではない。それは、本書でのＤＳＭ批判が「ＤＳＭは科学的であることを謳いながら、科学的ではない」という形をとっているために、ＤＳＭをさらに「科学的」なものにすることがよいことであると主張しているようにみえることである。実際、容赦なく相手を批判する筆の勢いで、ミイラ取りがミイラになったのではないかと思わせるくだりもある。社会現象としてのＤＳＭ批判に力を入れるあまり、精神医学という科学そのものに対しての批判の矛先が鈍くなっているようでもある。

だが、精神医学が対象としている「こころの病」を、科学という道具立てだけで把握しようとすることには無理があり、それをまた科学で批判することにも無理がある。精神障害を創る「科学」

も、それを批判する「科学」も、どちらももっと謙虚であっていいのではないだろうか。また、そうすることが、著者らの真意を汲むことになるはずである。

主著者であるハーブ・カチンス（Herb Kutchins）は、サクラメントにあるカリフォルニア州立大学の健康福祉学部教授である。刑事司法、精神保健、社会福祉法などの領域に数多くの論文がある。スチュワート・カークと共著で“*The Selling of DSM: The Rhetoric of Science in Psychiatry*”がある。

副著者のスチュワート・A・カーク（Stuart A. Kirk）は、UCLAで政策学と社会科学を教える傍ら、ニューヨーク州オールバニーの州立大学で社会福祉の学部長を務めている。彼には、調査研究、社会奉仕、精神保健の診断学の領域で、多数の著書、論文がある。

なお翻訳は、塚本が第2、5、7章を、高木が第6章を担当したほか、左記の分担で行い、さらに原訳を監訳者二人がメールでやりとりしながら推敲していった。

まえがき　太田順一郎（岡山大学精神科）
第1章　久保田康愛（大村病院）
第3章　山本文子（岡山県立内尾センター）
第4章　田中　究（神戸大学精神科）
第8章　村上伸治（川崎医科大学精神科）

原著は、英文で三〇〇頁を越える大著である。とりわけ、第3章、第5章は一次資料からの引用も数多く、長大なものであった。そのため日本の読者の便宜を考え、3、5、7章には抄訳にした部分もある。また、原著では巻末に、すべての資料が引用文献として並べられている（その数は、原著者注も含め計四〇一もある！）が、それも割愛し、各章の末尾に必要最小限のものだけをあげた。より詳しく知りたい読者は原著にあたっていただきたい。

この訳書出版にあたって多くの人の協力を得た。特に日本評論社の遠藤俊夫氏の多大な協力に感謝したい。

二〇〇二年八月

監訳者　高木俊介
塚本千秋

監訳者

高木俊介
1957年　広島県・因島に生まれる。
1984年　京都大学病院精神科。光愛病院を経て、1992年より再び京都大学病院精神科。現在、ウエノ診療所勤務。
著　書　『精神分裂病―臨床と病理１〜３』（共著、人文書院）
『インフォームド・コンセント・ガイダンス　精神科治療編』（共著、先端医学社）
『メンタルヘルスは何処へゆくのか』（共著、批評社）

塚本千秋
1958年　熊本県に生まれる。
1983年　岡山大学病院精神科。岡山大学保健管理センターを経て、現在、岡山大学教育学部助教授。
著　書　『明るい反精神医学』（日本評論社）
『青年のひきこもり』（共著、岩崎学術出版社）
『メンタルヘルスは何処へゆくのか』（共著、批評社）

精神疾患《せいしんしっかん》はつくられる
――DSM診断の罠

2002年10月25日　第１版第１刷発行

監訳者――高木俊介・塚本千秋
発行者――林　克行
発行所――株式会社 日本評論社
〒170-8474　東京都豊島区南大塚3-12-4
電話　03-3987-8621（販売）-8598（編集）
印刷所――平 文 社
製本所――誠 製 本
装　丁――駒井佑二

ISBN 4-535-98195-7　Printed in Japan